Burnout na prática clínica

Burnout na prática clínica

Editoras

Ana Paula Lopes Carvalho
Letícia Maria Akel Mameri-Trés

manole
editora

Editora: Cristiana Gonzaga S. Corrêa
Projeto gráfico: Departamento de Arte da Editora Manole
Diagramação: Formato Editoração
Ilustrações: Formato Editoração
Capa: Frederico Sartorello
Imagem de capa: istockphoto.com

CIP-BRASIL. CATALOGAÇÃO NA PUBLICAÇÃO
SINDICATO NACIONAL DOS EDITORES DE LIVROS, RJ

B977

Burnout na prática clínica / organização Ana Paula Lopes Carvalho , Letícia Maria Akel Mameri-Trés. – 1. ed. – Barueri [SP] : Manole, 2023.

ISBN 9786555769234.

1. Administração do stress. 2. Burnout (Psicologia). 3. Stress ocupacional. 4. Trabalho – Aspectos psicológicos. I. Carvalho, Ana Paula Lopes. II. Mameri-Trés, Letícia Maria Akel.

22-79511 CDD: 158.723
CDU: 159.944.4

Gabriela Faray Ferreira Lopes – Bibliotecária – CRB-7/6643

Edição – 2023

Editora Manole Ltda.
Alameda América, 876
Tamboré – Santana de Parnaíba – SP – Brasil
CEP: 06543-315
Fone: (11) 4196-6000
www.manole.com.br | https://atendimento.manole.com.br/

Impresso no Brasil
Printed in Brazil

Dedicatórias

Para Theodoro, pelo aprendizado infinito e o amor do tamanho de todas as galáxias. E para minha família, que torna minha jornada mais alegre, segura e repleta de propósito.

Ana Paula Lopes Carvalho

Para Deus, meu sentido de tudo; para Maria Antônia, Maria Elisa e Raphael, minha razão para tudo; para meus pais, pelo amor, força e exemplo de médicos; para minha avó e minha sogra, pelo colo que acalenta; para meus amigos, em especial Ana Paula, pelo estímulo e generosidade; para meus pacientes e meus funcionários, pela confiança e propósito de vida.

Letícia Maria Akel Mameri-Trés

Editoras

Ana Paula Lopes Carvalho

Médica Psiquiatra. Curso de Pós-graduação em Medicina do Estilo de Vida pela Harvard Medical School. *Certified Lifestyle Medicine Physician* pelo International Board of Lifestyle Medicine. Coordenadora do Curso de Introdução à Medicina do Estilo de Vida do Congresso de Alunos de Medicina da Faculdade de Medicina da Universidade de São Paulo (FMUSP).

Letícia Maria Akel Mameri-Trés

Médica Psiquiatra pela Associação Brasileira de Psiquiatria (ABP) e do Trabalho pela Associação Nacional de Medicina do Trabalho (ANAMT). Pós-graduada em Perícia Oficial. MBA em Gestão em Saúde pela Fundação Getulio Vargas (FGV). Coordenadora da Comissão de Psiquiatria do Trabalho da ABP. Médica do Trabalho do Banco do Brasil. Professora da Pós-graduação em Engenharia de Segurança do Trabalho e em Psiquiatria da Universidade de Vila Velha. Doutora em Bioética pela Universidade do Porto, Portugal.

Autores

Alexandrina Maria Augusto da Silva Meleiro

Doutora em Medicina pelo Departamento de Psiquiatria da Faculdade de Medicina da Universidade de São Paulo (FMUSP). Médica Psiquiatra pela Associação Brasileira de Psiquiatria (ABP). Vice-coordenadora da Comissão de Atenção à Saúde Mental do Médico da ABP. Vice-presidente da Associação Brasileira de Estudo e Prevenção de Suicídio (ABEPS). Membro do Conselho Científico da Associação Brasileira de Familiares, Amigos e Portadores de Transtornos Afetivos (ABRATA).

Aline Massami Nagai

Residência em Psiquiatria pelo Hospital das Clínicas da Faculdade de Medicina da Universidade de São Paulo (HCFMUSP). Certificação Internacional em *Lifestyle Medicine* pelo Internacional Board of Lifestyle Medicine (IBLM). Médica Assistente no Instituto de Psiquiatria (IPq) do HCFMUSP. Coordenadora do Grupo de Interesse em Saúde Mental do Colégio Brasileiro de Medicina do Estilo de Vida (CBMEV). Pós-graduanda no Curso de Estilo de Vida e *Coaching* em Saúde pelo Instituto Israelita de Ensino e Pesquisa Albert Einstein.

Ana Paula Lopes Carvalho

Médica Psiquiatra. Curso de Pós-graduação em Medicina do Estilo de Vida pela Harvard Medical School. *Certified Lifestyle Medicine Physician* pelo International Board of Lifestyle Medicine. Coordenadora do Curso de Introdução à Medicina do Estilo de Vida do Congresso de Alunos de Medicina da Faculdade de Medicina da Universidade de São Paulo (FMUSP).

Andréa Keust Bandeira de Melo

Graduada em Direito pela Universidade Federal de Pernambuco (UFPE). Especialização em Processo Civil pelo Centro Universitário de João Pessoa (UNIPÊ). Pós-graduada em Direito à Saúde e Direito Médico pela Universidade Federal do Vale do São Francisco (UNIVASF). Pós-graduada em Psicologia Jurídica pela Faculdade IDE. Juíza do Trabalho do Tribunal Regional do Trabalho (TRT) da 6ª Região. Titular da 8ª Vara do Trabalho do Recife.

André Ponsoni

Psicólogo. Mestre e Doutorando em Psicologia pela Pontifícia Universidade Católica do Rio Grande do Sul (PUC-RS) com ênfase em cognição humana. Profissional Associado da Clínica BCCOG Neurociência.

Anna Beatriz Sanchez Barbosa

Médica Residente do 1º ano do Programa de Residência em Psiquiatria da Escola Paulista de Medicina da Universidade Federal de São Paulo (EPM-Unifesp).

Arthur Hirschfeld Danila

Especialista em Psiquiatria pela Faculdade de Medicina da Universidade de São Paulo (FMUSP), com Formação em Medicina do Estilo de Vida pela Harvard Medical School e Certificação em Medicina do Estilo de Vida pelo International Board of Lifestyle Medicine. Coordenador do Programa de Mudança de Hábito e Estilo de Vida do Instituto de Psiquiatria do Hospital das Clínicas da FMUSP (IPq-HCFMUSP). Membro da Coordenação Executiva do Fórum Nacional de Serviços de Apoio aos Estudantes de Medicina. Membro da Comissão de Atenção à Saúde Mental do Médico da Associação Brasileira de Psiquiatria (ABP).

Bruna Ribas Ronchi

Psiquiatra. Residente em Psiquiatria de Adições no Hospital de Clínicas de Porto Alegre (HCPA).

Caroline Sousa de Souza

Graduanda em Medicina da Universidade Federal do Rio Grande do Sul (UFRGS).

Charles Cotrena

Psicólogo. Especialista em Psicoterapia Cognitivo-Comportamental. Mestre e Doutor em Psicologia pela Pontifícia Universidade Católica do Rio Grande do Sul (PUC-RS), com ênfase em cognição humana. Profissional Associado da Clínica MoodMe e Clínica BCCOG Neurociência.

Chei Tung Teng

Psiquiatra. Coordenador dos Serviços de Interconsultas e de Pronto-Socorro do Instituto de Psiquiatria do Hospital das Clínicas da Faculdade de Medicina da Universidade de São Paulo (IPq-HCFMUSP). Professor Colaborador do Departamento de Psiquiatria da FMUSP. Doutor em Psiquiatria pela FMUSP.

Eduardo Pegoraro Guarnieri

Graduando em Medicina da Pontifícia Universidade Católica do Rio Grande do Sul (PUC-RS).

Elizabete Possidente

Médica Psiquiatra pelo Instituto de Psiquiatria da Universidade Federal do Rio de Janeiro (UFRJ). Mestre em Medicina – Área de Concentração Psiquiatria.

Erick Gustavo Alves

Graduado em Psicologia. Especialista em Psicologia do Esporte e em Terapia Cognitivo-Comportamental.

Fábio Augusto do Prado Marmirolli

Médico Residente do 2º ano do Programa de Residência em Psiquiatria da Escola Paulista de Medicina da Universidade Federal de São Paulo (EPM-Unifesp).

Felipe Barreto Schuch

Docente da Universidade Federal de Santa Maria (UFSM). Graduado em Educação Física pela Universidade Federal do Rio Grande do Sul (UFRGS). Mestre e Doutor em Ciências Médicas, Psiquiatria, pela UFRGS. Coordenador do Grupo de Estudos e Pesquisa em Exercício Físico e Saúde Mental da UFSM.

Felix Henrique Paim Kessler

Professor Adjunto do Departamento de Psiquiatria e Medicina Legal da Universidade Federal do Rio Grande do Sul (UFRGS). Chefe do Serviço de Psiquiatria de Adições e Forense do Hospital de Clínicas de Porto Alegre (HCPA).

Fernanda Gonçalves Moreira

Médica Psiquiatra. Docente do Departamento de Psiquiatria da Escola Paulista de Medicina da Universidade Federal de São Paulo (EPM-Unifesp).

Humberto Correa

Professor Titular de Psiquiatria da Universidade Federal de Minas Gerais (UFMG). Pesquisador Nível IA do CNPq. Membro Titular da Academia Mineira de Medicina.

Igor Torturella

Médico Especialista em Medicina do Estilo de Vida.

José Carlos Zeppellini Junior

Psicólogo. Doutor e Mestre em Psicologia Clínica pelo Laboratório de Psicopatologia Fundamental do Núcleo de Psicanálise da Pontifícia Universidade Católica de São Paulo (PUC-SP). Especialista em Neurociência e Comportamento pela PUC-RS e em Psicopatologia pela Universidade de São Paulo (USP).

Laura Damiani Branco

Psicóloga. Mestre e Doutora em Psicologia pela Pontifícia Universidade Católica do Rio Grande do Sul (PUCRS) com ênfase em cognição humana. Profissional Associada da Clínica BCCOG Neurociência.

Letícia Maria Akel Mameri-Trés

Médica Psiquiatra pela Associação Brasileira de Psiquiatria (ABP) e do Trabalho pela Associação Nacional de Medicina do Trabalho (ANAMT). Pós-graduada em Perícia Oficial. MBA em Gestão em Saúde pela Fundação Getulio Vargas (FGV). Coordenadora da Comissão de Psiquiatria do Trabalho da ABP. Médica do Trabalho do Banco do Brasil. Professora da Pós-graduação em Engenharia de Segurança do Trabalho e em Psiquiatria da Universidade de Vila Velha. Doutora em Bioética pela Universidade do Porto, Portugal.

Luiz Felipe Rigonatti

Médico Psiquiatra e Psiquiatra Forense. Pós-graduado em Medicina Legal e Medicina do Trabalho. Diretor do Núcleo de Psiquiatria e Perito do Instituto de Medicina Social e de Criminologia de São Paulo (IMESC). Perito do Juizado Especial Federal de São Paulo (JEF-SP).

Marcos Gebara

Título de Especialista em Psiquiatria, Psiquiatria Forense e Psicoterapia Associação Brasileira de Psiquiatria (ABP)/Associação Médica Brasileira (AMB). Professor da Pós-graduação em Psiquiatria da Pontifícia Universidade Católica do Rio de Janeiro (PUC-RJ). Coordenador da Câmara Técnica de Psiquiatria do Conselho Regional de Medicina do Estado do Rio de Janeiro (CREMERJ). Doutorando e Especialista em Bioética pela Universidade do Porto, Portugal. Presidente da Associação Psiquiátrica do Estado do Rio de Janeiro.

Melina Efraim Vieira Pinto

Psiquiatra pelo Centro Hospitalar Psiquiátrico de Barbacena da Fundação Hospitalar do Estado de Minas Gerais (CHPB-FHEMIG). Mestranda em Medicina Molecular pela Universidade Federal de Minas Gerais (UFMG).

Nilo Torturella

Médico Especialista em Psiquiatria pela Associação Brasileira de Psiquiatria (ABP)/Associação Médica Brasileira (AMB)/Conselho Federal de Medicina (CFM). Especialista em Psicologia Médica e Psicossomática. Professor nos cursos de Formação e de Pós-graduação em Psicologia Positiva (Psi+), Neurociências e Terapia Cognitivo-Comportamental no CPAF- RJ. MBA em Gestão em Saúde. Membro Diretor da Associação Psiquiátrica do Estado do Rio de Janeiro.

Páris Ali Ramadan

Especialista em Medicina do Trabalho pela Associação Nacional de Medicina do Trabalho (ANAMT)/Associação Médica Brasileira (ABM). Especialista em Clínica Médica pela Sociedade Brasileira de Clínica Médica (SBCM)/AMB. Doutor em Ciências pela Faculdade de Medicina da Universidade de São Paulo (FMUSP). Professor Convidado do Curso de Especialização em Medicina do Trabalho do Instituto Oscar Freire da FMUSP. Médico do Trabalho do Banco do Brasil e da Prefeitura da Cidade de São Paulo.

Paula Guimarães

Psicóloga Clínica.

Roberta Carbonari Muzy

Nutricionista pelo Centro Universitário São Camilo. Especializada em Terapia do Comportamento Alimentar. Aprimorada em Transtornos Alimentares pelo Australian Centre for Eating Disorders (ACFED) Mestre em Nutrição pelo Centro Universitário São Camilo.

Rodrigo Menezes Machado

Psiquiatra Colaborador do Ambulatório Integrado dos Transtornos do Impulso (PRO-AMITI) do Instituto de Psiquiatria do Hospital das Clínicas da Faculdade de Medicina da Universidade de São Paulo (IPq-HCFMUSP). Residência Médica em Psiquiatria pela Santa Casa de São Paulo. Formação em Transtornos do Controle do Impulso pelo IPq-HCFMUSP.

Sergio Baldassin

Professor Assistente do Departamento de Neurociências do Centro Universitário FMABC. Membro do Sistema Brasileiro da Acreditação de Escolas Médicas (SAEME) do Conselho Federal de Medicina (CFM). Coordenador do Fórum Nacional de Serviços de Apoio aos Estudantes de Medicina (FORSA). Coordenador da Comissão de Atenção à Saúde Mental do Médico da Associação Brasileira de Psiquiatria (ABP).

Thatiana Cappellano

Mestre em Ciências Sociais pela Pontifícia Universidade Católica de São Paulo (PUC-SP). Especialista em Semiótica Psicanalítica pela PUC-SP. Bacharel em Relações Públicas pela Fundação Armando Alvares Penteado (FAAP). Sócia Fundadora da 4CO Comunicação e Cultura Organizacional. Professora da Graduação e Pós-graduação da Faap.

Vinicius Oliveira de Andrade

Psiquiatra Colaborador do Ambulatório Integrado dos Transtornos do Impulso (PRO-AMITI) do Instituto de Psiquiatria do Hospital das Clínicas da Faculdade de Medicina da Universidade de São Paulo (IPq-HCFMUSP). Residência Médica em Psiquiatria pela CAISM Franco da Rocha/Complexo Hospitalar do Juquery. Formação em Transtornos do Controle do Impulso pelo IPq-HCFMUSP.

Sumário

Apresentação e Agradecimentos

A partir da resolução da Organização Mundial da Saúde (OMS) de incluir a síndrome de *burnout* na Classificação Internacional de Doenças – 11ª Revisão (CID-11) como um fenômeno ocupacional e com o impacto da pandemia nas condições e formas de trabalho, assim como na saúde mental da população, surge uma necessidade inequívoca de publicações que orientem profissionais de saúde, de recursos humanos e quem mais possa lidar com funcionários e profissionais.

Estima-se que a síndrome que se caracteriza por estresse crônico e esgotamento emocional, com perda do bem-estar e da qualidade de vida, cresça em ritmo parecido com o do transtorno depressivo (que até 2030 será um dos diagnósticos mais prevalentes em nosso país).

As pesquisas ainda estão engatinhando e o impacto nas decisões médicas, no papel das empresas e em como irá modificar as relações entre funcionário e empregador ainda é incerto. E foi nesse contexto que pensamos neste livro. Nosso objetivo é iniciar o diálogo e trazer orientações práticas que possam dar um caminho para trilhar junto aos nossos pacientes.

Por isso e pela qualidade do material que reunimos aqui agradecemos a todos os autores que enriqueceram esta obra, que não só exigiu precisão e competência, mas um prazo curto para a sua execução. A experiência clínica e/ou profissional de cada um nos ensinou muito.

Aos profissionais não médicos e que partiram de referenciais distintos um agradecimento especial, uma vez que exigiu paciência, coragem e generosidade em compartilhar um conhecimento tão rico conosco.

Agradecemos ainda à Editora Manole e toda sua equipe: Vanessa Huguenin, que nos apresentou a ideia do projeto e nos encorajou e acreditou que conseguiríamos; à editora de produção Cristiana Souto Corrêa, que com sua experiência nos entregou um projeto gráfico que nos orgulha e realiza; e à CEO da Editora, Amarylis Manole, sem o seu incentivo e aval este livro não seria uma realidade.

Agradecemos a você, leitor, que acreditou em nosso trabalho. Nosso maior desejo é contribuir com mais conhecimento – atualizado e de qualidade – a fim de trazer mais ferramentas para o aperfeiçoamento ao lidar com esse fenômeno que cresce em nosso meio e nos rouba de nossas vidas.

As editoras

Prefácio

Foi com muita satisfação que recebi o convite da Dra. Letícia Mameri-Trés e da Dra. Ana Paula Lopes Carvalho para prefaciar esta maravilhosa iniciativa de escrever sobre um assunto tão palpitante e discutido no momento: *burnout*.

Esta lacuna, acredito, é preenchida por uma discussão científica, com fundamentos precisos, que certamente ajudará a todos os profissionais que transitam sobre este tema em sua atuação médica, além de subsidiar discussões futuras e necessárias sobre ele.

Dra. Letícia Mameri-Trés reúne ampla capacidade e conhecimento resultante de sua formação em Psiquiatria e em sua outra especialidade, a Medicina do Trabalho. E Dra. Ana Paula Carvalho é psiquiatra com vasta experiência clínica em *burnout* e medicina do estilo de vida.

Com essas sólidas formações, elas conseguem trafegar de forma ampla e embasada sobre assuntos relativos às duas especialidades, ampliando nosso entendimento sobre temas que costumam suscitar muitas dúvidas entre médicos do trabalho e psiquiatras.

A obra se inicia esclarecendo, didaticamente, conceitos científicos em relação ao tema, e já podemos, após a leitura, tomarmos posse da discussão envolvendo o tema central: o *burnout* é doença ou uma síndrome? Seguindo o tema, aprofunda-se em relação ao adoecimento mental e sua relação com o trabalho.

A seguir, o livro aborda, de forma sistemática, temas como aspectos jurídicos do diagnóstico de *burnout*, a questão de adição ao trabalho e a depressão, tema que ronda nossos consultórios diariamente. Foca ainda em temas como transtornos bipolares, ansiedade, suicídio, transtornos de déficit de atenção e hiperatividade.

Passa então a enfocar o trabalho e o desenvolvimento do *burnout*, finalizando a obra em considerações de abordagem terapêuticas dos pacientes/trabalhadores.

O capítulo sobre saúde mental no trabalho durante e após a pandemia de Covid-19 nos traz uma abordagem muito interessante em relação às queixas relacionadas a esse acontecimento, o ambiente profissional durante a pandemia, a questão da perda de empregos e suas repercussões na saúde mental da população de trabalhadores brasileiros. Recomendo fortemente sua leitura atenta.

Prefaciar esta importante obra foi uma missão simples de ser cumprida, tendo em vista seu conteúdo de fácil leitura, amplo teor científico e, certamente, fonte de inspiração para novos desafios em nossas especialidades, aos quais certamente seremos postos à prova nos próximos anos.

Érico Verissimo, escritor gaúcho de enorme projeção no século XX, em sua portentosa obra *O Tempo e o Vento*, apresenta um panorama da formação da cultura gaúcha desenrolando-se a partir do século XVIII. Nessa obra, descreve um personagem maravilhoso, cujo apelido é Fandango, peão de estância, muito inteligente, perspicaz e conhecedor da geografia local. Érico nos apresenta o seguinte diálogo:

Certa vez perguntaram a Fandango:

– Por onde é que a gente sai para ir para a tal de Europa?

Fandango olhou para a direita, para a esquerda, fechou um olho, ergueu o braço na direção do norte e disse com ar de entendedor:

– Sai-se aqui direto por Passo Fundo.

Que este livro seja nosso "Passo Fundo" na orientação de caminhos futuros no manejo do *burnout*.

Francisco Cortes Fernandes
Médico do Trabalho. Mestre em Ergonomia.
Perito aposentado do INSS. Professor universitário.
Diretor Científico da Associação Nacional de Medicina do Trabalho.

1

Definição, quadro clínico e investigação diagnóstica

Letícia Maria Akel Mameri-Trés
Luiz Felipe Rigonatti

▶ INTRODUÇÃO

O conceito de síndrome de *burnout* é um conceito em construção; o debate científico é intenso e vem gerando perspectivas teóricas variadas. *Burnout* seria uma síndrome ou uma doença? A síndrome de *burnout* realmente existe? O que define essa síndrome? Seria ela exclusivamente ocupacional ou não? Existem características individuais predisponentes? Como lidar com a sua prevenção, tratamento e reabilitação?

Inicialmente é de suma importância deixar claro alguns conceitos básicos na ciência médica. Alguns desses conceitos por si só serão suficientes para sanarem algumas dúvidas e nos guiar por este capítulo; outros vão ocasionar outras dúvidas que serão elucidadas pela leitura dos demais capítulos.

Quando se trata de linguagem científica, por sua seriedade e sua rigorosidade, convém ter domínio do padrão gramatical culto, normativo, descrito e organizado, ao longo de séculos, pelos profissionais de Letras. A linguagem científica formal tem características próprias, apregoadas – em todos os tempos – por bons orientadores médicos, exemplificados nos excertos que se seguem. Se a precisão da linguagem é necessária a todos, ela é imprescindível aos pesquisadores e cientistas, já que a imprecisão é incompatível com a ciência[1].

Para pôr fim ao debate se *burnout* seria uma doença ou não, *burnout* é uma síndrome e, na medicina, existem razões para separarmos síndrome de doença.

De acordo com a Organização Mundial da Saúde (OMS), doença é qualquer "ausência de saúde" acompanhada por alterações do estado de equilíbrio de uma pessoa em relação ao meio ambiente. Dessa forma, o termo "doença" engloba o prejuízo das funções da psique, de um órgão em específico ou do organismo como um todo, o que dá origem a sintomas e sinais característicos. Para que uma condição seja considerada doença, é preciso que ela atenda a três critérios: ter causa reconhecida, manifestar-se por meio de sintomatologia específica e provocar alterações no organismo, sejam elas visíveis ou detectadas por meio de exames.

O termo "síndrome" tem origem na palavra grega *syndromé*, que significa "reunião". Quando trazida para o universo médico, a síndrome é definida como uma reunião de sintomas e sinais associados a mais de uma causa. Ou seja, diferentemente do que acontece em uma doença, a sintomatologia das síndromes é inespecífica. Assim, enquanto as doenças têm uma razão conhecida e definida por trás de sua manifestação clínica, as síndromes são quadros que podem ter diversas origens. Dessa forma, alguns pacientes diagnosticados com síndromes podem nunca chegar a um diagnóstico definitivo sobre a causa de seus sinais e sintomas. As síndromes podem fazer parte de várias doenças. Síndrome não é doença, é uma condição médica[2,3].

A síndrome de *burnout* é um conjunto de sinais e sintomas que significa "queima" ou "combustão total". O termo "*burnout*" faz parte do vocabulário coloquial em países de língua inglesa e costuma ser empregado para denotar um estado de esgotamento completo da energia individual associado a uma intensa frustração com o trabalho[4].

Dentro do modelo científico da etiologia de doenças, o *status* de "doença" só é alcançado quando se conhecem os mecanismos biológicos que estariam «na base» (portanto, como causas) da doença em questão. Logo, na medida em que não é possível evidenciar de forma positiva as bases biológicas do *burnout*, este fenômeno não poderia ser considerado uma "doença", de acordo com este modelo teórico. É com base nesse argumento que alguns autores questionam inclusive a pertinência de se proceder à investigação da validade diagnóstica do *burnout*, alegando que este é um conceito "inventado", não representativo, de uma "doença real". No entanto, mesmo que o *burnout* não possa (e nunca venha a poder) ser considerado uma doença do ponto de vista do modelo científico vigente, isto não é suficiente para justificar o entendimento de que essa síndrome não existe, tão pouco negar a importância do ponto de vista social (tanto devido às suas causas, relacionadas primariamente à organização do trabalho, quanto por suas inquestionáveis consequências em nível socioeconômico) e individual de nos aprofundarmos na discussão científica.

A expressão *burnout* apareceu impressa em um romance de Greene (1960/2004) e em trabalhos de Bradley (1969) e Sommer (1973), mas em nenhuma dessas publicações houve a intenção de transformar essa expressão em um conceito com definição. Esse passo foi dado por Herbert J. Freudenberger (1926-1999), psicanalista judeu de origem alemã radicado nos Estados Unidos da América

(EUA), sobre estudos da perda de motivação e comprometimento, tendo como outros sintomas psíquicos e físicos perda de energia quando manifestada por voluntários em tratamento de uma instituição de drogaditos, como sendo resultado do estresse excessivo, último passo na progressão dos propósitos fracassados de manejar e diminuir uma variedade de situações negativas do trabalho. É uma resposta ao estresse crônico quando outros mecanismos de ajuste não funcionam. Desde então, vem despertando o interesse dos pesquisadores, especialmente no campo da saúde ocupacional[5,6].

O TRABALHO, O ADOECIMENTO MENTAL E A SÍNDROME DE *BURNOUT*

O pensamento filosófico grego com o mito de Sísifo, famoso personagem da mitologia grega, evidenciava que o verdadeiro castigo a ser perpetrado a alguém seria o de praticar uma atividade inútil e sem fim.

O astuto Sísifo, que chegou a ludibriar a morte, é castigado a subir o cume de uma montanha empurrando uma grande pedra para, ao atingir o cume, não suportar mais seu peso e vê-la rolar morro abaixo, tendo que recomeçar o trabalho novamente.

Castigos de trabalhos infinitos e desprovidos de sentido também foram atribuídos a outros personagens mitológicos, como as Danaides, porém Sísifo tornou-se metáfora para tarefas intermináveis.

Diversos significados e sentidos são atribuídos ao trabalho, e diversas áreas do conhecimento debruçam-se a estudá-lo e entendê-lo. Dessa forma, Sociologia, Psicologia, Medicina, Ciências Sociais, Economia, Epidemiologia, Ergonomia e outras áreas de conhecimento buscam formas de atribuir valor ao trabalho, fornecendo meios para que o indivíduo realize uma atividade digna, pela satisfação da ação que se realiza, pela remuneração, pelo reconhecimento, pelas redes sociais construídas e acessos a serviços, à cultura e ao bem-estar advindas da atividade laboral. Para se entender as relações de saúde e doença em relação ao trabalho, é necessário o entendimento e integração desta multidisciplinaridade de óticas distintas.

Tanto a Psiquiatria quanto a Psicologia atuam no estudo da influência do trabalho na origem, desencadeamento e agravamento de transtornos mentais, possuindo especialidades próprias como a Psiquiatria Ocupacional e a Psicologia da Saúde Ocupacional. A relação saúde-doença está direta ou indiretamente relacionada à desigualdade socioeconômica e de direitos e é marcada por processos que podem ser propiciadores de maior vitalidade ou de maior fragilização da saúde ao longo da vida dos indivíduos inseridos em diferentes realidades sociais. O conceito de saúde-doença permite entender as determinantes e condicionantes das formas individuais e coletivas de adoecer e morrer[7].

As condições reais de vida e trabalho são determinadas pelos contextos geopolíticos e econômicos internacionais e nacionais. O pensamento político dominante da nação definirá as políticas públicas, econômicas e de desenvolvimento social, e determinará as relações de trabalho e as garantias sociais e previdenciárias que visam proteger a saúde e o emprego, apoiando desempregados e adoecidos.

Também impactam o trabalho as condições gerais de vida, como moradia, saneamento básico, alimentação, transporte e educação, influenciando não somente a atividade em si, como a possibilidade de escolha, sendo fatores que, se precários, propiciam o aumento de desgaste e a sensação de cansaço.

A saúde do trabalhador tem relação com a gestão e a cultura organizacional que é responsável por definir parâmetros éticos nas relações de trabalho, nas formas de contratação e demissão, na instituição de políticas hierárquicas e de comunicação, políticas voltadas à saúde, atuando também na valorização do trabalhador, à introdução de inovações e novas tecnologias.

A interação dinâmica entre o trabalhador e o ambiente de trabalho (gerenciado pela empresa, pautada pela situação política e econômica em que se insere) atua sobre o indivíduo física e psiquicamente.

A soma desses fatores e suas diferentes esferas de influência psíquica são as fontes do que hoje se determina como estresse ocupacional, que é atualmente o principal foco de estudo para o entendimento da relação do trabalho e o processo de saúde – doença do trabalhador.

O termo estresse foi utilizado pela primeira vez na área da saúde em 1926 por Hans Selye (1907-1982) para designar um conjunto de reações específicas que ele observou em pacientes que sofriam das mais diversas patologias. Em 1936, Hans desenvolveu um modelo do estresse que denominou de síndrome geral da adaptação e que consistia em três fases: a reação do alarme; o estágio da resistência (no qual a adaptação é alcançada) e o estágio da exaustão (possível perda da adaptação ou da resistência). Ele considerava o estresse como uma resposta corporal não específica a qualquer demanda causada por condições agradáveis ou desagradáveis, significando esforço de adaptação do organismo para enfrentar situações que considere ameaçadoras a sua vida e a seu equilíbrio interno[8].

Sendo estimulado por diferentes agentes, o estresse tem características específicas, mas sem causa específica. Assim, somente na presença da manifestação sintomática de estresse é que um agente poderá ser determinado como estressor.

A controvérsia no conceito de estresse faz com que Salye especifique o que não é estresse. Afirma que o estresse não é tensão nervosa, pois ele ocorre inclusive em seres vivos sem sistema nervoso, podendo ser induzido em uma cultura de células em laboratório. Estresse não é somente uma descarga hormonal da medula ou do córtex adrenal; não é uma lesão, pois diversas atividades saudáveis podem gerar estresse sem causar danos, como a prática de atividades físicas;

não é uma alteração da homeostase ou qualquer reação de alarme; também não corresponde à síndrome de adaptação geral, que é o resultado do estresse. O estresse seria a manifestação de uma síndrome específica que consiste em todas as alterações inespecíficas no sistema biológico[9].

A resposta é individual pois varia de acordo com a vulnerabilidade e capacidade de resistência de cada um, assim como o acúmulo de eventos estressores. Assim, diferentes estressores poderão causar a mesma resposta.

Tanto a vulnerabilidade quanto a capacidade de enfrentamento podem variar de acordo com os contextos macro e microssociais, associadas às suscetibilidades individuais e ao estilo de vida.

No âmbito do trabalho, cunhou-se o termo estresse ocupacional para definir todo agente potencialmente estressor no ambiente de trabalho, que foram denominados de fatores de risco psicossociais relacionados ao trabalho.

Os fatores de risco psicossociais são hoje o foco da atenção nas pesquisas direcionadas ao processo de adoecimento. A capacidade de adaptação a esses fatores varia também de acordo com a quantidade e intensidade desses fatores psicossociais.

RISCOS PSICOSSOCIAIS E ESTRESSE NO TRABALHO

Fatores de risco psicossociais

Definição

Não sendo um conceito com uma definição unânime, diversas são as teorias que definem riscos psicossociais. A Organização Internacional do Trabalho (OIT) define-os como as "interações entre o conteúdo do trabalho, organização e gestão do trabalho e outras condições organizacionais e ambientais, por um lado, e as competências e necessidades dos trabalhadores, por outro, que provem ter uma influência perigosa na saúde dos trabalhadores através das suas percepções e experiências"[10].

É importante entender que a vertente psicossocial de um risco laboral advém da sua origem, e não da sua manifestação. Assim, os riscos psicossociais devem ser compreendidos na sua tripla dimensão (física, mental e social) e deve-se ter em consideração as condições de trabalho e os fatores organizacionais e relacionais dentro da instituição.

Um dos conceitos fundamentais na caracterização dos riscos psicossociais é o conceito de estresse, amplamente reconhecido na literatura como um problema para a humanidade[11].

As diferentes ciências apresentam diferentes contributos para a definição desse conceito, o que não o torna fácil de definir. Na sociologia é considerado um desequilíbrio social; na engenharia, o estresse é considerado uma força externa que se exerce sobre o material que está exposto à mesma; na fisiologia são considerados diversas condições e estímulos prejudiciais para o corpo humano; em termos psicológicos, as investigações não separam a componente biológica e psicológica do estresse, o que torna a sua compreensão também difícil[11].

O estresse surge quando uma pessoa percebe não ter as estratégias necessárias para lidar adequadamente com as situações com que se depara, ou quando o seu bem-estar se encontra ameaçado[12].

Os fatores identificados na literatura como os mais associados ao estresse em contexto laboral são: insatisfação com o trabalho que se realiza; elevada carga de trabalho/taxa de esforço; demasiada responsabilidade; trabalhar muitas horas; expectativas pouco claras em relação ao desempenho desejável; não ter oportunidade de participar nas tomadas de decisão; trabalhar em condições perigosas; discursar ou expor ideias em frente a colegas; enfrentar situações de discriminação; enfrentar situações de assédio.

Além das questões relacionadas ao trabalho e à organização, é importante enfatizar que existem fatores psicossociais presentes nos diferentes contextos de socialização. Questões como conflitos interpessoais, comunicação precária, violência, discriminação, (des)inclusão, entre outras, são consequências da existência de fatores que estão interferindo nas relações entre as pessoas, deixando de ser saudáveis. Todas essas situações requerem análises e identificação dos fatores relacionados para possíveis intervenções. As intervenções precisam, além de reduzir danos, promover a saúde das pessoas envolvidas no contexto analisado.

Fatores de risco de estresse no trabalho

Trata-se de aspectos dos âmbitos individual, do contexto e conteúdo do trabalho, social e grupal nas unidades de trabalho, organizacional, interface trabalho e não trabalho, e societário[13].

Os riscos psicossociais podem estar relacionados com: conteúdo do trabalho, carga e ritmo do trabalho, horário de trabalho, percepção de controle, ambiente e equipamentos, cultura e função organizacional, relações interpessoais no trabalho, papel na organização, desenvolvimento de carreira e interação trabalho-casa, bem como as novas formas de contratação e insegurança laboral, intensificação do trabalho e fortes exigências emocionais[14].

Em outras palavras, existem três principais fontes de risco psicossocial no trabalho quando os fatores estão desequilibrados em desfavor do sujeito: uma derivada das relações interpessoais, sobretudo com as lideranças; outra da relação simbólica com o emprego e a vida laboral; e, uma terceira, das exigências e demandas das tarefas especificamente[15].

Ao considerar as solicitações profissionais, importa não confundir riscos psicossociais, como a carga de trabalho excessiva, com as condições, embora estimulantes e por vezes desafiantes, de um ambiente de trabalho construtivo em que os trabalhadores são bem-preparados e motivados para dar o seu melhor. Um ambiente psicossocial positivo promove o bom desempenho e o desenvolvimento pessoal, bem como o bem-estar mental e físico dos trabalhadores.

Os riscos psicossociais e o estresse relacionado com o trabalho são das questões que maiores desafios apresentam em matéria de segurança e saúde no trabalho. Têm um impacto significativo na saúde de pessoas, organizações e economias nacionais e podem interferir direta ou indiretamente na saúde, positiva ou negativamente, prejudicando ou promovendo.

À semelhança de muitas outras questões relacionadas com a saúde mental, o estresse é frequentemente objeto de incompreensão e estigmatização. No entanto, se forem abordados enquanto problema organizacional, e não falha individual, os riscos psicossociais e o estresse podem ser controlados da mesma maneira que qualquer outro risco de saúde e segurança no local de trabalho.

As reações de estresse provocam alterações do comportamento psíquico, gerando irritabilidade, queda de rendimento, diminuição do envolvimento e da satisfação, aumento de conflitos, presenteísmo e absenteísmo.

Estresse e *burnout* estão associados, sendo assim, é fácil presumir que efeitos fisiológicos semelhantes aos do estresse também devem ser observados para o *burnout*, porém provavelmente têm diferentes mecanismos fisiológicos subjacentes e diferentes efeitos na regulação do eixo HPA[16-19], contudo o caminho causal nesta proposta de dano cerebral de *burnout* pode ser o seguinte: esgotamento → aumento do nível de cortisol → prejuízo no funcionamento do CPF → comprometimento da capacidade cognitiva[20,21].

Situações de maior vulnerabilidade social diminuem a capacidade de enfrentamento, tornando a sensação de desgaste e cansaço mais intensa. Em contextos de pobreza e trabalho precarizado, em que há pouco suporte social e pouca possibilidade de alternativas tanto de trabalho quanto de proteção social, a vulnerabilidade é marcante e a possibilidade de adoecimento é maior. A precarização afeta os laços contratuais, institui formas perversas de gerenciamento, estende jornadas e impõe ritmos extenuantes, além de degradar muitas vezes o próprio meio ambiente de trabalho, com prejuízos às condições ergonômicas e de segurança. Ao longo dos anos, o acúmulo de sofrimento associado às frustrações minam a autoimagem e a perspectiva de futuro.

Existem diversas teorias para o adoecimento psíquico relacionado ao trabalho. O Modelo de Demanda Controle, de Karasek e Theorrel, considera as exigências do trabalho que afetam a esfera psíquica, os níveis de controle e a capacidade de tomada de decisão associada aos níveis de apoio social. O desgaste mental resultaria das demandas e exigências do trabalho em confronto com a capacidade decisória do indivíduo sobre suas tarefas[22].

A depender da quantidade de demanda e da possibilidade de controle, conceituou quatro possíveis situações de trabalho e desgaste mental. O trabalho ativo seria uma situação de alta demanda e alto controle; o trabalho passivo a situação de baixa demanda e baixo controle; o trabalho de baixa exigência marcado por baixa demanda e alto controle; a situação de maior desgaste mental, e, portanto, de maior probabilidade para o adoecimento, seria o trabalho de alta exigência caracterizado por alta demanda e baixo controle, estando diretamente relacionado à insatisfação no trabalho.

O suporte social forneceria meios de diminuição da tensão, intervindo da relação do estressor e o indivíduo, propiciando maior capacidade de enfrentamento.

As críticas ao modelo recaem sobre a incapacidade de definir os fatores estressores específicos existentes tanto em situações de demanda quanto de controle, além de excluir fatores subjetivos da interação do indivíduo com o ambiente laboral.

A subjetividade encontra respaldo na Psicodinâmica do Trabalho, proposta pelo psiquiatra francês Christophe Dejours, que buscava compreender o comportamento e a reação do trabalhador diante de situações de desgaste e sofrimento gerados pela intensificação do trabalho e dos processos psíquicos a partir do confronto do trabalhador com sua realidade[23].

A Psicodinâmica do Trabalho focaliza nos mecanismos de defesa intersubjetivos mobilizados pelas situações de trabalho. Entende o trabalho como foco central de identidade e constituição social, podendo ser agente de construção da saúde ou de adoecimento, nunca sendo um fator de neutralidade.

Refere que a atividade laboral incide diretamente sobre anseios, desejos e motivações do trabalhador, que atribuem significado a sua atividade. O adoecimento poderá ocorrer quando, por diferentes aspectos, o trabalho gera a insatisfação, a perda de sentido.

Esse desequilíbrio pode ser ocasionado pelos fatores psicossociais relacionados ao trabalho, como do confronto entre o trabalho prescrito e o trabalho real, e principalmente pela formação da identidade do indivíduo, marcada pelo reconhecimento e pelas relações interpessoais que dela se estabelecem.

Segundo Dejours, a saúde mental não é, seguramente, ausência de angústia, nem o conforto constante e uniforme. A saúde é a existência de esperança, das metas, dos objetivos que podem ser elaborados. É quando há o desejo. O que faz as pessoas viverem é o desejo, e não só as satisfações. O verdadeiro perigo é quando o desejo não é mais possível[23].

Nas relações de trabalho atuais, o avanço da tecnologia de comunicação e informação permite meios de contato mais rápidos e remotos. Muitas vezes implica que se esteja constantemente conectado ao trabalho. Essa necessidade de estar sempre de prontidão, sempre alerta, pode gerar um estado de tensão constante, de estresse contínuo, podendo se constituir em um fator de risco para o desencadeamento ou agravamento de um transtorno mental.

O trabalho extenuante impede o repouso e a necessidade de recuperação adequadas, diminui as pausas, aumenta o isolamento e diminui a manifestação de críticas e sugestões, diminuindo o reconhecimento e impedindo, a longo prazo, a própria expressão do indivíduo em si, levando a perda de suporte social e afetivo.

SÍNDROME DE *BURNOUT*

A exposição prolongada ao estresse ocupacional caracteriza a síndrome de *burnout*, descrita pela primeira vez por Freundenberger; paralelamente, a psicóloga social Christina Maslach (e colaboradores), pesquisando trabalhadores dos setores de serviços/cuidados (os chamados *human services*), também dá o nome de *burnout* a um fenômeno semelhante, definindo-o como uma "síndrome psicológica em reação a estressores interpessoais crônicos no trabalho" e identificando nele três componentes principais[5,24]:

- Exaustão emocional: caracterizada por cansaço extremo e sensação de não ter energia para enfrentar o dia de trabalho.
- Despersonalização: adoção de atitude de insensibilidade ou hostilidade em relação às pessoas que devem receber o serviço/cuidado.
- Perda da realização pessoal: sentimentos de incompetência e de frustração pessoal e profissional.

A exaustão emocional é citada em muitos trabalhos como o primeiro sintoma da síndrome, sendo motivada pelo excesso de trabalho, gerando intensas demandas interpessoais com consequente redução dos recursos emocionais para o seu enfrentamento[4]. A sensação de desgaste, perda de energia e exaustão são importantes características, sendo o profissional incapaz de recuperar a energia após uma noite de sono, necessária para um novo dia de trabalho[25].

A despersonalização inicia com mudança de comportamento e atitudes cínicas, ocorrendo um distanciamento dos colegas de trabalho, dos clientes e/ou do próprio trabalho com sentimentos de ineficiência e insensibilidade[4].

A falta de perspectiva em relação à carreira, associada ao sentimento de falta de competência caracterizada pela baixa realização pessoal, pode levar à baixa autoestima[4]. Todos esses fatores podem existir em diferentes níveis, tornando a síndrome contínua e heterogênea[25].

Na análise dos correlatos motivacionais do vício em trabalho, engajamento no trabalho e *burnout*, encontram-se os seguintes pontos: funcionários viciados em trabalho trabalham duro porque são principalmente impulsionados ou empurrados por uma forte necessidade de provar a si mesmos e porque valorizam pessoalmente os resultados do trabalho, enquanto os funcionários engajados trabalham duro porque são atraídos principalmente por suas características inerentemente agradáveis e trabalho satisfatório. Finalmente, os funcionários que sofrem de *burnout* não são pressionados nem puxados para o trabalho; em vez disso, eles se distanciam de seu trabalho. Embora as associações entre a regulação motivacional e o bem-estar sejam mais complexas do que se previa, foi demonstrado que o vício em trabalho, o engajamento no trabalho e o *burnout* são fatores associados a um protótipo de regulação motivacional subjacente[26].

Burnout é muitas vezes definido como um estado de exaustão em que os trabalhadores são cínicos sobre o valor de sua ocupação e duvidosos de sua capacidade de realizar[27]. O núcleo do *burnout* consiste em exaustão (ou seja, o esgotamento dos recursos mentais) e cinismo (indiferença, atitude imparcial e desapegada em relação ao trabalho). O terceiro aspecto do esgotamento, falta de eficácia profissional, atualmente não é considerado um aspecto central do *burnout*[28] e não é examinado aqui. Em contraste com funcionários viciados em trabalho e engajados, funcionários que sofrem de *burnout* são não empurrados ou puxados para o trabalho. Em vez disso, desenvolvem uma distância mental em direção ao seu trabalho. Os funcionários que sofrem de *burnout* estão mais insatisfeitos com seus empregos, são menos comprometidos com a organização, estão mais frequentemente planejando deixar a organização, estão mais ausentes e têm desempenho pior do que outros funcionários[4]. Além disso, o *burnout* está relacionado à saúde, com queixas como depressão, queixas psicossomáticas, doenças cardiovasculares, distúrbios do sono, ansiedade e infecções agudas[29].

Multidimensionalidade e desenvolvimento de *burnout*

Embora várias definições tenham sido propostas para o *burnout* no trabalho, a definição de Maslach e seus colegas é a mais utilizada e amplamente aceita na literatura de saúde ocupacional[4]. De acordo com essa definição tridimensional, o *burnout* é considerado uma síndrome caracterizada por exaustão, cinismo e redução da eficácia profissional ou baixa realização profissional, configurando a tríade.

A exaustão refere-se a sentimentos de sobrecarga, cansaço ou fadiga crônica resultantes da sobrecarga de trabalho.

O cinismo refere-se a uma atitude negativa em relação ao trabalho, perdendo o interesse por ele e a concepção do significado do trabalho.

Por causa da ênfase do setor humano no fenômeno de *burnout*, o cinismo foi anteriormente rotulado como despersonalização, referindo-se especificamente ao afastamento psicológico dos relacionamentos e ao desenvolvimento de uma atitude insensível em relação ao trabalho e às pessoas afetadas[18].

A redução da eficácia profissional é descrita como perda de competência, de produtividade e do sentimento de realização no trabalho. Essa definição, seguindo a redação da MBI-General Scale 23 foi reconhecida pela OMS (2019) em seu anúncio da inclusão do *burnout* como um fenômeno ocupacional em sua próxima Classificação Internacional de Doenças 11ª revisão (CID-11).

Embora os três sintomas tenham sido amplamente aceitos para descrever a síndrome de *burnout*, sua independência *versus* dependência um do outro foi discutida[4,30].

O modelo de processo proposto afirma que a exaustão sustentada é o primeiro e principal sintoma de *burnout*, que se desenvolve em razão das altas demandas do trabalho[29]. A exaustão é reivindicada para reduzir o envolvimento através da capacidade prejudicada de manter a atenção ou a conexão emocional, levando ao aumento do cinismo. Quando os sentimentos de cinismo persistem, é improvável que os funcionários sintam que realizaram algo ao completar tarefas, e sentimentos de eficácia pessoal reduzida podem se desenvolver. Assim, o modelo de processo afirma que a exaustão sustentada contribui para o cinismo, que, por sua vez, prejudica a eficácia profissional.

Outros modelos apresentam os sintomas de *burnout* na ordem oposta. Assim, o desenvolvimento do *burnout* segue várias sequências de fases, mas o principal ponto de partida do processo de *burnout* seria o cinismo. Sentimentos de cinismo prejudicam o desempenho e a identificação com pessoas e processos no trabalho, afetando a percepção de realização. Nesse modelo, o desenvolvimento da exaustão é considerado a fase final em resposta ao aumento do cinismo e diminuição da eficácia profissional. Assim, neste modelo, considera-se que o *burnout* segue a ordem causal do cinismo, redução da eficácia profissional e exaustão.

Finalmente, propuseram uma combinação dos dois modelos com base em sua análise exploratória. Da mesma forma que o modelo de processo[28], eles consideram que o cinismo se desenvolve a partir da exaustão. No entanto, também consideraram que a eficácia pessoal reduzida se desenvolve independentemente do cinismo. De fato[29], afirmam que a sensação de realização pessoal reduzida é diretamente evocada pela exaustão. O modelo compreende, assim, dois pressupostos teóricos sobre a ordem causal dos sintomas de *burnout*: o efeito da exaustão tanto no cinismo quanto na redução da eficácia pessoal.

Preditores de *burnout* relacionados ao trabalho

Como antecedentes do *burnout*, os três tópicos a seguir são frequentemente mencionados[4,30]: 1) condições de trabalho desfavoráveis; 2) funcionários decididamente motivados com altas expectativas internas em relação ao trabalho; 3) estratégias de enfrentamento insuficientes e gerenciamento malsucedido do estresse no trabalho.

As condições de trabalho desfavoráveis são consideradas um dos principais motivos de *burnout*, de acordo com a recente classificação da CID-11 da OMS, lançada em 2019 (World Health Organization, 2019).

Um vasto corpo de pesquisa mostrou que o *burnout* começa a se desenvolver em condições de trabalho em que as demandas (p.ex., carga de trabalho, pressões de tempo) são altas e os recursos (p.ex., suporte e *feedback* de gerentes e colegas) são insignificantes[4].

Uma carga de trabalho pesada é considerada o principal fator de risco identificado na definição de *burnout*[31], além disso, a teoria JD-R pressupõe que o *burnout* resulta de altas demandas de trabalho, quantitativas (pressões de tempo) ou qualitativas (emocional, cognitiva)[32].

Por definição, demandas de trabalho são aspectos de um trabalho que exigem esforço cognitivo ou emocional[33].

As metanálises e revisões sistemáticas existentes, em geral, apoiam a noção de que o *burnout* é uma resposta à carga de trabalho. A alta carga de trabalho estava positivamente relacionada a todos os sintomas de *burnout*: exaustão, cinismo e eficácia profissional reduzida[34-36].

Os funcionários que experimentam poucos recursos de trabalho (ou seja, pouco controle do trabalho e clima organizacional pouco favorável) provavelmente pertencerão ao perfil de desenvolvimento de *burnout* que se origina do alto cinismo.

A teoria das demandas-recursos do trabalho (JD-R), que foi inspirada nas teorias de *design* de trabalho e estresse no trabalho, combina as duas tradições de pesquisa e explica como as demandas de trabalho e os recursos (de trabalho e pessoais) têm efeitos únicos e multiplicativos sobre o estresse e a motivação no trabalho. Além disso, propõe efeitos causais reversos: enquanto funcionários esgotados podem criar mais demandas de trabalho ao longo do tempo, trabalhadores engajados mobilizam seus próprios recursos de trabalho para permanecer engajados[37].

A teoria JD-R sugere que tanto as demandas de trabalho quanto os baixos recursos do trabalho são propícios ao *burnout*. As demandas de trabalho particularmente altas são fatores de risco para exaustão e baixos recursos de trabalho para cinismo e redução da eficácia profissional, além de destacar que altas demandas de trabalho são o principal correlato para o processo de esgotamento iniciado pela exaustão, dando suporte à nossa segunda hipótese e em linha com resultados anteriores de *burnout* centrado na pessoa[38].

Embora o clima organizacional de apoio possa ser argumentado como um recurso de trabalho igualmente importante para ambos os perfis de desenvolvimento de *burnout*, a incapacidade de definir suas próprias metas, decidir como realizar tarefas e priorizar o trabalho parecia ser o principal fator de gatilho e manutenção dos sentimentos de desmotivação e falta de realização, conforme já descrito anteriormente, além de ser uma das necessidades básicas do trabalho[39].

Identificar perfis de *burnout* tem importantes implicações práticas e teóricas. A exaustão levemente elevada, mas prolongada, pode levar ao aumento das experiências de cinismo e à redução da eficácia profissional; as demandas de trabalho desempenham papel crucial nesse processo de esgotamento iniciado pela exaustão. Como as intervenções de *burnout* e a reabilitação nem sempre são eficientes no tratamento do *burnout* grave e crônico[40,41], é necessário dar muito mais ênfase à adoção de medidas proativas para evitar o esgotamento, por exemplo, aplicando horas de trabalho razoáveis, avaliando a carga de trabalho dos funcionários e promovendo oportunidades de recuperação. Por outro lado, intervenções de estresse destinadas a melhorar o controle do trabalho podem ser particularmente benéficas para o tratamento de baixo cinismo e alta eficácia profissional reduzida. Pesquisas anteriores mostraram que mudanças no controle do trabalho levam a vários resultados positivos, como aumento dos níveis de vigor[42], o que seria um alvo desejável de prevenção e intervenção para funcionários desmotivados[37].

Os resultados também mostram que a dimensão de eficácia profissional reduzida é um sintoma mais decisivo de *burnout*, do que tem sido sugerido na literatura[37], ocorrendo simultaneamente com exaustão e cinismo a longo prazo.

INVESTIGAÇÃO DIAGNÓSTICA

Na recém-lançada CID-11, quando há diagnósticos de transtornos de ajustamento, transtornos relacionados ao estresse, transtornos ansiosos e transtornos do humor, a síndrome de *burnout* não deve ser diagnosticada. Portanto, se situações de trabalho estressantes e mal gerenciadas já levaram à eclosão de algum transtorno psiquiátrico, o código de *burnout* não pode mais ser utilizado.

A CID-11 destaca o caráter ocupacional da síndrome, mas a mantém dentro dos fatores que influenciam o estado de saúde e o contato com os serviços de saúde[2]. Assim, não é considerada uma doença ou transtorno em si, mas, sim, uma condição pré-adoecimento, que poderá levar a um adoecimento mental se não identificada, prevenida e manejada de maneira adequada.

Diversas críticas pertinentes são realizadas ao conceito de *burnout*. Vaz de Lima destaca, entre outros fatores, a falta de caracterização semiológica para que se estabeleça o diagnóstico em si, como também de hipóteses diagnósticas diferenciais.

Ainda assim, a síndrome não perde relevância. A busca por um trabalho ativo e que não impacte negativamente na saúde mental é meta não só para empregados como para empregadores, que visam estabelecer regras para um ambiente de trabalho ativo e de estímulo à saúde e inovação[43].

Na avaliação clínica, deve-se realizar uma anamnese cuidadosa, sendo imprescindível detalhar, além da história da moléstia atual e seus correlatos, o histórico profissional e todos os possíveis fatores psicossociais de risco no ambiente de trabalho, como: forma de organização do trabalho atual, presença ou não de jornadas exaustivas, exigência de produtividade inatingível, monotonia e repetitividade, trabalho em turno alternado, salário não condizente com as demandas exigidas, objetivos e metas abusivos, falta de um plano de carreira ao colaborador, não reconhecimento do esforço empreendido e impossibilidade de socialização e estabelecimento de relacionamentos interpessoais[44].

A análise das características do indivíduo também é fundamental. Trigo destaca que indivíduos com superenvolvimento, pessimistas, perfeccionistas, com alta expectativa e idealismo em relação à profissão, os que possuem *locus* de controle externo, os controladores, os passivos e os de padrão de personalidade tipo A (competitivo, esforçado, impaciente, com excessiva necessidade de controle das situações e dificuldade em tolerar frustrações) são mais propensos ao desenvolvimento da síndrome.

O raciocínio clínico somado à anamnese minuciosa permitirá a conclusão de hipótese diagnóstica assertiva e sua etiologia e, consequentemente, o tratamento mais adequado ao caso.

O tratamento deve seguir na direção das terapias farmacológicas pertinentes ao paciente e acompanhamento psicológico, bem como medidas comportamentais pessoais que possam ser adotadas visando ao aumento da resiliência e enfrentamento *(coping)* nas situações de trabalho[45], permitindo melhor adaptação aos estressores presentes no ambiente.

Em casos graves, a indicação de afastamento deve ser tomada juntamente com o paciente[46], sensibilizando-o quanto à gravidade de seus sintomas, os riscos a que estará submetido na manutenção da atividade e os benefícios do afastamento até remissão dos sintomas. A elaboração de relatório médico detalhado, explicitando a hipótese diagnóstica, manejo e prognóstico[46,47], permitirá melhor conduta do médico do trabalho para corroborar o afastamento e realizar possíveis medidas de reabilitação ou readaptação necessárias.

Caracterizar as diversas situações de vida e sua passagem para o desenvolvimento de um distúrbio mental é tarefa árdua entre os profissionais de saúde. Franco da Rocha destaca que traçar a linha divisória entre razão e a loucura é tarefa inexequível no estado atual das ciências médicas. Entre a razão e a loucura há uma zona de gradações tão sutis, que impedem a limitação justa – tal seria a definição – entre um e outro estado.

A inserção desse conceito de adoecimento e sua relação com o trabalho e sua interdisciplinaridade gera as diversas discussões e críticas sobre as causas de atuação do trabalho sobre o psiquismo.

Deve-se destacar, contudo, que as teorias atuais encontram respaldo no pensamento grego e seus mitos, que desde a antiguidade definem como adoecedor um trabalho inexequível, exaustivo e, principalmente, anulador do desejo, expresso através do sentido do trabalho e do sentimento de realização da atividade realizada. Na atualidade, o desejo, marcado pela subjetividade, deve encontrar espaço na objetividade dos processos e metas impostos e necessários na organização do trabalho.

Fatores que podem influenciar a vulnerabilidade ao *burnout* são circunstâncias, enfrentamento e padrões de pensamento disfuncionais.

- Circunstâncias: podem levar a reações de estresse crônico quando não há possibilidades suficientes de recuperação. Em alguns casos, as pessoas têm influência muito limitada nas condições que causam estresse[48,49]. Pode-se pensar em uma combinação de uma atmosfera ruim no trabalho com o cuidado de um membro da família doente. O terapeuta e o paciente de *burnout* podem verificar se foi possível lidar com a situação de forma diferente, pedindo mais apoio social ou estabelecendo limites.
- Enfrentamento: uma maneira eficaz de lidar com problemas é tomar decisões de longo alcance, mas necessárias. Isso é algo que muitas pessoas acham difícil de fazer. Pode ser o caso, por exemplo, de, por causa de mudanças no trabalho, alguém já não goste tanto de seu trabalho, mas não queira admitir para si mesmo ou não esteja totalmente ciente disso. O mesmo processo também pode desempenhar um papel na vida privada. Algumas pessoas parecem não ser nossos melhores amigos quando olhamos mais de perto. Outro dilema pode ocorrer quando alguém fez uma mudança de carreira e a vivenciaria como uma falha em reconhecer que esse trabalho não lhe convém e voltar ao *status* social e salário. É essencial que um terapeuta confronte os clientes com um descompasso entre desejos e possibilidades e os ajude a tomar decisões dolorosas, mas necessárias. Melhorar as habilidades de enfrentamento também pode incluir aprender novas maneiras de resolver

problemas, treinamento de habilidades sociais, gerenciamento de tempo e elaboração de tarefas[50].

- Padrões de pensamento disfuncionais: como resultado da educação e das experiências de vida, as pessoas desenvolvem pensamentos e expectativas sobre si mesmas, os outros e o mundo. Esses pensamentos podem ser funcionais se contribuírem para a felicidade e a capacidade de se adaptar às mudanças nas circunstâncias da vida. Os pensamentos são disfuncionais quando permitem que as pessoas entrem em padrões rígidos e não adaptativos e que contribuem para o estresse problemas emocionais e padrões de comportamento destrutivos. Em pacientes com *burnout*, isso pode se expressar no perfeccionismo, na evitação de conflitos, na subassertividade, na ideia de sempre ter que provar a si mesmo ou em um senso excessivo de dever. A terapia cognitivo-comportamental pode então ser eficaz para romper esses padrões disfuncionais, alterando padrões de pensamento disfuncionais e aprendendo novas habilidades sociais.

Um tratamento bem-sucedido do *burnout* pode passar para uma quarta fase. Há um corpo de literatura sugerindo que pessoas expostas até mesmo aos eventos mais traumáticos podem perceber pelo menos algum bem emergindo de sua luta com tragédias. Isso é chamado de crescimento pós-traumático. Pelo menos três grandes categorias de benefícios percebidos foram identificadas: mudanças na autopercepção, mudanças nas relações interpessoais e uma mudança na filosofia de vida. Em pacientes recuperados de *burnout*, o mesmo fenômeno pode ser observado. Muitos ex-pacientes de *burnout* relatam que aprenderam com o *burnout* e que sua vida é melhor agora do que antes. Eles sabem melhor quem são e o que é importante na vida; passam mais tempo com seus amigos e familiares; e mudaram suas prioridades. Muitos ex-pacientes de *burnout* se permitem aproveitar mais a vida e ser felizes. Isso pode ser chamado de crescimento pós-*burnout*. Essas observações estão de acordo com os achados empíricos e podem contribuir para uma perspectiva diferente (mais positiva) sobre o *burnout*[51].

O estresse afeta a maneira como a informação é processada e como lidamos com o mundo. Para reduzir o estresse, os indivíduos reduzem a complexidade da realidade aplicando formas mais rígidas de resolução de problemas e simplificação cognitiva. Esses mecanismos são catastróficos em relação à criatividade, à empatia e à capacidade de refletir sobre problemas complexos e sobre o próprio funcionamento. Foi demonstrado que o enfrentamento também é afetado pelo estresse. Eles argumentam que quando o estresse aumenta, os indivíduos são menos propensos a usar estratégias de enfrentamento adaptativas (p.ex., elaboração e recuperação do trabalho), o que significa que eles não constroem o trabalho e os recursos pessoais necessários para lidar com as demandas contínuas do trabalho. Como resultado disso, pode parecer que a pessoa tem traços de personalidade mal-adaptativos. Essa síndrome, que se desenvolve com base no estresse crônico, pode ser mais bem qualificada como pseudopsicopatologia.

É importante ressaltar que isso geralmente leva à falsa interpretação dos empregadores, mas também dos médicos, de que os sintomas de *burnout* são resultado de problemas de adaptação decorrentes de traços de personalidade mal adaptados. Isso pode levar a culpar a vítima e tentar consertar o indivíduo, em vez do ambiente subótimo e estressante. Os traços de personalidade pseudodesadaptativos que são frequentemente observados no *burnout* clínico são traços de personalidade obsessivo-compulsivos, dependentes e paranoides, que se manifestam por serem muito compulsivos e rígidos, não ousando tomar decisões sem consultar os outros ou desconfiar.

É crucial descobrir se esse estilo interpessoal rígido e desadaptativo é a causa ou o resultado do estresse crônico. Uma boa possibilidade de verificar isso é perguntar a um familiar se a pessoa sempre foi assim ou se a personalidade mudou durante o processo de *burnout*. Os transtornos de personalidade são padrões persistentes de pensamento e comportamento inflexíveis ou prejudicados que geralmente causam dificuldades na formação e manutenção de relacionamentos interpessoais e no atendimento às demandas diárias da vida pessoal e profissional. Esses distúrbios geralmente se tornam aparentes durante a adolescência ou início da idade adulta. A psicopatologia da pseudopersonalidade se desenvolve como resultado do estresse crônico, e não em uma fase específica da vida. Além disso, o perfil clínico recém-adquirido desaparece com a recuperação do *burnout*[50,51].

Esta fase final é a condição em que as pessoas encontram o diagnóstico de *burnout* clínico. A hiperatividade que caracteriza a fase inicial do estresse crônico pode se transformar em passividade e uma motivação prejudicada relativamente permanente[52]. Em vez de tentar manter o desempenho das tarefas de trabalho em níveis elevados, os pacientes com *burnout* parecem não conseguir mais se motivar. A pesquisa mostra que, enquanto alguns pacientes com *burnout* são ativos, mostrando alto envolvimento na tarefa, outros são passivos, mostrando baixo envolvimento na tarefa. Os grupos provavelmente refletem as diferentes fases do processo de *burnout*. A fase final do processo de *burnout*, caracterizada pela desmotivação crônica e altos níveis de estresse, pode estar relacionada ao fenômeno do "desamparo aprendido" proposto por Seligman. O desamparo aprendido refere-se a um estado em que uma pessoa acredita que não tem controle sobre a situação e, portanto, não tenta mais lidar com a situação e experimenta altos níveis de estresse. Vários estudos mostraram que pacientes com *burnout* apresentam associações implícitas (inconscientes) com fracasso, o que também é indicativo de desamparo[53].

Vários protocolos de tratamento de *burnout* foram descritos na literatura. Esses protocolos têm em comum restaurar um equilíbrio saudável entre esforço e descanso, recuperação do estresse crônico e melhorar as habilidades de enfrentamento. Diferentes fases podem ser distinguidas no tratamento do *burnout* clínico: (1) crise, (2) recuperação e alguns descrevem (3) crescimento pós-traumático[52-54].

Os indivíduos com estresse de curto prazo apresentam níveis elevados nas medidas de *burnout*, assim como indivíduos com outros transtornos mentais, como depressão maior e transtornos de ansiedade; o clínico não pode confiar apenas em inventários para fazer uma distinção qualitativa entre os transtornos de estresse leve e o esgotamento clínico, a diferença entre essas síndromes, em termos de pessoas que estão predispostas a elas e o prognóstico, é qualitativa, e não dimensional. É relevante saber que os processos biológicos desempenham um papel importante no desenvolvimento do *burnout* clínico. Não importa para os processos fisiológicos se o estresse é relacionado ao trabalho ou resultado do estresse na vida privada ou ambos. Central para entender o *burnout* clínico é a falta de recuperação do sistema de estresse (fisiológico). É necessário prestar mais atenção ao enfrentamento do que ao nível de sintomas para determinar quem está em risco de esgotamento clínico. Além disso, poderiam ajustar suas intervenções aos diversos perfis de risco, p.ex., programas de gerenciamento de estresse para funcionários com sintomas leves de estresse e programas de estilo de vida saudável para indivíduos com perseverança excessiva[54].

CONCLUSÃO

A caracterização de síndrome de *burnout* é complexa e requer análises multidimensionais, não basta simplesmente definir o relatado como fato e como indiscutível, é necessário a avaliação do local de trabalho, assim como das características de personalidade do paciente/funcionário.

REFERÊNCIAS BIBLIOGRÁFICAS

1. Bacelar S, Alves E, Aragão-Costa W, Tubino P. Questões de linguagem médica. Revista do Colégio Brasileiro de Cirurgiões [online]. 2009; 36(1):96-8. Acessado 5 de junho de 2022.
2. Dicionário de Etimologia Médico. Disponível em: https://dicimedico.com/sindrome/. Acessado 10 de agosto de 2022.
3. Qual a diferença entre doença, síndrome, sintoma e transtorno? Disponível em: https://medprev.online/blog/doencas/qual-a-diferenca-entre-doenca-sindrome-sintoma-e-transtorno/.
4. Maslach C, Schaufeli WB, Leiter MP. Job Burnout. Annual Review of Psychology. 2001 Feb;52(1):397-422.
5. Fontes FF. Herbert J. Freudenberger e a constituição do burnout como síndrome psicopatológica. Memorandum: Memória e História em Psicologia, 37. 2020.

6. Freudenberger HJ. Staff Burn-Out. Journal of Social Issues 1974;30:159-65.
7. Vieira I. Conceito(s) de burnout: questões atuais da pesquisa e a contribuição da clínica. Revista Brasileira de Saúde Ocupacional [online]. 2010;35(122):269-76. Acessado 5 de junho de 2022.
8. Franco T, Druck G, Seligmann-Silva E. As novas relações de trabalho, o desgaste mental do trabalhador e os transtornos mentais no trabalho precarizado. Revista Brasileira de Saúde Ocupacional [online]. 2010;35(122):229-48. Acessado em 4 de julho 2022.
9. Filgueiras JC, Hippert MIS. A polêmica em torno do conceito de estresse. Psicologia: Ciência e Profissão [online]. 1999;19(3):40-51. Acessado em 4 de julho de 2022.
10. International Labour Organization. Psychosocial risks and work-related stress [Internet]. Geneva: International Labour Orgazation (ILO): c1996-2020 [citado em 5 jul 2020]. Disponível em: https://www.ilo.org/global/topics/safety-and-health-at-work/areasofwork/workplace-health-promotion--and-well-being/WCMS_108557/lang--en/index.htm.
11. Bloom DE, Canning D, Fink G. Implications of Population Ageing for Economic Growth. Oxford Review of Economic Policy. 2010;26:583-612.
12. Lazarus RS. Psychological Stress and the Coping Process. New York: McGraw-Hill, 1966.
13. Zanelli JC. Riscos e intervenção psicossocial nas organizações de trabalho. In: Bensassolli P, Borges-Andrade J (Orgs.). Dicionário de psicologia organizacional e do trabalho. São Paulo: Casa do Psicólogo, 2015. pp.642-50.
14. Pinho R. Fatores de risco/riscos psicossociais no local de trabalho. Direção Geral de Saúde. Programa Nacional de Saúde Ocupacional. Portugal: Ministério de Saúde, 2015.
15. Figueiredo LA, Gondim SMG. Autoeficácia ocupacional, fatores de risco psicossocial do trabalho e mal-estar físico e psicológico. Rev. Psicol. Saúde [Internet]. 2021 Set; 13(3):51-64. Disponível em: http://pepsic.bvsalud.org/scielo.php?script=sci_arttext&pid=S2177-093X2021000300005&lng=pt.
16. Danhof-Pont MB, van Veen T, Zitman FG. Biomarkers in burnout: a systematic review. J Psychosom Res. 2011 Jun;70(6):505-24.
17. Tosh J, Brazier J, Evans P, Longworth L. A review of generic preference-based measures of health--related quality of life in visual disorders. Value Health. 2012 Jan;15(1):118-27.
18. Schaufeli WB, Bakker AB, Salanova M. The Measurement of Work Engagement with a Short Questionnaire: A Cross-National Study. Educational and Psychological Measurement. 2006;66:701-16.
19. Fritz C, Sonnentag S. Recovery, well-being, and performance-related outcomes: The role of workload and vacation experiences. Journal of Applied Psychology. 2006;91(4):936-45.
20. Schneiderman N, Ironson G, Siegel SD. Stress and health: psychological, behavioral, and biological determinants. Annu Rev Clin Psychol. 2005;1:607-28.
21. Toussaint L, Shields GS, Dorn G, Slavich GM. Effects of lifetime stress exposure on mental and physical health in young adulthood: How stress degrades and forgiveness protects health. J Health Psychol. 2016 Jun;21(6):1004-14.
22. Karasek RA. Theorell t. healthy work. Stress, productivity and the reconstruction of working life. New York: Basic Books, 1990.
23. Athayde M. Milton Christophe Dejours: da psicopatologia à psicodinâmica do trabalho. Cadernos de Saúde Pública [online]. 2005;21(3):989-90.
24. Maslach C, Jackson SE. The measurement of experienced burnout. Journal of Organizational Behavior. 1981 Apr;2(2):99-113.
25. Bakker AB, Costa PL. Chronic job burnout and daily functioning: A theoretical analysis. Burnout Research. 2014 Dec 1;1(3):112-9.
26. Aronsson G, Theorell T, Grape T, Hammarström A, Hogstedt C, Marteinsdottir I, et al. A systematic review including meta-analysis of work environment and burnout symptoms. BMC Public Health. 2017 Dec 16;17(1):264.
27. van Beek, et al. Applied psychology: an international review. 2012;61(1)30-55.

28. Schaufeli W, Leiter M, Maslach C, Jackson S. Maslach Burnout Inventory-General Survey. In: Maslach C, Jackson SE, Leiter M (Eds.). The Maslach Burnout Inventory: Test Manual, Consulting Psychologists Press, Palo Alto, 1996.
29. Schaufeli W, Salanova M. Work engagement: An emerging psychological concept and its implications for organizations. In: Gilliland SW, Steiner DD, Skarlicki DP (Eds.). Research in social issues in management. Volume 5. Managing social and ethical issues in organizations. Greenwich, CT: Information Age Publishers. 2007. p.135-77.
30. Toker S, Shirom A, Shapira I, Berliner S, Melamed S. The association between burnout, depression, anxiety, and inflammation biomarkers: C-reactive protein and fibrinogen in men and women. J Occup Health Psychol. 2005 Oct;10(4):344-62.
31. Shirom A, Melamed S. Does Burnout Affect Physical Health? A Review of the Evidence. In: Research Companion to Organizational Health Psychology. Northampton: Edward Elgar Publishing, 2005. p.599-622.
32. Leiter M, Maslach C. The impact of interpersonal environment on burnout and organizational commitment. Journal of Organizational Behavior. 1988;9:297-308.
33. Lee RT, Ashforth BE. A longitudinal study of burnout among supervisors and managers: Comparisons between the leiter and maslach (1988) and golembiewski et al. (1986) models. Organizational Behavior and Human Decision Processes. 1993 Apr;54(3):369-98.
34. Bakker AB, Demerouti E. Job Demands-Resources Theory: Taking Stock and Looking Forward. Journal of Occupational Health Psychology. 2017;22:273-85.
35. Schaufeli WB, Bakker AB. Job demands, job resources, and their relationship with burnout and engagement: A multi-sample study. Journal of Organizational Behavior. 2004;25, 293-437.
36. Bakker AB, de Vries JD. Job Demands-Resources theory and self-regulation: new explanations and remedies for job burnout, Anxiety, Stress & Coping, 2021;34(1):1-21.
37. Maslach C, Leiter MP. Burnout. In: Stress: Concepts, Cognition, Emotion, and Behavior. Cambridge: Academic Press, 2016. p.351-7.
38. van den Broeck HC, de Jong HC, Salentijn EM, Dekking L, Bosch D, Hamer RJ, et al. Presence of celiac disease epitopes in modern and old hexaploid wheat varieties: wheat breeding may have contributed to increased prevalence of celiac disease. Theor Appl Genet. 2010 Nov;121(8):1527-39.
39. Hätinen M, Kinnunen U, Mäkikangas A, Kalimo R, Tolvanen A, Pekkonen M. Burnout during a long-term rehabilitation: comparing low burnout, high burnout - benefited, and high burnout - not benefited trajectories. Anxiety Stress Coping. 2009 May;22(3):341-60.
40. Iancu AE, Rusu A, Măroiu C et al. The Effectiveness of Interventions Aimed at Reducing Teacher Burnout: a Meta-Analysis. Educ Psychol Rev. 2018;30:373-96.
41. Mauno S, Ruokolainen M, Kinnunen U, De Bloom J. Emotional labour and work engagement among nurses: examining perceived compassion, leadership and work ethic as stress buffers. Journal of Advanced Nursing. 2016;72(5):1169-81.
42. Milligan-Saville JS, Tan L, Gayed A, Barnes C, Madan I, Dobson M, et al. Workplace mental health training for managers and its effect on sick leave in employees: a cluster randomised controlled trial. The Lancet Psychiatry. 2017 Nov 1;4(11):850-8.
43. Alarcon GM. A meta-analysis of burnout with job demands, resources, and attitudes. Journal of Vocational Behavior. 2011 Oct;79(2):549-62.
44. Barlach L, Limongi-França AC, Malvezzi S. Conceito de Resiliência Aplicado ao Trabalho nas. Organizações Interamerican Journal of Psychology [Internet]. 2008;42(1):101-12. Disponível em: http://www.redalyc.org/articulo.oa?id=28442111.
45. Brasil. Ministério da Saúde, Dias EC. Doenças relacionadas ao trabalho: manual de procedimentos para os serviços de saúde. Brasília: Ministério da Saúde do Brasil; 2001.
46. Conselho Federal de Medicina. ResoluçãoCFM n. 2.183/2018.
47. DeLongis A, Holtzman S. Coping in Context: The Role of Stress, Social Support, and Personality in Coping. Journal of Personality. 2005;73:1633-59.

48. Segerstrom SC, Miller GE. Psychological stress and the human immune system: a meta-analytic study of 30 years of inquiry. Psychol Bull. 2004 Jul;130(4):601-30.
49. Van Dam NT, van Vugt MK, Vago DR, Schmalzl L, Saron CD, Olendzki A, Meissner T, et al. Mind the Hype: A Critical Evaluation and Prescriptive Agenda for Research on Mindfulness and Meditation. Perspect Psychol Sci. 2018 Jan;13(1):36-61.
50. Semeijn, J.H., Caniëls, M.C.J.Kooistra D. Cross-lagged effects of resilience and indicators of sustainable employability; a study among Dutch police officers. Policing: An International Journal. 2019;42(6):961-75.
51. Michailidis E, Banks AP. The relationship between burnout and risk-taking in workplace decision--making and decision-making style. Work & Stress. 2016;30:278-92.
52. Schaufeli W. Engaging Leadership: How to Promote Work Engagement? Front Psychol. 2021 Oct 27;12:754556.
53. van Dam A. A clinical perspective on burnout: diagnosis, classification, and treatment of clinical burnout, European Journal of Work and Organizational Psychology. 2021;30(5):732-41.

2

Burnout – aspectos jurídicos do diagnóstico e seus desdobramentos

Andréa Keust Bandeira de Melo

AS MUDANÇAS NO MUNDO DO TRABALHO

A situação de exaustão dos trabalhadores é fato antigo. Desde a Primeira Revolução Industrial são reivindicadas melhorias nos ambientes laborais, sobretudo quanto ao tempo de duração das jornadas, pausas e concessão de dias de repouso remunerado. Contudo, com o advento do uso de tecnologias, como computador, *tablets* e *smartphones*, passou-se ainda a vivenciar os males decorrentes da hiperconexão e seus efeitos sobre a saúde dos trabalhadores. Nesse toar, está o paradigma do tempo de trabalho como fator de impacto na saúde do trabalhador.

A partir de 2020, por conta da pandemia da Covid-19, houve uma aceleração do uso dessas tecnologias e a disseminação do teletrabalho, sem que houvesse um estudo ergonômico dos postos de trabalho. Muitas pessoas, para não perderem os empregos, passaram a trabalhar em suas residências, acumulando, em um mesmo espaço, as atividades domésticas e de estudo dos filhos com as atividades do trabalho. Assim, perdeu-se a noção do espaço de trabalho e, com isso, houve nova mudança de paradigma.

Ainda no rastro da pandemia, verificou-se que os profissionais de saúde e também de algumas outras áreas, como sepultamento, transporte de pessoas adoecidas e pessoal da administração das unidades de saúde, foram frontalmente atingidos por jornadas excessivas, lida diária com alto volume de pessoas contaminadas e escassez de recursos, seja de equipamentos de proteção individuais, seja de insumos hospitalares e de medicamentos. Os temores de uma doença pouco conhecida, a atividade diária com o alto volume de mortes, a falta de tempo adequado para descanso e até mesmo o adoecimento de colegas, trouxe elevado volume de elementos estressores que causaram impacto na saúde física e mental desses trabalhadores.

No ano de 2020, a Secretaria Especial de Previdência e Trabalho registrou o maior número de pessoas que requisitaram auxílio-doença ou aposentadoria por invalidez em razão de transtornos mentais[2]. Assim, vimos crescer, sobretudo entre esses trabalhadores da área da saúde, a chamada síndrome de *burnout*.

QUESTIONAMENTOS LIGADOS AO *BURNOUT*

Um dos questionamentos mais frequentes é se o *burnout* é uma doença, se é uma via de adoecimento ou qual a melhor classificação.

Primeiramente, é necessário salientar que, atualmente, do ponto de vista do CID-11, *burnout* não é caracterizado pela Medicina como doença. É uma síndrome, ou seja, um conjunto de sinais e sintomas que podem estar presentes em várias doenças. Não é uma síndrome clínica, mas, sim, um diagnóstico referente à situação de trabalho e que pode estar sendo influenciada por diversos outros fatores da vida da pessoa, como a insuficiência de renda, habitação inadequada e problemas familiares. Salienta-se que na CID-11 o *burnout* foi colocado em um subcapítulo especificamente relacionado ao trabalho e foi descrito como uma síndrome vinculada ao contexto ocupacional.

Nesse toar, para uma análise jurídica das demandas envolvendo as alegações de síndrome de *burnout*, será necessária a análise de um conjunto de fatores. Destaca-se que, nos estudos iniciais, a síndrome de *burnout* estava ligada às profissões em que havia a prestação de cuidados e assistência às pessoas, como médicos, enfermeiros e assistentes sociais. Depois foram estendidos para outras profissões que envolvem alto investimento afetivo e elevados níveis de estresse, como bancários, policiais, bombeiros, magistrados, promotores, agentes penitenciários, professores e jornalistas.

Contudo, existem vários outros interessantes questionamentos sobre a síndrome de *burnout* e um deles é se o *burnout* pode ser considerado como doença ocupacional, tendo em vista que pelo Anexo II do Decreto 3.048/99[3], a síndrome do esgotamento profissional já é considerada como doença ocupacional. Ademais, o INSS poderá reconhecer o *burnout* como uma doença ocupacional quando for conceder um benefício, ao passo que o perito médico federal do INSS tenha o diagnóstico e a incapacidade laboral provocadas pelo *burnout* ao periciar o beneficiário.

Do ponto de vista jurídico, os empregados podem ingressar com processos judiciais contra empresas, sob alegação de *burnout*.

FORMAÇÃO DO CONJUNTO PROBATÓRIO NAS DEMANDAS JUDICIAIS

A produção ou dilação probatória em processos judiciais é um dos temas que tem gerado grandes discussões doutrinárias. Ressalta-se que aquele que é capaz de produzir a melhor prova tem maior possibilidade em ter êxito nas pretensões lançadas nas demandas.

O conceito de prova pode ser resumido, em termos gerais, como a demonstração da existência e veracidade dos fatos alegados pela parte no processo. Neste sentido, a prova pode ser representada por qualquer meio legal (e moralmente legítimo) apto a demonstrar a verdade dos fatos alegados e a influir eficazmente na convicção do juiz (art. 369 do CPC/2015).

O grande objetivo da prova é demonstrar a verdade. Como em toda demanda, existem dois ou mais polos na discussão de um direito; teoricamente, haverá, no mínimo, "duas verdades". Assim, a prova visa conferir a veracidade dos fatos alegados por cada uma das partes. Para Valler Zenni, o objetivo da prova é:

> *A lei amalgama fatos a consequências e efeitos jurídicos. Se alguém pretende alcançar algum reflexo jurídico, deve referir-se a fatos (às vezes direitos) e prová-los. Sendo o julgador o destinatário da prova, o objetivo da parte é o de convencê-lo da ocorrência do fato/direito alegado, através de um método indutivo. A sua finalidade, portanto, é conferir a veracidade dos fatos alegados ao espírito do juiz.*[5]

Por outro lado, porém, é oportuno registrar que não é admissível a prova ilícita[6], assim entendida aquela obtida em violação a normas constitucionais ou legais (art. 157, CPP, e art. 5, LVI, CF/88). Por essas razões, um documento falsificado ou obtido por meios ilegais ou fraudulentos certamente não poderia ser admitido como prova.

É importante sublinhar outro princípio fundamental, que deve nortear a condução de qualquer processo, assim como a valoração das provas apresentadas, a "busca da verdade real", quando o magistrado analisará todos os fatos e provas trazidos ao seu conhecimento, com o norte de buscar, entre elas, o que de fato aconteceu e as consequências do ato ou fato apurado. O juiz apreciará a prova constante dos autos, independentemente do sujeito que a tiver promovido, e indicará na decisão as razões da formação de seu convencimento, o que permite que o magistrado possa ou não acolher a conclusão de um trabalho explícito por meio de um laudo pericial.

Destarte, como base para essa discussão, é necessário salientar os princípios da "livre admissibilidade das provas" e do "livre convencimento motivado do

Juiz" (consubstanciado por quanto disposto pelo artigo 93, IX, Constituição Federal (CF) de 1988, combinado com os artigos 155 do Código de Processo Penal (CPP) e 371 do Novo Código de Processo Civil (CPC). O julgador, a rigor, serve-se de toda parte técnica carreada pelo *expert*, exceto se esta for impugnada de forma consistente. Quanto à conclusão a que chegou o perito, o julgador a ela não se vincula, uma vez que ele (o magistrado) é quem detém o conhecimento para adequar, ponderar e aplicar a lei ao caso concreto.

Com o advento da Lei 13.467, cuja vigência teve início em 11.11.2017 e é conhecida como a reforma trabalhista, não houve alteração quanto ao tema do ônus da prova, pois não foi alterada a fixação das regras sobre a distribuição desse encargo entre as partes, mas tratou de detalhar mais a fundo o tema, replicando os termos contidos no novo CPC (Lei 13.105 de 16.05.2015), bem como instituiu a inversão desse ônus por imposição do juiz. Nas ações de natureza cível, a lei estabelece dois critérios de distribuição do *ônus probandi*, à luz do artigo 373 do CPC, que são classificados doutrinariamente como:

> A - destruição estática - prevista no artigo 373, I e II do CPC - representa a regra clássica preexistente no código de processo de 1973.
> B - distribuição dinâmica - que foi criada para possibilitar a flexibilização do ônus da prova em determinados casos, o que não era permitido no sistema anterior, a fim de permitir um resultado igualitário e justo. Esse sistema permite que o Juiz transfira para o réu a obrigação da produção de prova, quando, via de regra, esse encargo fosse do autor. Esse procedimento é chamado de inversão do ônus da prova, podendo abranger a comprovação total ou parcial dos fatos. Contudo, essa inversão já era prevista no artigo 6º, VII, do Código de Defesa do Consumidor (CDC).

Tipos de provas

No sistema jurídico brasileiro é previsto que, em processos judiciais, as partes podem provar as alegações feitas por meio de provas típicas ou atípicas, nos termos do artigo 369 da Lei 13.105/ 2015[7]. Dentre as provas que se encontram previstas no Código, merecem especial destaque as provas testemunhal e pericial, que são amplamente utilizadas na prática forense.

Diante desse cenário, é importante destacar a importância da formação de um conjunto probatório satisfatório para a formação do convencimento dos magistrados acerca das condições laborais. Assim, não é por demais lembrar que esse conjunto de provas pode ser formado por:

I - Provas documentais - todas aquelas que possam ser demonstradas em juízo, podendo ser corpóreo (p.ex., fotocópias) ou incorpóreo (p.ex., gravações), que têm como objetivo a comprovação de um fato. Podem ser divididas em documentos públicos e particulares.

Documento público é aquele que possui fé pública, seja na forma como no conteúdo, e está definido no art. 364 do CPC. Documento particular não possui participação de um oficial público, com sua explicação no artigo 368 do CPC.

Nas demandas envolvendo alegações de adoecimento, e como enfoque deste livro, as demandas em que venham a ser alegado o acometimento pela síndrome de *burnout*, é necessária uma especial atenção à colação de documentos que demonstrem o histórico das condições de saúde, e assim, passamos a falar sobre os documentos médicos, que podem ser definidos como informações escritas por um médico que relatam uma questão médica de interesse jurídico. Os documentos médicos são sigilosos, devendo ser redigidos pelos profissionais de forma legível, sempre com sua identificação – nome completo e número do CRM. É importante ressaltar que o médico se responsabiliza pelo conteúdo do documento que ele está assinando, sendo vedada pelo Código de Ética Médica a assinatura de qualquer documento em branco.

São considerados documentos médicos, entre outros:

1 – Atestado médico: documento por meio do qual o médico afirma um fato e, normalmente, indica um período em que o paciente deve se manter afastado de suas atividades habituais, para recuperação.

Em razão do princípio do sigilo médico, o diagnóstico da doença só pode ser informado no atestado (por meio da CID) quando expressamente autorizado pelo paciente. Recomenda-se, inclusive, que essa autorização seja dada por escrito, no próprio documento.

2 – Prontuário médico: é um dos documentos médicos mais importantes, que fica sob a guarda do médico ou da instituição que assiste o paciente.

O prontuário é um documento único, formado por um conjunto de informações, sinais, imagens, etc., que são anexados a cada avaliação feita pelo médico do paciente, em ordem cronológica, com data, hora, assinatura e número de CRM, de forma a constar, em um só documento, todos os dados clínicos necessários para a boa condução do caso.

Esse documento é fundamental para que haja efetiva comunicação entre membros de uma equipe multiprofissional e para a continuidade do tratamento do paciente. Além disso, um prontuário bem elaborado é imprescindível para uma boa defesa em eventuais demandas éticas ou judiciais.

3 – Relatório médico: documento emitido pelo médico assistente, no qual o profissional faz um resumo do caso, descrevendo todos os fatos ocorridos, sem emitir opinião.

É um documento integrante do ato médico. Normalmente é elaborado quando o paciente está sendo encaminhado ou transferido para continuação do tratamento em outro local ou por outro profissional, bem como nos casos de solicitação de alta.

4 - Laudo médico: documento técnico, de caráter jurídico, elaborado por um médico perito, que se manifesta acerca de fatos a ele submetidos. A partir da análise de um conjunto de documentos (exames, atestados, prontuários, etc.), o especialista faz uma auditoria e chega a uma conclusão que terá efeitos jurídicos, orientando a opinião de outras pessoas, a exemplo dos magistrados.

5 - Termo de consentimento livre e esclarecido: tem ganhado cada vez mais destaque no meio médico. Esse documento está relacionado ao dever do médico de manter o paciente bem-informado da sua condição de saúde, bem como de todos os atos e procedimentos médicos aos quais será submetido. Trata-se, portanto, de um ato que abrange duas etapas: o esclarecimento do paciente e, após, seu consentimento. Por esta razão, é importante que o termo de consentimento seja elaborado em linguagem simples e acessível, e que seja redigido especificamente para cada caso, a fim de se evitar padronizações e informações genéricas. A ideia de formalizar este dever em um documento escrito (e assinado pelo paciente) tem por objetivo atestar que o médico concedeu todas as informações que devia ao paciente, que este as compreendeu e, após, consentiu no tratamento.

II - Provas testemunhais -consiste no relato dos fatos que foram presenciados pela testemunha por meio de qualquer um dos seus sentidos, e não lhe cabe fazer juízo de valor sobre tais fatos. Contudo, é uma prova que depende sempre da memória armazenada por aquela pessoa, em face dos fatos ocorridos.

Desta forma, ela é obtida por conta de um relato prestado por uma pessoa física que presenciou ou tem conhecimento dos fatos, em uma audiência designada para tal finalidade.

Os principais tipos de testemunhas são:

1. Testemunha presencial: participou diretamente do fato que culminou na ação judicial, podendo descrevê-lo por meio de seus sentidos.
2. Testemunha de referência: soube do fato por outras pessoas nele envolvidas.
3. Testemunha referida: pessoas que foram mencionadas no depoimento de outra testemunha.
4. Testemunha técnica: como alternativa em demandas cujos fatos dependem de conhecimento técnico para a sua elucidação, parte da doutrina e da jurisprudência defende a aplicação do instituto da testemunha técnica (*expert witness*) no ordenamento jurídico brasileiro, sob o fundamento de que tal meio de prova estaria em consonância com o princípio da celeridade processual, e permitiria ao magistrado compreender os fatos que dependem de conhecimento especializado, sem a necessidade da realização de uma prova

pericial complexa. A testemunha técnica vem sendo amplamente utilizada em processos que tramitam nos países adotantes do sistema jurídico da Common Law há várias décadas e pode ser conceituada como alguém que detém conhecimento técnico em determinada área do saber e que é contratada por uma das partes para fornecer seu testemunho profissional em âmbito judicial, a fim de fornecer ao julgador subsídios técnicos para formar o seu convencimento[8].

5. Testemunhas instrumentárias: testemunha que presenciou a formalização de um ato jurídico e também assinou o respectivo instrumento.

III – Prova pericial: é utilizada para fins de análise de fatos que dependem de conhecimento especializado, razão pela qual o magistrado, por si só, não pode realizar tal exame, necessitando do suporte de um profissional de sua confiança, especialista na área de conhecimento especificada de acordo com a necessidade da demanda. Contudo, esse tipo de prova em regra guarda uma complexidade, é onerosa e, muitas vezes, para sua confecção, impacta substancial lapso de tempo, que impactam diretamente na marcha e nos prazos processuais.

Embora a perícia não seja legalmente obrigatória nos casos em que existam queixas relativas à saúde, seja física ou mental, que implique perda ou redução da capacidade laborativa do empregado, e nos casos de acidentes de trabalho (aferição do dano, da culpa ou do nexo causal), os magistrados costumam determinar a realização da perícia, para que passe a compor os autos uma prova específica, de ordem técnica, de acordo com o que dispõe o artigo 156 do Novo CPC.

> Art. 156. O juiz será assistido por perito quando a prova do fato depender de conhecimento técnico ou científico.
> § 1º Os peritos serão nomeados entre os profissionais legalmente habilitados e os órgãos técnicos ou científicos devidamente inscritos em cadastro mantido pelo tribunal ao qual o juiz está vinculado.
> § 2º Para formação do cadastro, os tribunais devem realizar consulta pública, por meio de divulgação na rede mundial de computadores ou em jornais de grande circulação, além de consulta direta a universidades, a conselhos de classe, ao Ministério Público, à Defensoria Pública e à Ordem dos Advogados do Brasil, para a indicação de profissionais ou de órgãos técnicos interessados.
> § 3º Os tribunais realizarão avaliações e reavaliações periódicas para manutenção do cadastro, considerando a formação profissional, a atualização do conhecimento e a experiência dos peritos interessados.
> § 4º Para verificação de eventual impedimento ou motivo de suspeição, nos termos dos arts. 148 e 467, o órgão técnico ou científico nomeado

para realização da perícia informará ao juiz os nomes e os dados de qualificação dos profissionais que participarão da atividade.
§ 5º Na localidade onde não houver inscrito no cadastro disponibilizado pelo tribunal, a nomeação do perito é de livre escolha pelo juiz e deverá recair sobre profissional ou órgão técnico ou científico comprovadamente detentor do conhecimento necessário à realização da perícia.

A prova pericial é sempre possível, com exceções das descritas no artigo 420, parágrafo único do CPC, que consistem:

I - a prova do fato não depender do conhecimento especial de técnico;
II - for desnecessária em vista de outras provas produzidas;
III - a verificação for impraticável.

Esta prova, em regra, é praticada fora da audiência, com pareceres do perito na audiência. Mesmo que o juiz possua certos conhecimentos técnicos em relação aos fatos que estão sendo discutidos na demanda, por segurança jurídica, a legislação o obriga à utilização da prova pericial, quando solicitada por alguma das partes, conforme dispõe o artigo 145 do CPC.

As perícias são classificadas em:

- A – Judiciais: são as determinadas por autoridade judicial, naqueles casos previstos no § 2º do art. 195 da Consolidação da Leis do Trabalho (CLT);
- B – Extrajudicias: são aquelas realizadas fora do âmbito judicial, como na hipótese do § 1º do art. 195 da CLT;
- C – Simples: são aquelas que envolvem apenas um campo do saber especializado, portanto, por apenas um perito;
- D – Complexas: são as previstas no artigo 475 do NCPC, e são as que abrangem mais de uma área do conhecimento especializado, de modo a permitir que o juiz nomeie mais de um perito para a realização das diligências e confecção do laudo conclusivo, caso em que as partes estão autorizadas a indicar mais de um assistente técnico. Aqui verifica-se uma lacuna ontológica no Processo do Trabalho, já que o artigo 3º da Lei 5.584/70 de aplicação específica a este campo do saber jurídico estabelece que os exames periciais serão realizados do perito único designado pelo Juiz.

Contudo, nas perícias judiciais ligadas ao *burnout,* o trabalho é causa necessária para o abalo à saúde e assim o trabalho é causalidade, e não concausalidade. Segundo a CID-11, os que estão desempregados não teriam *burnout* diagnosticado, pois só o trabalho poderia levar ao adoecimento. Neste toar, deve-se ter o ponto de vista técnico para o enquadramento. O uso ferramentas como o questionário Maslach Burnout Inventory (MBI), preenchido pelo próprio trabalhador e que é mundialmente utilizado em mais de 90% das pesquisas sobre *burnout*, é uma importante ferramenta para as perícias.

IV – Inspeção judicial: tem como finalidade a inspeção de coisas ou pessoas realizadas pessoalmente pelo juiz, deslocando-se de sua sede, ou seja, a Vara de Trabalho, até o local provocador da controvérsia. Não há o momento determinado para essa verificação, ficando a mercê do juízo, que percebe tecnicamente ou pela experiência qual é a hora certa dessa realização.

Ônus da prova

Não podemos nos afastar do princípio primordial de que o ônus de provar o adoecimento e os casos de violências no trabalho é atribuído a quem alegou o fato, ou seja, o autor da ação. É muito importante frisar a necessidade de ter em mãos os documentos médicos nos casos em que houve ou ainda há o acompanhamento médico do caso; é importante que os laudos e os atestados sejam trazidos em ordem cronológica, em relação ao período apontado como o do adoecimento. Contudo, é importante frisar que a inclusão da CID nos documentos médicos é de suma importância para que se estabeleça o nexo causal entre o adoecimento e a fonte apontada como motivo, muito embora o Tribunal Superior do Trabalho adote entendimento de que é necessário o sigilo. Por oportuno citamos notícia veiculada em 15.04.2019[9]:

> Agora, em 2019, a Seção Especializada em Dissídios Coletivos do Tribunal Superior do Trabalho (TST) manteve a nulidade de cláusula coletiva que previa a obrigatoriedade da informação sobre a Classificação Internacional de Doenças (CID) como requisito para a validade dos atestados médicos e para o abono de faltas para empregados. Por maioria, os ministros entenderam que a cláusula negociada viola garantias constitucionais.
> Em 2015, no julgamento do RO-480-32.2014.5.12.0000, pelo voto prevalente da Presidência, o colegiado decidiu de forma diversa. Naquela ocasião, a mesma Sessão Especializada em Dissídios Coletivos havia entendido que o empregador deve ter conhecimento da doença que acomete o empregado para saber se ela inviabiliza o tipo de atividade desempenhada por ele. Leia detalhes.
> Antes de 2015, o entendimento era o mesmo que agora foi retomado, ou seja, no sentido da nulidade de qualquer cláusula coletiva que exigisse o CID nos atestados médicos.

DIFICULDADES ENFRENTADAS PARA O DIAGNÓSTICO

De acordo com a Teoria dos Tipos de personalidade de Friedman e Rosenman (2020)[10], é possível reconhecer dois tipos de padrões de personalidade, a do tipo A e tipo B.[11] A personalidade tipo A é um padrão caracterizado por traços rígidos de inflexibilidade, já o padrão tipo B é caracterizado por maior flexibilidade, com atitudes adaptativas, prevalecendo o bem-estar[12].

Nem todo adoecimento mental desencadeado pelo trabalho pode ser descrito por esgotamento, assim como nem todo esgotamento é exclusivamente relacionado ao trabalho. O adoecimento psíquico é multicausal e com complexidade ímpar, diferentemente das demais áreas da medicina, não existe exame diagnóstico. Com a modificação ocorrida nos critérios da CID, em sua 11ª edição, para a identificação do esgotamento "exclusivamente" relacionado ao trabalho, de acordo com o parecer do CFM n. 2.297, de 5 de agosto de 2021, é obrigatória a análise do ambiente laboral antes da categorização por parte do médico. Portanto, a categorização sintomática do paciente em síndrome de *burnout* ou síndrome do esgotamento profissional tem caráter de realização de nexo ocupacional.

Contudo, importante frisar que existem fatores que repercutem no bem-estar pessoal e no trabalho, sendo considerados fatores agravantes, a saber:

- Fatores agravantes relacionados à organização do trabalho:
  - Sobrecarga e excessos de atividades;
  - Ausência de autonomia sobre o trabalho e conflito de valores;
  - Falta de condições para cumprir as tarefas;
  - Falta de suporte social no trabalho, da família e amigos;
  - Trabalhos em turnos e noturnos.
- Fatores agravantes relacionados ao indivíduo:
  - Menor resiliência (recurso adaptativo);
  - Pouca ou ausência de espiritualidade;
  - Padrões inflexíveis de comportamento;
  - Atividades de lazer e amizades são secundários;
  - Menor senso de responsabilidade em zelar pela própria saúde.

No que se refere aos fatores agravantes relacionados ao indivíduo, é importante saber que há padrões de comportamentos e atitudes que contribuem para o desenvolvimento da síndrome de *burnout*.

CID-11 E OS IMPACTOS DA INCLUSÃO DA SÍNDROME DE *BURNOUT* COMO DOENÇA DO TRABALHO

A Organização Mundial da Saúde (OMS) considera que o *burnout* é um "fenômeno ligado ao trabalho", e não uma doença[20]. Esta nova classificação foi aprovada durante a 72ª Assembleia Mundial da Organização Mundial da Saúde e teve vigência a partir do dia 1º de janeiro de 2022[21]. Com a mudança que afeta a 11ª Classificação Estatística Internacional de Doenças e Problemas Relacionados à Saúde (CID-11), a síndrome passou a ter o código QD85 (era Z73 até final de 2021). A classificação indica que se trata de uma síndrome resultante do estresse crônico no local de trabalho e enfatiza que o *burnout* se refere especificamente a fenômeno no contexto ocupacional. Ou seja, nesse contexto, o *burnout* deve ter o nexo de causalidade com o trabalho.

Vale lembrar que segundo a classificação de Schilling, adotada no Brasil, as patologias relacionadas ao trabalho estão divididas em três grupos[14], cada um associado a um tipo de nexo (profissional, do trabalho e individual).

O primeiro grupo contém as tecnopatias, ou doenças profissionais, as quais se relacionam de forma cabal com o processo produtivo. Dito de outra forma, as doenças somente podem acometer o trabalhador exposto a determinados agentes em função de seu trabalho. Exemplos de tecnopatias são a asbestose e a siderose (pneumoconioses em geral). No caso de o trabalhador apresentar uma dessas doenças será sempre decorrente do labor. Também são classificados no grupo I: o estado de estresse pós-traumático e o transtorno do ciclo vigília-sono devido a fatores não orgânicos em trabalhadores que exercem suas atividades em turnos alternados e/ou trabalho noturno. O vínculo entre essas patologias e o trabalho é denominado de nexo profissional.

Diferentes são as patologias do segundo grupo, ou mesopatias, que caracterizam o denominado nexo do trabalho. Essas são vinculadas não linearmente ao trabalho, mas à maneira como ele é conduzido. Nesse caso, o trabalho é um determinante suficiente, ou seja, pode compor a patologia isoladamente, mas é possível que a afecção esteja associada a situações outras que não o trabalho propriamente. O exemplo é a lesão por esforço repetitivo/distúrbio osteomuscular relacionado ao trabalho (LER/DORT), geralmente associada ao ritmo penoso de trabalho e a esforços repetitivos. Contudo, segundo o autor, um tenista amador que jogue mediante ritmo penoso e com esforços repetitivos poderá apresentá-la. Evidências epidemiológicas de alta prevalência em determinados grupos ocupacionais justificam a classificação no grupo II.

Em relação ao terceiro grupo, entende-se que o trabalho é provocador de um distúrbio latente ou agravador de doença já estabelecida ou preexistente e, nesse caso, é denominado de concausa, que significa causa concomitante. Neste grupo estão contidas doenças alérgicas de pele e respiratórias e os transtornos mentais e comportamentais (TMC), em determinadas profissões. Nesses casos, o trabalho aumenta o risco do desenvolvimento da patologia.

Em aspectos práticos, a nova realidade trazida com o CID-11 permite que o trabalhador com síndrome de *burnout* com diagnóstico confirmado tenha direito a licença médica remunerada por um período de até 15 dias de afastamento. Após esse prazo, o benefício será pago pelo Instituto Nacional do Seguro Social (INSS), que prevê a estabilidade provisória, ou seja, após a alta pelo INSS o colaborador não poderá ser dispensado sem justa causa no período de 12 meses após o fim do auxílio-doença[15].

A maior repercussão jurídica trazida com a classificação da CID-11 é o aumento da possibilidade da responsabilização dos empregadores que adotam posturas que podem levar o empregado ao *burnout*, como a não garantia da necessária desconexão, exigência de metas abusivas ou inalcançáveis, jornadas excessivas que não permitam o descanso e recomposição do organismo etc.

CONHECIMENTO DO AMBIENTE LABORAL

Necessário ponderar que a Resolução 2.297/2021 do Conselho Federal de Medicina (CFM)[16] determina que o médico assistente, ou seja, o que trata seus pacientes, está proibido de estabelecer o nexo causal entre algum transtorno de saúde e o trabalho, a não ser que ele detenha um profundo conhecimento do ambiente laboral. Na prática, se um médico assistente especializado em psiquiatria quiser atestar que o seu paciente está com *burnout*, poderá fazê-lo desde que antes de fechar o diagnóstico siga alguns passos, a saber:

1. Criar o *burnout* como entidade clínica, uma vez que produzirá um documento médico.
2. Deve descartar as doenças mentais que possam justificar o que o paciente está apresentando, de acordo como que estabelece a própria CID-11.
3. Realizar estudo do local e organização do trabalho e conhecer todos os riscos existentes no ambiente laboral.
4. Estude os casos semelhantes e demais dados epidemiológicos da empresa ou da organização da qual o paciente faz parte.

Frisamos que, nos casos de não terem sido cumpridas todas as etapas, a qualificação do *burnout* não estará de acordo com a nova classificação trazida pela CID-11. O diagnóstico sem o cumprimento de todas as etapas poderá configurar a prática de infração ética do médico nos termos da Resolução 2.297/21 do CFM[17].

Contudo, algumas importantes indagações surgem, por exemplo, estudantes podem desenvolver a síndrome de *burnout*? E os que estão em busca de uma recolocação no mercado de trabalho? E os que abusam do uso de jogos ou meios de diversão como celulares; uso de álcool?

Necessária também uma importante reflexão sobre os avanços tecnológicos, pois vivenciamos a realidade de trabalho em um ambiente totalmente virtual chamado de metaverso[25], no qual é necessário estar conectado a equipamentos para a interação virtual, em que serão utilizadas as determinações designadas pelo detentor da tecnologia. Assim, pode-se concluir que a hiperconexão e a falta do contato humano nessas relações podem levar ao aparecimento da síndrome de *burnout* ou mesmo de outros transtornos ou adoecimentos.

ALEGAÇÕES DE ADOECIMENTO MENTAL NAS DEMANDAS TRABALHISTAS

Em face do adoecimento durante o contrato do trabalho ou até depois, busca o trabalhador em ações judiciais ressarcimento financeiro em face do dano decorrente (inclusive psíquico), apontando para o trabalho ou o seu ambiente a origem do sofrimento. Em grande parte das ações, existe apenas o pedido de reparação financeira. Raramente são incluídos pedidos para tratamentos psicológicos ou psiquiátricos, custeio de medicamentos etc. Assim, faz-se necessária uma mudança de paradigma dos pedidos em ações judiciais, pois em nada adianta obter a parte financeira, se esta não vai ser utilizada para o efetivo reparo do adoecimento mental e devolução da plena capacidade laboral.

Considerando-se os limites técnicos do magistrado nas áreas da Medicina e da Psicologia, impulsionado pela obrigação de ofício de decidir sobre a caracterização do nexo causal ou não do adoecimento psicológico do empregado, necessária a utilização e do recurso técnico, ou seja, a realização de perícia por *expert* com o objetivo de trazer a lume assuntos que estão relacionados com o adoecimento alegado. Os estudos a serem realizados por profissionais das áreas de Psiquiatria e Psicologia estão incluídos nessas necessidades, sendo bastante difícil a disponibilidade de peritos com essas expertises nos quadros de peritos cadastrados junto aos tribunais regionais. Embora a avaliação pericial tenha recebido destaque na Lei 13.103/2015, essa dificuldade de encontrar peritos médicos ficou ainda mais presente, tendo em vista as questões de disponibilidade orçamentária para pagamento dos honorários em face do elevado número de concessão de benefícios da gratuidade da justiça. Outro fato é o baixo valor dos honorários periciais fixados nas demandas; com isso, muitos profissionais gabaritados e especializados optam por não se cadastrarem como peritos, pois além da remuneração não ser atrativa, o tempo gasto na realização das perícias e resposta de um número ilimitado de quesitos e, em alguns casos, problemas com advogados e assistentes técnicos não médicos que querem participar do ato pericial médico, têm esvaziado cada vez mais os quadros de peritos habilitados. Frisamos que o artigo 156 prevê que o juiz será assistido (note-se o comando afirmativo "será", e não "poderá") por perito quando a prova do fato depender de conhecimento técnico ou científico, contudo, não havendo peritos que aceitem o encargo, os processos ficam parados, impactando nos prazos e metas da unidade judicial.

Ressaltamos ser necessária a soma e análise das várias provas, pois a perícia nem sempre tem caráter conclusivo quanto à origem do adoecimento, uma vez que a Psicologia e a Medicina não são ciências exatas. Ademais, não há como divisar o "ser humano profissional" e o "ser humano pessoal". Somos unos e indivisíveis e o adoecimento atinge a mente, o corpo e os sentimentos como um todo.

A distância entre os motivos do adoecimento psíquico e o momento entre a realização de perícia é bastante relevante e muitas vezes consistem em um obstáculo para as conclusões periciais. Muitas vezes é constatado o sofrimento, mas não há como se precisar sua origem ou momento de deflagração.

Outro fato interessante a frisar é que muitas pessoas com problemas de ordem mental não sabem identificar os sintomas e não procuram a ajuda profissional ao longo da duração de um contrato e, assim, não há um histórico do adoecimento, o que não quer dizer que ele não tivesse se instalado há tempos.

CONSIDERAÇÕES FINAIS

Na realidade do mundo jurídico, sobretudo para os que ocupam as funções de empregadores, a inclusão da síndrome de *burnout* na CID-11 deverá trazer uma reflexão acerca dos modelos de gestão de pessoas aplicados no negócio e o abandono de algumas rotinas tóxicas. O trabalho passou a ser causa do *burnout* e qualquer trabalhador, independentemente do segmento ou empresa para a qual trabalhe, pode ter *burnout*. Assim, o risco é generalizado e inerente ao desempenho de atividade laboral, atraindo a responsabilidade objetiva para o empregadores, no teor do artigo 927 do CPC[18].

Tornou-se mais importante dar atenção ao *employee experience*, que é a experiência do empregado/colaborador durante o período de relacionamento com a organização e até mesmo deverá se cercar de cuidados para uma efetiva garantia do tempo de descanso, trazendo normas rígidas de conduta com o fito de garantir o direito à desconexão, o respeito aos momentos de repouso. Também deverão adotar uma rígida rotina de avaliação de saúde, incluindo os necessários exames e aplicação de testes para avaliar como anda a saúde mental dos empregados, sobretudo dos que ocupam funções de gestores.

As questões da ética nas relações humanas impõem uma nova ordem sobre a prevenção do adoecimento, através de técnicas possíveis, buscando colocar o trabalhador no lugar que se adeque à sua estrutura de personalidade.

Contudo, em meio a uma crise econômica com inflação e insegurança nos mercados nacional e internacional, além de elevadíssimo nível de desemprego, vemos as pessoas aceitarem contratações para a mera sobrevivência, sem analisarem o nível de estresse do ambiente ao qual estarão submetidas, sem avaliarem a satisfação pessoal e a dignidade que esse trabalho poderá trazer a sua vida. Agarram-se à oportunidade que aparece, pois é melhor estar "empregado" e garantir o sustento do que se manter nas longas filas de procura por uma atividade remunerada.

Entretanto, o investimento na qualidade de vida dos trabalhadores perpassa por muitos vieses, sendo importantíssimo que o trabalhador seja visto como participante ativo do processo de manutenção da sua própria saúde mental, apresentando melhor regulação emocional, satisfação pessoal no desempenho das tarefas e, por fim, um sentimento de propósito de vida a seguir.

REFERÊNCIAS BIBLIOGRÁFICAS

1. Rezende F. Empresas têm que olhar para a saúde mental o ano todo, não só em setembro. Disponível em https://exame.com/bussola/empresas-tem-que-olhar-para-saude-mental-o-ano-todo-nao-so-em-setembro/. Acesso em 27 de março de 2022.
2. Brasil. Lei n. 10.406. Disponível em: http://www.planalto.gov.br/ccivil_03/leis/2002/l10406compilada.htm. Acesso em 27 de maio 2022.
3. Maslach C, Jackson SE. The measurement of experienced burnout. Journal of Occupational Behavior. 1981;2:99-113.
4. Zenni V. A Prova no Direito Processual do Trabalho. Curitiba: Juruá, 2010. p.53.
5. Brasil. Lei 11.690/08. Disponível em: https://www.migalhas.com.br/depeso/63907/lei-n--11690-08-e-provas-ilicitas-conceito-e-inadmissibilidade. Acesso 11 de agosto de 2022.
6. Brasil. Lei n.13.105. Disponível em http://www.planalto.gov.br/ccivil_03/_ato2015-2018/2015/lei/l13105.htm#:~:text=LEI%20N%C2%BA%2013.105%2C%20DE%2016%20DE%20MAR%C3%87O%20DE%202015.&text=C%C3%B3digo%20de%20Processo%20Civil.&text=Art.%201%C2%BA%20O%20processo%20civil,se%2. Acesso em 14 de fevereiro de 2022.
7. Cascaes AC. A testemunha técnica (expert witness) e a controvérsia acerca de sua possível aceitação no direito processual civil brasileiro. Disponível em https://www.cidp.pt/revistas/rjlb/2020/4/2020_04_0137_0176.pdf. Acesso em 14 de março de 2022.
8. TST muda (de novo!) entendimento sobre CID nos atestados. Disponível em: https://www.saudeocupacional.org/2019/04/tst-muda-de-novo-entendimento-sobre-cid-nos-atestados.html. Acesso 11 de agosto de 2022.
9. Rosenman RH, Friedman M, Strauss R. Coronary heart disease in the western collaborative group study. A follow-up experience of 4,5 years. J Chronic Dis. 1970;23(3):173-90.
10. Saultz J. Burnout. Fam Med. 2020;52(1):5-7.
11. WHO. International Statistical Classification of Diseases and Related Health Problems (ICD). Disponível em: https://www.who.int/classifications/classification-of-diseases. Acesso em 27 de março de 2022.

12. Classificação de Schilling: o que é e qual sua importância para a Medicina do Trabalho. Disponível em: https://maislaudo.com.br/blog/classificacao-de-schilling/. Acesso em 27 de março de 2022.
13. Mais da metade dos trabalhadores brasileiros tiveram sintomas de burnout em 2021. Disponível em https://jrs.digital/2022/02/10/mais-da-metade-dos-trabalhadores-brasileiros-tiveram-sintomas-de-burnout-em-2021/. Acesso em 27 de março de 2022.
14. CFM. Resolução 2.297. Disponível em https://www.in.gov.br/en/web/dou/-/resolucao-cfm-n-2.297-de-5-de-agosto-de-2021-338989320. Acesso em 27 de março de 2022.
15. Aos psiquiatras: cuidado ao colocarem burnout num atestado médico. Disponível em https://www.facebook.com/100000428215053/videos/2906693712953868. Acesso em 16 de fevereiro de 2022.
16. Brasil. Decreto n.3048. Disponível em http://www.planalto.gov.br/ccivil_03/decreto/d3048.htm. Acesso em 27 de maio de 2022.

3

Adição ao trabalho (*workaholism*) e *burnout*

Bruna Ribas Ronchi
Caroline Sousa de Souza
Eduardo Pegoraro Guarnieri
Felix Henrique Paim Kessler

INTRODUÇÃO

Workaholism, ou adição ao trabalho, é um fenômeno complexo desencadeado (e mantido) por uma variedade de fatores. Foi descrito pela primeira vez em 1971 pelo psicólogo Wayne Oates como "a compulsão ou a necessidade incontrolável de trabalhar incessantemente".[1] Sua definição é um tópico de discussão entre muitos pesquisadores até hoje.[2] Ainda não é reconhecido nas classificações internacionais – DSM-5 e CID-11. Alguns cientistas persistem nos aspectos positivos do *workaholism*, como apresentar grande motivação para o trabalho, maior satisfação e alto desempenho. No entanto, a maioria dos estudiosos defende a perspectiva de que as consequências são majoritariamente negativas, compostas por compulsão e rigidez.[3]

Não deve ser confundido com simplesmente gastar uma quantidade excessiva de tempo trabalhando. De forma geral, *workaholism* costuma ser definido como uma disfunção psicológica composta por uma dedicação "incontrolável" ao trabalho, uma obsessão e uma incessante e intensa vontade de investir seu tempo e esforço para as atividades de emprego. Caracterizada também por pensamentos persistentes sobre o trabalho quando não está trabalhando e engajamento além do que é razoavelmente esperado, apesar das consequências negativas associadas na vida pessoal, saúde física e mental. Na literatura, o *workaholism* costuma estar dividido em três dimensões distintas: tendência compulsiva para o trabalho, envolvimento no trabalho e satisfação profissional, temas que serão abordados ao longo deste capítulo.

Assim, pode-se dizer que a adição ao trabalho é uma devoção muito além da necessária para atingir as demandas da empresa ou alcançar estabilidade financeira. Ao mesmo tempo, essa implacável carga de trabalho torna-o cansado e menos produtivo e eficiente, levando a sentimentos de culpa e incompetência, que o impele a trabalhar mais. Por esses motivos, de acordo com alguns pesquisadores, *workaholism* é uma adição comportamental[4], da mesma forma que ocorre com o uso excessivo de tecnologias. Apesar de ser uma comparação controversa, uma vez que não há estímulo químico direto, os paralelos entre a adição ao trabalho e a adição a substâncias são analisados há décadas por cientistas, e vários estudiosos enfatizam um padrão semelhante de comportamento obsessivo-compulsivo dos *workaholics* (trabalhadores que sofrem com *workaholism*).[3] A expressão americana *workaholism*, inclusive, é derivada da palavra *alcoholic* (alcoólatra), ou seja, sua origem já indica uma ligação com o transtorno por uso de substâncias. De acordo com Killinger, autora de *Workaholics: The Respectable Addicts*, a adição ao trabalho é um processo no qual, eventualmente, o trabalhador perde sua estabilidade emocional e o controle sobre o quanto trabalha em tentativas compulsivas de obter êxito constante. Com essa rotina, é possível perceber o quão nociva é a atividade laboral excessiva, pois a pessoa se torna incapaz de encontrar formas de ocupar seu tempo que sejam diferentes das funções que realiza em seu emprego.[5]

Abordagens mais recentes definem a relação entre adição por substâncias e por trabalho de acordo com base nos critérios gerais de adição, sete componentes que estão alinhados com os critérios diagnósticos de dependência utilizados ainda na versão anterior do Manual Diagnóstico para Transtornos Mentais americano (DSM-IV): saliência (p.ex., grande preocupação com o trabalho), modificação do humor (trabalhar para evitar a disforia), conflito (o trabalho fica em conflito com as próprias necessidades), retraimento (desconforto quando proibido de trabalhar), tolerância (precisa de tempo cada vez maior trabalhando para alcançar a mesma satisfação mental e fisiológica), recaída (volta ao antigo padrão de comportamento após alguma melhora) e problemas (trabalha tanto que ocasiona consequências negativas a saúde, relacionamentos e tempo livre).[3] Entretanto, deve-se reconhecer que nem todo trabalho excessivo é patológico, e os *workaholics* diferem-se dos que apenas apresentam um esforço a mais no emprego quando necessário por situações internas, como uma necessidade de dinheiro, ou externas, como uma grande e inesperada ou até indesejada demanda. Muitos cientistas também costumam definir *workaholics* como pessoas que apresentam obsessão pelo trabalho por causa de necessidades que não foram satisfeitas, buscando preenchê-las ou supri-las por meio do emprego.[2]

A partir da década de 1980, pesquisadores iniciaram a criação e o desenvolvimento de ferramentas que pudessem servir de instrumento para identificar *workaholics* na sociedade.[2]

TABELA 1 Escalas para diagnósticos de adição ao trabalho

Escala	Como a escala é composta	Observações
Work Addiction Risk Test (WART) Robinson, 1989[2]	▪ 25 itens respondidos em escala Likert, variando de 1 (nunca verdadeiro) a 4 (sempre verdadeiro) ▪ Pontuações gerais de 67 a 100 → tendências altamente dependentes ao trabalho; pontuações de 57 a 66 → tendências moderadamente dependentes ao trabalho	▪ Criticado por alguns pesquisadores, pois não foi considerado aplicável às definições contemporâneas de *workaholism*, parecendo identificar, na verdade, o comportamento e a ansiedade do tipo A
Workaholism Battery (WorkBAT) Spence e Robbins, 1992[2]	▪ 25 itens distribuídos em três subescalas: Work Involvement, Drive e Work Enjoyment ▪ Todos os itens são pontuados em uma escala de 5 pontos, variando de 1 (discordo totalmente) a 5 (concordo totalmente)	▪ Medida de *workaholism* mais utilizada até 2012 ▪ A construção e os fundamentos teóricos do WorkBAT foram baseados em atributos de *workaholism* na literatura e nas próprias hipóteses dos autores
Dutch Work Addiction Scale (DUWAS) Schaufeli et al., 2009[2]	▪ Tem duas versões, uma composta por 10 itens e outra, por 16 itens ▪ A DUWAS-10 usa cinco itens do WART-Compulsive Tendencies, denominados Working Excessively (WE), quatro itens do WorkBAT-Drive e uma das tendências WART-Compulsive, agrupadas na categoria Working Compulsively (WC) ▪ Todos os itens são pontuados em uma escala de 4 pontos, variando de 1 (quase) nunca a 4 (quase) sempre ▪ Pontuações acima do percentil 75 em ambas as subescalas podem sugerir *workaholism*	▪ No Brasil, foi validada a versão DUWAS-10[6]

(continua)

TABELA 1 Escalas para diagnósticos de adição ao trabalho (*continuação*)

Escala	Como a escala é composta	Observações
Bergen Work Addiction Scale (BWAS) Andreassen et al., 2012[3]	▪ Relata sete sintomas de *workaholism* usando critérios de dependência (saliência, tolerância, modificação de humor, recaída, retraimento, conflito e problemas) ▪ Cada item é respondido em uma escala de 5 pontos, variando de 1 (nunca) a 5 (sempre) ▪ Uma pontuação de 4 ou 5 em pelo menos quatro dos sete itens pode sugerir *workaholism*	▪ Sua base específica foram os componentes de dependência comportamental de Brown e o modelo de dependência de componentes de Griffiths ▪ Seu ponto de corte foi validado em relação a critérios como responsabilidade de liderança e jornada de trabalho, demonstrando boa capacidade discriminativa
Work Craving Scale (WCS) Wojdylo et al., 2013[3]	▪ Composto por 28 itens ▪ Originado do paradigma relacionado aos transtornos aditivos	▪ União da teoria e pesquisa sobre *craving* e *workaholism*, a qual resultou em quatro dimensões relevantes para definir o desejo de trabalho: desejo obsessivo-compulsivo por trabalho, antecipação de compensação de autoestima, antecipação da redução do afeto negativo/sintomas de abstinência resultantes do trabalho e perfeccionismo neurótico

EPIDEMIOLOGIA E FATORES ASSOCIADOS

Até o momento, dados e estimativas sobre a epidemiologia do *workaholism* variam significativamente dependendo do tamanho amostral ou do instrumento utilizado para identificar a disfunção.[3] Em um artigo de 2011, estimou-se que aproximadamente 10% da população geral dos EUA pode ser *workaholic*. Já em estudos realizados no ano de 2012 pelos idealizadores da BWAS, as estimativas foram mais altas e mostraram que o *workaholism* é mais prevalente entre trabalhadores de nível gerencial e em setores específicos, como construção, comércio, agricultura e comunicação.[2] Em Porto Alegre, RS, e região metropolitana, a escala DUWAS-10 foi aplicada em 471 trabalhadores, independentemente de sexo e escolaridade, com carga horária semanal superior a 40 horas, e os resultados revelaram que mais de um terço apresentava alto nível de trabalho excessivo e 14,6% de trabalho compulsivo. Esse estudo brasileiro identificou um perfil de risco constituído por mulheres, profissionais com carga horária contratual e horas extras elevadas, com menos tempo de trabalho em geral e menos tempo na empresa atual. Da mesma forma, percebeu-se menos indivíduos que se consideravam saudáveis e com satisfação pela vida.[5]

Pesquisas realizadas com estudantes encontraram prevalências que variavam entre 14% (utilizando um questionário) e 18% (identificado pelo próprio estudante, sem questionários). Por outro lado, em um estudo pequeno constituído por uma amostra de 219 adultos, Spence e Robbins relataram prevalência de *workaholism* de 13% entre mulheres e 8% entre homens, utilizando o questionário WorkBAT. Já em uma amostra de 962 trabalhadores japoneses do sexo masculino, os resultados demonstraram prevalência de 21% dessa condição, utilizando o mesmo instrumento (WorkBAT). Achados em funcionários noruegueses indicaram prevalência de 8,3% em amostra nacionalmente representativa, e que os adultos mais jovens são mais propensos a serem afetados. Em termos de traços de personalidade, a adição ao trabalho está positivamente relacionada a amabilidade, neuroticismo e intelecto/imaginação.[3]

Considerando-se os dados atuais, pode-se perceber que a comunidade científica apresenta pouco conhecimento específico sobre a quantidade e os tipos de pessoas afetadas pelo *workaholism*. As razões para essa falta de dados podem ser a inexistência de um consenso sobre a definição de *workaholism*, a falta de um entendimento compartilhado sobre como a adição ao trabalho deve ser medida e uma significativa ausência de pesquisas de campo que tenham utilizado amostras representativas.[2]

FATORES DE RISCO

Formula-se que a adição ao trabalho seja resultado de fatores predisponentes (baixa autoestima, traços de personalidade obsessivo-compulsiva, ambição etc.), fatores socioculturais (aprendizagem vicária na família ou no trabalho, experiências familiares disfuncionais, ambiente doméstico estressante, cultura de competência e concorrência), características do trabalho (competitividade) e reforço de comportamentos (sistema de recompensa do trabalho, bônus por desempenho ou punições incoerentes).[7,8] Dessa forma, a cultura organizacional também pode intensificar a adição ao trabalho, pois algumas empresas estimulam o trabalho em excesso e a competitividade entre seus funcionários. Consequentemente, pode haver maior prevalência de adição ao trabalho nesses empregados.[7] A competição globalizada presente nas organizações modernas contribui para a propagação da cultura de longas horas, na qual o comportamento *workaholic* é constantemente reforçado por meio de recompensas tangíveis, como maior salário e promoções, e intangíveis, como elogios.[4] Nas mais modernas organizações, portanto, dedicação em tempo integral e uma vida voltada quase exclusivamente para a empresa parecem ser a regra para manter-se empregado e o único caminho para alcançar sucesso na carreira.[5]

Os homens são mais propensos a se tornar *workaholics* devido às características pessoais que os levariam a escolher ofícios que envolvem longas horas de trabalho e mais desafios, muitas vezes influenciados por uma sociedade machista que os coloca em um papel de provedores e os impele a buscarem salários mais elevados.[8] Em estudo realizado com trabalhadores noruegueses, sugere-se que a adição ao trabalho é prevalente em uma minoria significativa de trabalhadores, e identificou fatores agravantes como a longa jornada de trabalho.[3]

Ademais, evidências sugerem que elevadas tendências perfeccionistas e nível reduzido de autoestima são correlações de personalidade significativas para adição ao trabalho, mas os mecanismos responsáveis por essas relações ainda não estão claros para os cientistas.[7]

IMPACTOS E PREJUÍZOS

A adição ao trabalho pode levar a sentimentos negativos que afetam a vida familiar, atividades de lazer e saúde, como interferir no sono. Ainda, pode influenciar negativamente as relações pessoais, levando ao afastamento social e a alterações do humor.[8] Além disso, essas pessoas podem experimentar mais conflitos no trabalho, assim como menor prazer ao realizar essa atividade. Muitas vezes, gasta-se grande quantidade de energia em tarefas relacionadas ao processo de trabalho, o que pode levar a diminuição de produtividade de atividades mais essenciais que deveriam ter maior prioridade.

Embora pessoas adictas ao trabalho possam contribuir um pouco mais para o desempenho organizacional do que outros, os custos ao indivíduo em questão, principalmente a longo prazo, em termos de problemas de saúde, são elevados. Considerando esses efeitos negativos sobre a qualidade de vida, a saúde, relações interpessoais e a eficiência no trabalho, tal fenômeno pode aumentar a vulnerabilidade ao *burnout* e à depressão.[8,9]

MOTIVAÇÕES E *WORKLOVERS*

Há uma série de conceitos distintos entre si relacionados com a adição ao trabalho, como o hipertrabalho, engajamento ao trabalho e *worklover*. O hipertrabalho refere-se a todos os comportamentos humanos orientados e relacionados com o trabalho, em uma perspectiva de investimento temporal voluntário e sustentado.[8]

O engajamento ao trabalho, apesar de apresentar características semelhantes à adição ao trabalho, pois em ambos os casos esses indivíduos geralmente trabalham mais e por mais tempo do que outros indivíduos, existem significativas diferenças entre esses conceitos. O engajamento ao trabalho refere-se a um estado cognitivo, físico e emocional associado à experiência do próprio trabalho e às diferentes tarefas. É descrito como um estado de espírito positivo, em que existe entusiasmo e vigor pelo trabalho, onde o indivíduo pode perseverar mesmo quando existem elementos negativos, e promove aumento da autoeficácia, satisfação e um sentimento de controle. O *workaholic* apresenta características de comportamento obsessivo por meio de uma combinação entre tendência para trabalhar mais do que é necessário e incapacidade de sair do ciclo. Isto é ilustrado pela tendência de trabalhar e pensar no trabalho, independentemente da localização e das circunstâncias, tornando o trabalho onipresente em outras áreas da vida.

Worklovers é um termo utilizado para caracterizar uma pessoa que ama seu trabalho, e que apesar de dedicar tempo demais, possui uma relação altamente prazerosa com ele. Por ser um tema recente, sua fundamentação ainda não está completa e muitas vezes é questionada. No que tange ao funcionamento cotidiano, costuma distribuir suas energias e dar atenção para várias áreas de sua vida, preservando as relações interpessoais nos vários espaços de interação, apresentando menor risco de *burnout*, diferentemente do *workaholic*. Os *workaholics* se guiam por uma motivação controlada ("eu devo" ou "tenho de"), enquanto *worklovers* têm uma autonomia motivacional ("eu posso" ou "quero").[8]

ADIÇÃO AO TRABALHO, *BURNOUT* E TRAÇOS DE PERSONALIDADE

O *burnout* ou esgotamento e o *workaholism* vêm sendo associados na literatura científica. Tal associação é complexa e determinada por múltiplos fatores, como idade, gênero, características do trabalho, traços de personalidade, entre outras.[8,10] Considerando-se que essa associação ocorre através de múltiplas variáveis, tanto pessoais como organizacionais, torna-se relevante identificar as variáveis que têm um impacto na saúde psicológica dos trabalhadores.

Alguns estudos sugerem que o *workaholism* pode ser construtivo e benéfico, no sentido de aumentar a satisfação com o trabalho. No entanto, também está relacionado a desfechos negativos, como aumento do estresse no trabalho, conflitos entre vida pessoal e profissional, diminuição da satisfação com o trabalho e com a vida a longo prazo, declínio da saúde física e mental e o *burnout*.[10,11]

O esgotamento do trabalho é uma resposta a problemas emocionais e interpessoais crônicos/prolongados. É definido por Maslach em três dimensões: exaustão emocional, despersonalização e falta de satisfação no trabalho.[12] *Burnout* é o principal efeito do *workaholism* sobre a saúde. Segundo muitos autores, a adição ao trabalho pode ser um forte preditor de *burnout*, uma vez que aumenta a vulnerabilidade da pessoa ao esgotamento/*burnout*. Isso devido a uma tendência compulsiva para trabalhar que costuma estar ligada a padrões iniciais mal adaptativos de elevada autoexigência e autossacrifício, levando a um efeito dominó, que pode chegar à exaustão cognitiva e física típica do *burnout*.[8]

Assim, quando os indivíduos estão excessivamente envolvidos no trabalho, por não se desvincularem, eles são propensos a experimentar *burnout* porque não se permite tempo adequado para se recuperar. Tanto o esgotamento geral quanto às dimensões específicas de exaustão emocional, cinismo, despersonalização e eficácia profissional são encontrados nos pacientes com adição ao trabalho.[10] Algumas dimensões apresentaram mais forte correlação com *workaholism*, como exaustão emocional e despersonalização.[10,11]

Os cinco grandes traços de personalidade (*the big five personality traits*) são descritos como: extroversão, consciência, amabilidade, abertura à experiência e neuroticismo. Todos esses traços já foram estudados e relacionados à adição ao trabalho. Em geral, foi encontrado uma fraca relação entre a adição ao trabalho e conscienciosidade, extroversão, neuroticismo e abertura, enquanto a amabilidade está negativamente relacionada.[10]

Apesar da descrição de traços positivos, como alta energia e orientação para realização de tarefas, traços negativos, como a tendência ao autocontrole excessivo, parece ser uma característica central do *workaholism*. Outros traços também relatados são narcisismo (senso grandioso de si), perfeccionismo (não medir seus próprios padrões de desempenho), tendência a culpar os outros por erros de trabalho, neuroticismo (insegurança e baixa autoestima), menor nível de extroversão e obsessão.[13] Em uma metanálise realizada por Clark et al., foram encontrados fortes correlatos com traços e transtorno de personalidade tipo A, desempenho e perfeccionismo.[10] Pode-se especular que essa tendência comportamental precede o desenvolvimento da adição ao trabalho.

Os *workaholics* costumam ter mais medo de punição, esperam mais aprovação e admiração no local de trabalho, trabalham mais que os outros, com poucas oportunidades de formular períodos de recuperação, e muitas vezes são incapazes de se desligar do trabalho.

A sua autoeficácia em relação ao trabalho seria superior ao de outras esferas da vida. Isso pode gerar uma tendência ao perfeccionismo, à não delegação de tarefas e ao aumento do estresse relacionado com o trabalho.

É sabido também que muitos *workaholics* têm traços narcisistas, que são estruturas de defesa que visam buscar uma autoimagem de alguém especial, as quais são geralmente provenientes de insuficiente reconhecimento, atenção ou aceitação por parte daqueles que os rodeiam e do círculo familiar, principalmente na infância. A intensidade dessa falha é muito importante para o desenvolvimento da criança e pode desencadear sensação de vazio interior, fracasso, inutilidade, nulidade e incapacidade.[15]

O sujeito tentará compensar o problema narcisista através da adoção de comportamentos socialmente valorizados. É, portanto, compreensível que queira prosseguir uma busca por vezes desesperada de reconhecimento, aprovação e consideração por parte de outros.

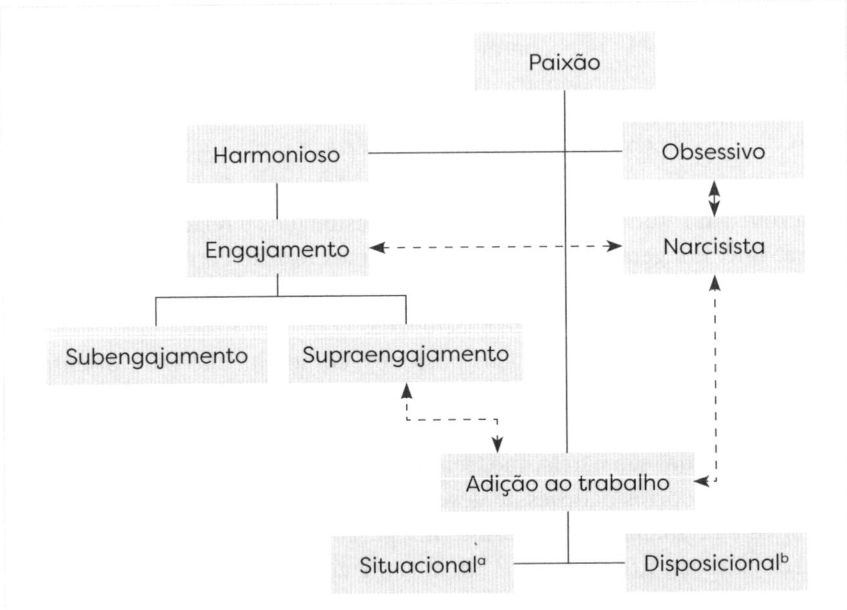

FIGURA 1 Adição ao trabalho, conceitos relacionados e traços de personalidade.

[a] Motivação extrínseca (pressão ambiental).

[b] Motivação intrínseca.

COPING E REGULAÇÃO EMOCIONAL

O processo de estresse desencadeia estratégias de enfrentamento, também conhecidas pela palavra da língua inglesa *coping*. Atualmente, a definição mais utilizada em pesquisas sobre estratégias de enfrentamento é a de Lazarus e Folkman (1984), que definem o *coping* como uma variável individual representada pelas formas como as pessoas comumente reagem ao estresse ou lidam com determinada situação. Tais estratégias são determinadas por fatores pessoais, exigências situacionais e recursos disponíveis. Existem duas categorias de estratégias de *coping*: resolução de problemas e regulação emocional.

Os mecanismos cognitivos e os processos de regulação emocional são fatores importantes nos transtornos de adições, isso inclui o trabalho. Estudos destacam os déficits nos processos emocionais entre diferentes transtornos aditivos: alexitimia (incapacidade de reconhecer as próprias emoções), níveis baixo de inteligência emocional, dificuldades na regulação emocional ou processos ruminativos frequentes. Há também evidências de que indivíduos estressados ocupacionalmente são menos capazes de regular suas emoções negativas.

A regulação emocional descreve a capacidade de automodular as emoções para alcançar resultados emocionais desejáveis, com maior equilíbrio e tranquilidade. Ela pode incluir estratégias de enfrentamento adaptativas ou até mesmo problemáticas e desadaptativas, como rituais compulsivos, por exemplo. Geralmente, essa regulação é automática, mas pode ser controlada por meio de estratégias aprendidas, podendo ser determinada por fatores pessoais, exigências situacionais e pelo ambiente com seus recursos disponíveis.

Os estilos problemáticos de enfrentamento podem reduzir temporariamente emoções desconfortáveis (p.ex., uso de substâncias), mas podem prejudicar o manejo das emoções posteriormente. Acredita-se que o *workaholism* afeta a escolha de estratégias de enfrentamento frente ao estresse. E, dependendo dessa forma de enfrentamento, o indivíduo pode ter impacto positivo ou negativo. Um exemplo sobre o tema seriam as horas excessivas de trabalho, as quais reduzem a oportunidade dos *workaholics* de se envolverem em comportamentos externos, como fazer pausas para recuperação. Indivíduos com adição ao trabalho experienciam emoções positivas durante o trabalho e têm diversos sentimentos negativos (como ansiedade e culpa) quando não estão em seus empregos. Portanto, o ato de trabalhar pode servir como modificador de comportamento ou como uma estratégia de regulação emocional, proporcionando uma forma de distração ou um escape de suas emoções negativas.[7] Assim, os *workaholics* precisam investir constantemente seus recursos cognitivo, emocional ou físico no trabalho, mas falham, sendo um mecanismo que piora o estresse.[11]

Dessa forma, identifica-se na adição ao trabalho um "círculo vicioso" em que o indivíduo trabalha muito e durante muito tempo (componente comportamental), pois sente-se obrigado a fazê-lo a fim de alcançar certas normas autoimpostas (componente cognitiva), o que leva ao reconhecimento pelos seus supervisores, reforçando assim o seu comportamento (componente emocional).[8] A ruminação sobre seus estados emocionais negativos, erros, dificuldades e/ou imperfeições no trabalho também foi associada a uma estratégia de regulação emocional supostamente mal-adaptativa na adição ao trabalho.[7]

USO DE SUBSTÂNCIAS E ADIÇÃO AO TRABALHO

A potencialização cognitiva é definida como uma "amplificação ou extensão da capacidade nuclear da mente por meio da melhora dos sistemas de processamento de informações externo e interno".[16] Em prol de tal processo, cada vez mais, indivíduos envolvidos em tarefas extenuantes como estudantes, caminhoneiros, médicos e trabalhadores noturnos estão fazendo uso das chamadas *smart drugs* ou *nootropics*. Nesse contexto, as três principais drogas utilizadas são modafinil, metilfenidato e d-anfetamina.[17] Essas substâncias são originalmente prescritas para o tratamento de doenças como transtorno de déficit de atenção e hiperatividade (TDAH), porém carregam consigo a possibilidade de melhorar a memória, estado de alerta, atenção, aprendizado, criatividade e motivação em indivíduos saudáveis.[16] Contudo, isso não é solidamente baseado em evidências até o presente momento.[17]

Estudos demonstram que ocupações nas quais os funcionários exercem cargos gerenciais, muitas vezes com alto status social, com carga horária considerável e horários imprevisíveis são as mais afetadas pelo *workaholism*, e estes são traços encontrados não apenas na administração de grandes empresas, mas também em certas profissões, como a medicina. Uma das principais características dos trabalhadores dessa área é o alto nível de estresse no emprego, grande cobrança pessoal, dos familiares e dos pacientes, e maior probabilidade de ter personalidades do tipo A. Por esse motivo, médicos franceses foram testados com o WART, o que resultou em 48% dos entrevistados apresentando adição ao trabalho leve ou alta e cerca de 13% sendo considerados altamente adictos ao trabalho, indicando mais recorrentemente dificuldade de delegar tarefas e explicitando a rotina exaustiva de longas jornadas de trabalho. Os jovens médicos foram considerados particularmente vulneráveis porque trabalham excessivas horas, no entanto, os profissionais com *status* mais elevado entre os médicos na hierarquia hospitalar apresentavam número ainda maior de *workaholics*.[18]

Competição, demandas de performance e pressão alheia são fenômenos rotineiros dentro das universidades. Por conseguinte, essas instituições se tornam ambientes altamente propícios à difusão do uso de estimulantes entre os estudantes, os quais buscam melhorias em sua concentração, memória e estado de alerta.[16] Responsável por aumentar os níveis de noradrenalina e dopamina no córtex pré-frontal e nas regiões corticais e subcorticais, evidências sugerem que o metilfenidato sutilmente melhora o componente de *recall* na memória de pessoas saudáveis e, possivelmente por isso, é uma das drogas mais utilizadas no meio acadêmico mundialmente.[17] Tal fenômeno ocorre, majoritariamente, em cursos altamente competitivos, estressantes e potenciais causadores de *burnout*, como a Medicina e a Farmácia. Supostamente restrito a pacientes diagnosticados com TDAH ou outros transtornos, o metilfenidato é obtido pelos estudantes, principalmente por meio de amigos e família, assim como via compras ilegais na internet. No Brasil, 4,2% dos estudantes usaram potencializadores cognitivos em um período de 12 meses, não associado a um diagnóstico de TDAH, sendo o mais popular o metilfenidato. Conquanto o metilfenidato seja o estimulante mais forte dentre o modafinil e a d-anfetamina, os efeitos positivos dele são pequenos a moderados, limitados ao *recall*, controle inibitório e atenção sustentada. Estudos sugerem que essa droga tem alto potencial aditivo e tóxico e, se houver overdose, os pacientes manifestam *delirium*, alucinações, agitação, paranoia e convulsões. Diante disso tudo, é recomendado que haja um programa de redução de danos para esses estudantes, os quais, junto a sua família, devem receber conselhos e intervenções para reduzir os impactos negativos, legais e sociais do uso dessas substâncias.[16]

Destruidores de um ritmo circadiano saudável, os turnos de trabalho noturno são a realidade de muitos indivíduos, como médicos e caminhoneiros. No caso dos médicos, a privação de sono significa risco a eles mesmos e aos pacientes, dado que está firmemente ligada a disfunções cognitivas e pior performance clínica. A cafeína é um dos estimulantes mais utilizados por esses profissionais, porém tem efeito transitório no aumento de estado de alerta e, em doses requeridas para os efeitos máximos (600 mg), efeitos adversos como tremores, ansiedade e náusea, quando usada em altas doses. Em contraste, o potencializador sináptico de noradrenalina e dopamina, modafinil, demonstrou baixa quantidade de efeitos adversos em médicos privados de sono. Além disso, o medicamento melhorou a função cognitiva, memória de trabalho, planejamento, tomada de decisões e flexibilidade para redirecionar atenção, mas nenhuma melhora foi observada em testes de performance psicomotora. Por conseguinte, o modafinil demonstra-se efetivo no tratamento de *shift work sleep disorder* e pode então ser utilizado como um adjuvante para encarar plantões noturnos.[19] Nas estradas internacionais, a anfetamina e a cocaína são a escolha majoritária dos caminhoneiros para aumento da produtividade, principalmente quando seus salários são proporcionais a ela. Estudos sugerem que baixas doses de anfetaminas podem melhorar as habilidades psicomotoras, como a de dirigir, até mesmo em indivíduos fatigados. Todavia, em usuários crônicos e pesados, demonstrou-se uma tendência à negligência às regras de trânsito e às horas de trabalho, com aumento do risco de acidentes de trânsito, consequências de hipersonolência e fadiga. Considerações similares foram feitas em relação ao uso de cocaína e seu impacto em habilidades psicomotoras. É notável, portanto, o risco que a tentativa de aumento da produtividade traz para o motorista e para as pessoas ao redor dele. Em vista disso, torna-se necessária a ampliação de políticas públicas para fiscalização do uso de drogas nas estradas.[20]

Finalmente, as evidências a respeito dos estimulantes como metilfenidato, anfetamina e modafinil estão longe de ser positivas se considerarmos que os efeitos são pequenos e transientes em experimentos que não refletem precisamente o seu uso real na população em geral. O uso de potencializadores cognitivos para fins não clínicos tem sido definido como neuropsicofarmacologia "cosmética" e traz consigo seus riscos para a saúde.[16] Portanto, questiona-se se esse custo vale a pena a longo prazo apenas para intensificar o *status* de *workaholic*.

ABORDAGEM, PREVENÇÃO E TRATAMENTO

As estratégias para gerenciar a adição ao trabalho são baseadas principalmente em dados teóricos, já que falta consistência na literatura científica no que tange a ensaios clínicos que possam testar e comparar intervenções com outras abordagens ou placebo. A falta de pressão social para considerar esse possível diagnóstico e tratar também a negação das pessoas acometidas pode complicar a implementação de estratégias de prevenção e tratamento. Portanto, prevenir a adição ao trabalho pode ser difícil, considerando-se a cultura de centralidade do trabalho na sociedade e dificuldade de identificar riscos e implementar estratégias.

As instituições possuem um papel central na prevenção e na identificação de riscos, assim podendo reduzir a incidência e minimizar fatores de risco. Por isso, deve-se investir mais em aprimoramento do ambiente de trabalho e educar para melhor conscientizar os trabalhadores sobre o fenômeno. Apesar dos profissionais renunciarem a diversas ferramentas para enfrentamento do estresse no trabalho, a gestão/administração tende a carecer de estratégias.

Cabe a cada instituição promover e incentivar o balanço entre vida pessoal e vida profissional. Nesse sentido, pode-se alertar contra o uso excessivo de tecnologias de informação e comunicação, respeitando-se o tempo de trabalho, estabelecendo-se demandas de trabalho reais e momentos de recuperação do trabalho (p.ex., lazer, qualidade do sono, tempo com família, atividade física etc.).[20] Ainda, seria relevante desenvolver-se políticas organizacionais de férias, uma vez que estudos mostraram que a sua adoção pode ser importante para alívio e distanciamento do trabalho para ambos os tipos de trabalhadores, mas especialmente para *workaholics*.[9]

Alguns estudos aconselham especificamente distinguir o engajamento no trabalho e a adição ao trabalho como diferentes formas de investimento pesado, pois cada forma pode levar, respectivamente, a boas e más consequências individuais e organizacionais. Para a prevenção e tratamento a nível individual é importante incentivar o desenvolvimento de habilidades no âmbito da autoconsciência, autorregulação, consciência social e gestão de relacionamentos. Treinamento na identificação de afetos de valência negativa associados ao *workaholism*, estratégias de autorregulação, técnicas de relaxamento muscular, *mindfulness* e aconselhamento de carreira são exemplos de ferramentas para auxílio.

As terapias cognitivo-comportamentais (TCC) são apresentadas como o principal tratamento para funcionários *workaholics*, utilizando técnicas de resolução de problemas e reestruturação cognitiva,[13] com foco em rever crenças irreais relacionadas ao trabalho, reduzir preocupações, auxiliar em estabelecer limites entre trabalho e casa e reservar tempo para atividades não relacionadas ao trabalho.

Assim, os médicos do trabalho parecem ter um papel essencial na prevenção da adição ao trabalho, pois podem contribuir para prevenir o *workaholism* tanto no indivíduo, quanto no nível profissional e institucional.[21] De um lado, realizam atividades individuais sistemáticas, mas por outro lado, os médicos do trabalho podem desempenhar um papel essencial na assessoria às empresas em questões de saúde ocupacional.

DISCUSSÃO E PERSPECTIVAS

A adição ao trabalho é um fenômeno que foi identificado nas últimas décadas, apesar de historicamente existir há mais tempo, e ainda não está bem definido. Inicialmente, foi associado a desfechos positivos como bem-estar e satisfação no trabalho, porém estudos mais atuais, como de Clark et al., 2016[10], mostram importante associação entre *workaholism* e *burnout*, e a outras questões, como: baixa satisfação, prejuízo na qualidade de vida, prejuízo na qualidade do sono, alteração do humor como depressão e prejuízo nas relações interpessoais com familiares. No entanto, pesquisas futuras são necessárias visando melhor entendimento deste conceito e de outros semelhantes, como *worklovers* e engajamento ao trabalho. Da mesma forma, estudos longitudinais, envolvendo intervenções, poderão trazer luz a questões sobre como proporcionar melhores evidências para estratégias de intervenção e tratamentos do problema a nível individual e institucional. Levando em consideração a importância do trabalho na vida das pessoas, especialmente em função do aumento das demandas decorrentes de um mundo cada vez mais consumista, é válido que se observe esse fenômeno com cautela para proteger e tratar as populações mais vulneráveis, como as suscetíveis aos transtornos mentais, como as de classes mais baixas, por terem menor renda e sofrerem mais assédio moral. Por fim, também seria relevante uma avaliação mais aprofundada para se conhecer melhor os perfis psicológicos e neurobiológicos de risco para desenvolver *workaholism* e os efeitos de longo prazo das substâncias psicoativas e potencializadores cognitivos, a fim de que se possa estabelecer políticas públicas preventivas e de redução de danos aos trabalhadores.

REFERÊNCIAS BIBLIOGRÁFICAS

1. Oates W. Confessions of a Workaholic: The Facts about Work Addiction. Nashville: Abingdon Press; 1972.
2. Andreassen CS. Workaholism: An overview and current status of the research. Journal of Behavioral Addictions. 2014 Mar;3(1):1-11.
3. Andreassen CS, Griffiths MD, Hetland J, Kravina L, Jensen F, Pallesen S. The Prevalence of Workaholism: A Survey Study in a Nationally Representative Sample of Norwegian Employees. PLoS ONE. 2014 Aug 13;9(8):e102446.
4. Balducci C, Spagnoli P, Clark M. Advancing Workaholism Research. International Journal of Environmental Research and Public Health. 2020 Dec 16;17(24):9435.
5. Carlotto MS. Adição ao trabalho e relação com fatores de risco sociodemográficos, laborais e psicossociais. Psico-USF. 2011 Apr;16(1):87-95.
6. Souza Vazquez AC, Pinto Pizarro de Freitas C, Cyrre A, Simon Hutz C, B. Schaufeli W. Evidências de Validade da Versão Brasileira da Escala de Workaholism (DUWAS-16) e sua versão breve (DUWAS-10). Revista Avaliação Psicológica. 2018 Jan 15;17(1).
7. Kun B, Urbán R, Bőthe B, Griffiths MD, Demetrovics Z, Kökönyei G. Maladaptive Rumination Mediates the Relationship between Self-Esteem, Perfectionism, and Work Addiction: A Largescale Survey Study. International Journal of Environmental Research and Public Health. 2020 Oct 8;17(19):7332.
8. Hartmann É, Mathieu C. The relationship between workaholism, burnout and personality: a literature review. Sante Ment. Quebec. 2017;42(2):197-218.
9. Balducci C, Avanzi L, Fraccaroli F. The Individual "Costs" of Workaholism: An Analysis Based on Multisource and Prospective Data. Journal of Management. 2016;44(7):2961-86.
10. Clark MA, Michel JS, Zhdanova L, Pui SY, Baltes BB. All Work and No Play? A Meta-Analytic Examination of the Correlates and Outcomes of Workaholism. Journal of Management. 2016 Jul 9;42(7):1836-73.
11. Cheung F, Tang CSK, Lim MSM, Koh JM. Workaholism on Job Burnout: A Comparison Between American and Chinese Employees. Front Psychol. 2018 Dec 11;9:2546.
12. Maslach C, Schaufeli WB, Leiter MP. Job burnout. Annual Revierw of Psychol. 2001;52(1):397-422.
13. Sussman S. Workaholism: A Review. Journal of Addiction Research & Therapy. 2021;6(1):4120.
14. Kasemy ZA, Abd-Ellatif EE, Abdel Latif AA, Bahgat NM, Shereda HMA, Shattla SI, et al. Prevalence of Workaholism Among Egyptian Healthcare Workers With Assessment of Its Relation to Quality of Life, Mental Health and Burnout. Frontiers in Public Health. 2020 Nov 26;8.
15. Elowe, J. Boulomanie: entre illusion et addiction. L'Encéphale. 2010;36(4):285-93.
16. Sharif S, Guirguis A, Fergus S, Schifano F. The Use and Impact of Cognitive Enhancers among University Students: A Systematic Review. Brain Sci. 2021 Mar 10;11(3):355.

17. Roberts CA, Jones A, Sumnall H, Gage SH, Montgomery C. How effective are pharmaceuticals for cognitive enhancement in healthy adults? A series of meta-analyses of cognitive performance during acute administration of modafinil, methylphenidate and D-amphetamine. Eur Neuropsychopharmacol. 2020;38:40-62.
18. Rezvani A, Bouju G, Keriven-Dessomme B, Moret L, Grall-Bronnec M. Workaholism: are physicians at risk? Occupational Medicine. 2014 Sep 1;64(6):410-6.
19. Sugden C, Housden CR, Aggarwal R, Sahakian BJ, Darzi A. Effect of pharmacological enhancement on the cognitive and clinical psychomotor performance of sleep-deprived doctors: a randomized controlled trial. Ann Surg. 2012;255(2):222-7.
20. Dini G, Bragazzi NL, Montecucco A, Rahmani A, Durando P. Psychoactive drug consumption among truck-drivers: a systematic review of the literature with meta-analysis and meta-regression. J Prev Med Hyg. 2019;60(2):E124-E139.
21. Cossin T, Thaon I, Lalanne L. Workaholism Prevention in Occupational Medicine: A Systematic Review. Int J Environ Res Public Health. 2021 Jul 2;18(13):7109.

4

Depressão

Vinicius Oliveira de Andrade
Rodrigo Menezes Machado
Chei Tung Teng

INTRODUÇÃO

O fenômeno do *burnout*, supostamente atribuído ao estresse relacionado ao trabalho, é um desafio para a psiquiatria, tanto conceitualmente, quanto profissionalmente. Historicamente, Graham Greene foi o primeiro autor a usar o termo *burnout* em seu romance *A Burnt-Out Case*, ao descrever a história de um arquiteto que não encontrou sentido em sua profissão nem prazer na vida[1]. Mais tarde, o termo foi retomado e introduzido na esfera psicológica pelo psicoterapeuta Herbert Freudenberger, que conceitualizou o fenômeno por meio de uma narrativa descritiva de sua própria vivência sobre o *burnout*. Desde então, uma infinidade de publicações sobre o tema *burnout* foi publicada até hoje[2,3].

Dentre as características da síndrome, destaca-se o fato de que a experiência de exaustão tem caráter inespecífico. Até o momento, não houve consenso de especialistas sobre os critérios diagnósticos e a localização conceitual, seja como transtorno psiquiátrico independente ou como elemento de risco para demais transtornos. No entanto, o fenômeno do *burnout* está na CID-11 e foi classificado como um transtorno relacionado ao trabalho[4]. A pesquisa sobre o fenômeno *burnout* ignora os problemas de definição colocados por diferentes perspectivas: pode atender às expectativas da sociedade, mas não atende aos critérios científicos e, portanto, é inadequada para fins de estabelecer um diagnóstico e tratamento objetivos[2].

Burnout é definido como uma combinação de esgotamento emocional, despersonalização (falta de interesse e afastamento do trabalho) e redução da realização pessoal (redução da eficácia profissional e realização no trabalho). O esgotamento emocional refere-se aos sentimentos de estar emocionalmente exausto e sobrecarregado. A falta de energia e o mau humor prevalecem. A despersonalização caracteriza uma atitude distante e insensível em relação ao trabalho e às pessoas ligadas a ele (p. ex., alunos, pacientes, clientes). O trabalhador apresenta motivação enfraquecida e se afasta de uma ocupação que antes lhe despertava muito mais interesse. Por fim, a realização pessoal reduzida inclui sentimentos de inadequação e incompetência associados à perda de autoconfiança. Dessa forma, o estado de *burnout* tem sido visto como "um estágio final de um colapso na adaptação"[5].

Acredita-se que o *burnout* se desenvolva a partir da exposição crônica a estressores incontroláveis no local de trabalho. Como os estressores não podem ser neutralizados, os indivíduos estão condenados a suportar os efeitos nocivos dos estressores com resignação. Dessa forma, no início, o profissional exausto se sente desamparado, sem esperança e impotente[5].

É importante ressaltar que os pioneiros da pesquisa de *burnout* propuseram que ele deveria ser visto como um problema social, e não individual. Assim, o *burnout* pode ser equiparado aos sintomas depressivos na vida profissional. Pensar em termos de codesenvolvimento ou comorbidade de *burnout*-depressão pode ser tentador; ceder a essa tentação, no entanto, seria equivocado, uma vez que a distinção do *burnout*, precisamente, não foi estabelecida[2].

Do ponto de vista prático, principalmente para os pacientes que vivenciam essa experiência, os sintomas tornam-se causalmente compreensíveis, referindo-se a modelos que se estabelecem no respectivo grupo social ("muito trabalho, as baterias estão vazias"). O diagnóstico pode levar a um alívio emocional, pois "o indicador de culpa" não aponta para si mesmo, mas para as circunstâncias, sobrecarga de trabalho, um chefe ruim, a empresa, os desdobramentos negativos no mundo do trabalho. Outro ponto é que os problemas podem ser comunicados com baixo risco de estigmatização, facilitando a saída do profissional, que muitas vezes acaba postergando um afastamento por medo de represálias da empresa ou prejuízo na carreira profissional. Além disso, as ideias de *burnout* fornecem um caminho para o tratamento e tudo o que o paciente precisa desesperadamente: redução do estresse, apoio e recuperação. A melhora no quadro de *burnout* está associada a melhora do bem-estar no ambiente de trabalho[6]. Porém, apesar da percepção de alívio e identificação que um diagnóstico adequado pode trazer, é fundamental que não ocorra uma simples aceitação do mesmo, delegando como elementos causais os fatores laborais/ambientais, uma vez que os indivíduos que desenvolvem *burnout* tendem a apresentar características intrínsecas para o desenvolvimento do transtorno, como autocobrança excessiva, maior grau de perfeccionismo, dentre outras características que estabelecem um sinergismo patológico com um ambiente laboral disfuncional[2,3].

Tendo em vista o cenário descrito, a compreensão desse estado psicopatológico deve ser analisada com cautela como um devido transtorno relacionado ao trabalho e um fator de alto risco para o desenvolvimento de um episódio depressivo propriamente dito. A linha tênue que delineia o processo evolutivo do primeiro transtorno para o segundo muitas vezes pode ser negligenciada, ocasionando com que o indivíduo afligido pelos sintomas só busque de fato tratamento profissional quando já existe comprometimento funcional e sofrimento emocional acentuados.

QUAIS CIRCUNSTÂNCIAS DESENCADEIAM O *BURNOUT*?

O histórico pessoal está intimamente ligado aos aspectos que vão propiciar, desencadear e/ou manter as pessoas que sofrem da síndrome de *burnout*. Em geral, esses aspectos podem ser classificados em duas grandes categorias: (1) fatores organizacionais, como carga de trabalho ou demandas emocionais envolvidas, e (2) fatores individuais, como a personalidade do trabalhador ou estratégias de enfrentamento. É importante ressaltar que essa síndrome é principalmente uma consequência da exposição a determinadas condições de trabalho, e não uma característica individual, como um traço de personalidade. A rigor, portanto, os gatilhos do *burnout* seriam fatores relacionados ao trabalho (seja conteúdo, estrutura ou relacionamento com usuários, clientes, chefes e/ou colegas). No entanto, considera-se que, embora os fatores organizacionais sejam capazes por si só de gerar *burnout*, alguns fatores individuais atuariam como variáveis moderadoras. Assim, aspectos pessoais como a falta de autoconfiança ou o uso de mecanismos de enfrentamento para evitar o estresse podem desempenhar um papel no aumento dos fatores situacionais. Por outro lado, outras características individuais, como otimismo ou *coping* ativo, podem diminuir ou mesmo retardar o efeito negativo dos fatores organizacionais sobre o *burnout* e suas consequências[1].

BURNOUT E TRANSTORNO DEPRESSIVO MAIOR

O transtorno depressivo maior (TDM) é uma síndrome clínica relacionada a elementos biopsicossociais, que englobam desde disfunções neuroquímicas em circuitos cerebrais, elementos intrínsecos relacionados à genética e a estrutura de personalidade do indivíduo, assim como uma conexão desses elementos internos com elementos externos, que podem confluir em um desequilíbrio entre qualidade de vida e estresse, tendo, então, como produto final, o conjunto sindrômico psicopatológico denominado como depressão.

A sintomatologia da depressão engloba um predomínio de afetos negativos, mudança no nível de atividade, prejuízo na função cognitiva, na fala e nas funções executivas, o que resulta em comprometimento do funcionamento interpessoal, social e ocupacional. A etiologia dessa doença está associada a uma combinação de fatores biológicos, genéticos e psicossociais, gerando amplas necessidades de tratamento, que pode ser farmacológico ou não farmacológico.

O conceito de depressão está profundamente enraizado na história da ciência médica. A sua gênese remonta à antiguidade grega e à teoria do humor melancólico de Hipócrates, e continuou através da medicina galênica e dos tempos medievais. O surgimento do conceito moderno de depressão está ligado ao surgimento da psiquiatria durante o século XIX. Atualmente, o DSM é amplamente reconhecido como o sistema de classificação que define a depressão para fins de pesquisa e clínicos. O DSM-5 distingue vários transtornos depressivos e fornece critérios diagnósticos para cada um deles. Por exemplo, o DSM-5 lista nove sintomas principais que caracterizam a depressão maior: humor deprimido, anedonia (perda de interesse e prazer), diminuição ou aumento do apetite e/ou peso, insônia ou hipersonia, agitação ou retardo psicomotor, fadiga ou perda de energia, sentimentos de inutilidade e/ou culpa, dificuldade de concentração ou tomada de decisão e ideação suicida[3].

A depressão tem sido investigada tanto em suas formas clínicas e subclínicas em uma variedade de ambientes, incluindo o contexto ocupacional. O estresse desempenha um papel central na etiologia da depressão, como na etiologia do *burnout*[3].

A impossibilidade sustentada de controlar o próprio ambiente e neutralizar ativamente os estressores persistentes é um fator etiológico chave em muitas teorias da depressão. A depressão foi classificada pela Organização Mundial da Saúde como a doença que mais onera no mundo em termos de anos de vida ajustados por incapacidade total entre pessoas na meia-idade[7]. Apesar de suas limitações, a síndrome *burnout* tem ajudado a destacar a ligação entre trabalho e saúde. Indiscutivelmente, o "foco social" da pesquisa de *burnout* ajudou a chamar a atenção dos pesquisadores para os fatores supraindividuais que influenciam a saúde ocupacional (p.ex., fatores organizacionais). Reconhecer a natureza depressiva do fenômeno do *burnout* não implica descuidar de tais fatores ou retroceder nessa questão[9].

A sobreposição de *burnout* e depressão é um fenômeno que pode efetivamente refletir o estado psicológico de um grupo. No entanto, se o *burnout* é um tipo de depressão, ainda é debatido nas pesquisas atuais. Estudo com estudantes de medicina chineses evidenciou que 32,2% dos estudantes pesquisados apresentavam sobreposição de sintomas de *burnout* e depressão[10]. Até onde sabemos, existem poucos estudos sobre a sobreposição entre *burnout* e sintomas depressivos, porém algumas metanálises sugerem uma correlação média de *burnout*/exaustão-depressão de 0,50[11,12]; outras pesquisas indicam que a correlação *burnout*/exaustão-depressão pode atingir 0,70-0,80[13]. Meier e Kim[12] observaram que uma correlação de 0,50 tem sido usada para avançar a visão de que o *burnout* e a depressão não se sobrepõem e outras, em oposição, que o *burnout* e a depressão se sobrepõem, ainda sem um consenso na ciência pela pequena quantidade de estudos. Os coeficientes de correlação devem ser entendidos no contexto. A pesquisa de Wurm et al.[14] fornece um pouco desse contexto. Esses autores obtiveram um correlação *burnout*-depressão de 0,52 em uma amostra de 5.897 médicos, e observaram que, comparado a um quadro quase sem sintomas do grupo de referência, à medida que os sintomas de *burnout* aumentaram gradualmente de níveis leves a moderados a graves a extremamente altos, as chances de proporção de depressão maior aumentaram dramaticamente, de 2,99 para 10,14, progredindo para 46,84 até 92,78.

Embora o *burnout* e a depressão existam em vários ambientes de trabalho, mais estudos na área de saúde são encontrados. Em uma metanálise recente com um grupo de enfermagem com um total de 37 estudos elegíveis, a estimativa combinada mostrou associação positiva entre *burnout* e depressão entre enfermeiros de 0,494[15].

Cabe ressaltar, entretanto, que algumas manifestações dos transtornos depressivos podem não estar presentes naqueles indivíduos que apresentam puramente uma síndrome de *burnout*, visto que o criticismo estaria mais associado aos fatores estressores relacionados ao trabalho do que à autocrítica. Nesses indivíduos, percebe-se que o traço de personalidade mais marcante seria o perfeccionismo, e que este poderia ser um fator precipitante para o desenvolvimento do quadro de exaustão. Em contrapartida, para a depressão, é sugerido que o perfeccionismo não seja um fator de risco, visto que esse traço de personalidade contribui para o evitamento de situações que possam ser consideradas estressoras[16].

As semelhanças e diferenças entre os transtornos também podem ser explicadas, biologicamente, por meio de alterações como a redução do fator neurotrófico derivado do cérebro (BDNF – *brain-derived neurotrophic factor*), tanto em pacientes com depressão, como em pacientes com *burnout*, influenciando negativamente no processo de neuroplasticidade, que parece ser um elemento fulcral da depressão e da consequente hipoativação de circuitos cerebrais correlatos. Além disso, foi demonstrado que em pacientes com depressão há redução da variabilidade da frequência cardíaca, instrumento que avalia a funcionalidade do sistema nervoso autônomo, e que em pacientes com *burnout*, esse resultado depende das medidas de controle do estresse e do tempo de exposição aos fatores estressores[17].

Por essas razões, e em decorrência do estigma que ainda permeia as desordens psiquiátricas, percebe-se predileção pelo diagnóstico de *burnout* em detrimento do transtorno depressivo maior. Dessa forma, no cenário clínico, a anamnese do paciente deprimido deve oferecer pistas sobre a relação etiológica entre o trabalho do indivíduo e seus sintomas depressivos. Com base na anamnese, o profissional pode especificar, se for o caso, um diagnóstico de depressão induzida pelo trabalho. Além disso, é importante realizar os diagnósticos diferenciais, investigando a presença de sinais e sintomas relacionados a ansiedade e abuso de substâncias psicoativas. Caso o local de trabalho do paciente seja identificado como "depressogênico", medidas centradas no trabalho podem ser implementadas para ajudar o indivíduo a se recuperar[18].

TRATAMENTO

A diretriz para o tratamento da depressão do Canadian Network for Mood and Anxiety Treatments[12] define duas fases do tratamento para a depressão: a fase aguda (período de remissão dos sintomas) e a fase de manutenção (prevenção de recaída e recorrência). Recomenda-se que a fase de manutenção do tratamento seja de seis a nove meses após a remissão total dos sintomas. No entanto, se houver fatores de risco para recorrência, o tratamento deve ser continuado por dois anos ou mais. Os fatores de riscos são: episódios recorrentes, episódios graves (psicoses, risco suicida, sintomas graves), cronicidade dos episódios, comorbidades psiquiátricas e/ou clínicas, presença de sintomas residuais e episódios de difícil tratamento[19].

A remissão sintomática já foi o alvo do tratamento da depressão e muitos avanços foram conquistados na área da psicofarmacologia, com os antidepressivos (Tabela 1), além de outras formas de tratamento, como cetamina (antagonista do receptor N-metil-D-aspartato)[20], estimulação transcraniana (EMT)[21], eletroconvulsoterapia (ECT)[22] e a fototerapia. No entanto, estudos importantes como o STAR*D[23], com pacientes nos quais o primeiro antidepressivo prescrito se mostrou inadequado, foram avaliados e chegou-se a dados de que 90% dos pacientes em remissão apresentavam sintomas residuais leves ou moderados[24]. A presença de sintomas residuais aumenta o risco de recaída e encurta o tempo para a recorrência da depressão[25]. Os sintomas residuais mais comuns são aqueles que mais interferem no funcionamento psicossocial e recuperação funcional efetiva, dentre eles alterações de sono, baixa energia, ansiedade, dificuldade de concentração, redução da libido e pessimismo com o futuro.

No tratamento para depressão associada ou não ao *burnout*, o ideal é atingir a remissão total, ou seja, a redução completa dos sintomas e a manutenção nesse nível de melhora do episódio depressivo maior para que o paciente não sofra recidiva logo após a remissão, tampouco recorrência no futuro. Mesmo após melhora completa do quadro depressivo, é importante que a equipe médica se esforce para que o paciente atinja a plena recuperação funcional, ou seja,

TABELA 1 Antidepressivos para tratamento de depressão maior

Agomelatina	Milnacipram
Bupropiona	Mirtazapina
Citalopram	Paroxetina
Desvenlafaxina	Sertralina
Duloxetina	Trazodona
Escitalopram	Venlafaxina
Fluoxetina	Vilazodona
Fluvoxamina	Vortioxetina
Mianserina	Amitriptilina/nortriptilina/outros
Tranilcipromina	Levomilnacipram
Moclobemide	Cetamina

que o paciente retorne ao seu estado anterior de funcionamento psicossocial, profissional e de qualidade de vida (ou fique até melhor), o que é chamado de recuperação funcional[24].

A individualização do tratamento e uma maior rapidez na tomada de decisão por parte do clínico encontram sustentação na literatura e estão alinhadas com as demandas da contemporaneidade. Quanto menor o tempo de sintomas, maiores as chances de se alcançar a recuperação funcional.

CONCLUSÃO

Os principais argumentos teóricos e resultados experimentais convergem para sugerir que a estrutura do *burnout* captura um fenômeno depressivo. Esclarecer o que realmente é o *burnout* importa em termos de parcimônia conceitual, integração teórica, consistência nosológica, eficácia da intervenção e formulação de políticas de saúde pública. Entender o *burnout* como uma condição depressiva é, em nossa estimativa, um passo crítico para o esclarecimento. Estabelecer medidas que promovam bem estar no trabalho e possam lidar melhor com as tensões habituais de sua vida cotidiana e, assim, criar efeitos a montante da prevenção do esgotamento, redução dos sintomas depressivos e até mesmo atenuação do risco de suicídio.

Dessa forma, é essencial para estabelecer um diagnóstico preciso analisar as motivações do comportamento disfuncional e outros processos clinicamente relevantes, como padrões comportamentais, ambiente familiar, acadêmico, profissional e social. Não basta a melhora da tristeza e do ânimo, o tratamento da depressão evoluiu e atualmente busca-se a melhora da qualidade de vida e a recuperação funcional do indivíduo.

REFERÊNCIAS BIBLIOGRÁFICAS

1. Edú-Valsania S, Laguía A, Moriano JA. Burnout: A Review of Theory and Measurement. Int J Environ Res. Public Health. 2022;19:1780.
2. Andreas H, Arnd A, Ulrich V. The Burnout Phenomenon: A Résumé After More Than 15,000 Scientific Publications. Front in Psych, 2020:11.
3. Bianchi R, Schonfeld IS, Laurent E. Burnout-depression overlap: A review. Clin Psychol Rev. 2015;36:28-41.
4. ICD-11 Coding Tool [CID-11 Ferramenta de códigos], 2022. Disponível em: https://icd.who.int/ct11/icd11_mms/en/release dia 11/07/2022.
5. Schaufeli WB, Buunk BP. Burnout: an overview of 25 years of research anf theorizing. In: Schabracq MJ, Winnubst JAM, Cooper CL, editors. The handbook of work and Health Psychology. 2.ed. Chichester: Wiley; 2004. p.383-425.
6. Siedsma M, Emlet L. Physician burnout: can we make a difference together? Crit Care. 2015;19:273.
7. Disease and Injury Incidence and Prevalence Collaborators. Global, regional, and national incidence, prevalence, and years lived with disability for 354 diseases and injuries for 195 countries and territories, 1990-2017: a systematic analysis for the Global Burden of Disease Study 2018. The Lancet. 2018 Nov 10;392(10159):1789-858.
8. Bianchi R, Schonfeld IS, Laurent E. The Trouble with Burnout: An Update on Burnout-Depression Overlap. Am J Psychiatry. 2019;176(1):79.
9. Chiu LYL, Stewart K, Woo C, Yatham LN, Lam R W. The relationship between burnout and depressive symptoms in patients with depressive disorders. J Affect Disord. 2015;172:361-6.
10. Zhou W, Pu J, Zhong X, et al. Overlap of burnout-depression symptoms among Chinese neurology graduate students in a national cross-sectional study. BMC Med Educ. 2021;(83).
11. Koutsimani P, Montgomery A. The relationship between burnout, depression, and anxiety: a systematic review and meta-analysis. Front Psychol. 2019;10:284.
12. Meier ST, Kim S. Meta-regression analyses of relationships between burnout and depression with sampling and measurement methodological moderators. J Occup Health Psychol. 2022 Apr;27(2):195-206.
13. Schonfeld IS, Verkuilen J, Bianchi R. Inquiry into the correlation between burnout and depression. J Occup Health Psychol. 2019;24:603-16.
14. Wurm W, Vogel K, Holl A, Ebner C, Bayer D, Mörkl S, et al. Depression-burnout overlap in physicians. PLoS ONE. 2016;11:e0149913.
15. Chen C, Meier ST. Burnout and depression in nurses: A systematic review and meta-analysis. Int J Nurs Stud. 2021 Dec;124:104099 Erratum in: Int J Nurs Stud. 2022;127:104180.
16. Parker G, Tavella G. Distinguishing burnout from clinical depression: A theoretical differentiation template. J Affect Disord. 2021;281:168-73.
17. Orosz A, Federspiel A, Haisch S, Seeher C, Dierks T, Cattapan K. A biological perspective on differences and similarities between burnout and depression. Neurosci Biobehav Rev. 2017;73:112-22.
18. Oquendo MA, Bernstein CA, Mayer LES. A Key Differential Diagnosis for Physicians Major Depression or Burnout? JAMA Psychiatry. 2019 Nov 1;76(11):1111-2.
19. Kennedy SH, Lam RW, McIntyre RS, Tourjman SV, Bhat V, Blier P, et al. CANMAT Depression Work Group. CANMAT : Clinical Guidelines for the Management of Adults with Major Depressive Disorder: Section 3. Pharmacological Treatments. Can J Psychiatry. 2016;61(9):540-60.
20. Samalin L, Rotharmel M, Mekaoui L, et al. Esketamine nasal spray in patients with treatment resistant depression: the real-world experience in the French cohort early-access programme. [published online Feb 17, 2022]. Int J Psychiatry Clin Pract. 2022 Feb 17;1-11.
21. Burke MJ, Fried PJ, Pascual-Leone A. Transcranial magnetic stimulation: Neurophysiological and clinical applications. The Frontal Lobes. 2019;73-92.

22. Nussbaumer B, Kaminski-Hartenthaler A, Forneris CA, Morgan LC, Sonis JH, Gaynes BN, et al. Light therapy for preventing seasonal affective disorder. Cochrane Database of Systematic Reviews 2015 .
23. Pigott HE. The STAR*D Trial: It Is Time to Reexamine the Clinical Beliefs That Guide the Treatment of Major Depression. Can J Psychiatry 2015;60(1):9-13.
24. Collard RM, Wassink-Vossen S, Schene AH, Naarding P, Verhaak P, Oude Voshaar RC, et al. Symptomatic and functional recovery in depression in later life. Soc Psychiatry Psychiatr Epidemiol. 2018;53(10):1071-9.
25. A descriptive multicentric study of the levante area in spain. 20th World Psychiatric Association, 10-13th March. 2021.

5

Burnout e os transtornos bipolares

Laura Damiani Branco
André Ponsoni
Charles Cotrena

CARACTERIZAÇÃO DOS TRANSTORNOS BIPOLARES

Os transtornos bipolares (TBs) são quadros clínicos caracterizados por alterações patológicas do humor, com prevalência global estimada em 1 a 2,1%[1]. Diversos fatores genéticos e ambientais estão associados a maior risco para desenvolver esses quadros. A herdabilidade dos TBs é de aproximadamente 85%, sendo uma das estimativas mais significativas observadas em psicopatologias. Alguns dos fatores de risco ambientais para esses transtornos incluem abuso físico ou emocional na infância, consumo de cigarro por parte da mãe durante a gravidez, idade paternal avançada e abuso de substâncias[2].

Os TBs, juntamente com os transtornos depressivos, estão entre as condições mais frequentemente diagnosticadas na psiquiatria. Esses quadros possuem várias similaridades, incluindo a proeminência de alterações de humor entre seus sintomas principais e a presença de episódios depressivos maiores como elementos patognomônicos. No entanto, os TBs também possuem diversos elementos únicos que os diferenciam dos transtornos depressivos, e, por esta razão, o Manual Diagnóstico e Estatístico de Transtornos Mentais (DSM-5)[1] passou a dedicar um capítulo específico aos TBs a partir de sua mais recente edição.

Segundo o DSM-5[1], os TBs incluem três categorias diagnósticas principais: o TB tipo I, o TB tipo II e o transtorno ciclotímico. A configuração diagnóstica dos TBs se dá a partir da ocorrência de humor elevado, expansivo ou irritável, caracterizado por episódio de mania ou hipomania, podendo também ocorrer um ou múltiplos episódios depressivos maiores. O episódio maníaco é condição exclusiva para diagnóstico do TB tipo I, ao passo que o TB tipo II pode ser identificado a partir da manifestação de episódios hipomaníacos e episódios depressivos maiores. Já o transtorno ciclotímico é caracterizado pela presença crônica de oscilações de humor, com sintomas de hipomania e depressão que ocasionam sofrimento clínico ou prejuízo funcional significativo, embora os critérios diagnósticos para episódios hipomaníacos ou depressivos não sejam satisfeitos. Ao longo da vida, um indivíduo diagnosticado com transtorno ciclotímico possui chance de 15 a 50% de desenvolver o TB tipo I ou II. Um breve resumo das características desses transtornos pode ser observado na Tabela 1.

TABELA 1 Principais características dos transtornos bipolares descritos pelo Manual Diagnóstico e Estatístico de Transtornos Mentais (DSM-5)[1]

	Transtorno bipolar tipo I	Transtorno bipolar tipo II	Transtorno ciclotímico
Prevalência	0,6%	0,3%	0,4 a 1%
Idade média de início	18 anos	25 anos	Início da vida adulta ou adolescência Em crianças, a idade média é de 6,5 anos
Característica principal	Presença de episódio maníaco	Presença de episódio hipomaníaco e no mínimo um episódio depressivo maior	Sintomas de (hipo) mania e depressão na maior parte do tempo, por no mínimo 2 anos, sem fechar critério para episódio de humor
Curso da doença	Maior frequência de episódios (hipo) maníacos, hospitalizações e sintomas psicóticos	Episódios depressivos maiores mais frequentes e de maior duração Prevalência de 5 a 15% de ciclagem rápida	Oscilações de humor crônicas e frequentes, porém menos extremas do que as observadas no TB tipo I ou II
Comorbidades	Transtornos de ansiedade ocorrem em até 75% dos casos	Transtornos de ansiedade ou uso de substâncias observados em até 60% dos casos	Transtornos relacionados a substâncias e transtorno do sono Em crianças, alta taxa de comorbidade com transtorno de déficit de atenção/ hiperatividade

Altas taxas de comorbidade clínica e psiquiátrica são observadas nos TBs, sendo as mais frequentes os transtornos de ansiedade, por uso de substância, disruptivos, transtorno de déficit de atenção e hiperatividade. Síndromes metabólicas e enxaqueca também são mais frequentes em portadores de TBs do que em indivíduos sem esses transtornos. Ademais, nos TBs o risco de suicídio é cerca de 15 vezes maior quando comparado à população em geral[1].

A morbidade prevalente no curso dos TBs parece ser depressiva, com frequência três vezes maior de ocorrência de sintomas subclínicos de depressão quando comparado ao transtorno depressivo maior[3]. Significativa heterogeneidade é observada no curso da doença, na medida em que uma menor parcela de indivíduos apresenta poucos períodos sintomáticos, enquanto outros têm múltiplos episódios ao longo da vida. Dentre as variáveis que indicam pior curso dos TBs, destacam-se fatores como idade precoce de início do transtorno, período sem receber tratamento adequado, número de hospitalizações e se sintomas psicóticos são observados.

Uma característica marcante nos TBs é o impacto funcional e na qualidade de vida[4], com estimativas indicando que até 70% das pessoas com TBs não retornam a níveis funcionais pré-mórbidos. Dificuldades na funcionalidade são observadas mesmo após a pessoa atingir a eutimia e podem ser compreendidas por fatores cognitivos, clínicos e demográficos. Humor deprimido subsindrômico e prejuízos neurocognitivos são as variáveis que mais significativamente se correlacionam com prejuízos funcionais no TB, embora fatores clínicos como o número de episódios de humor, hospitalizações e histórico de sintomas psicóticos também apresentem associação significativa com a frequência de prejuízos funcionais.

Um modelo recente sobre o impacto funcional nos TBs aponta que a interação entre fatores primários de prejuízos cognitivos (neurodesenvolvimento e carga alostática) e fatores secundários (sintomatologia depressiva subclínica, comorbidades, efeitos colaterais de psicofármacos) geram alterações cognitivas que influenciam negativamente a qualidade de vida e funcionalidade[2].

FUNCIONAMENTO OCUPACIONAL E PREDITORES DE *BURNOUT* NOS TRANSTORNOS BIPOLARES

Prejuízos no funcionamento ocupacional nos transtornos bipolares

Os TBs afetam diversos âmbitos da funcionalidade, resultando em prejuízos nas atividades da vida diária, no convívio familiar, na adesão ao tratamento e nas demais relações interpessoais. Dentre as áreas impactadas pelos TBs, destaca-se o funcionamento ocupacional. Portadores desses transtornos apresentam dificuldades significativas para a inserção e permanência no mercado de trabalho. As taxas de desemprego em portadores de TBs podem chegar a até 60%, dependendo do estudo e da amostra[5]. Além do impacto negativo do desemprego em si, portadores de TBs apresentam outros desfechos negativos associados ao desemprego, como maior probabilidade de viver abaixo da linha da pobreza, apresentar dependência financeira e demonstrar um curso mais grave da doença[6].

Fatores que contribuem para as dificuldades ocupacionais em portadores de TBs incluem a presença de episódios de humor, tanto maníacos quanto depressivos, a ocorrência de prejuízos cognitivos e a alta taxa de comorbidades psiquiátricas. De acordo com alguns estudos, a exposição a níveis elevados de estresse laboral pode inclusive agravar os sintomas de TBs, uma vez que o estresse está implicado na recorrência de episódios de humor[7]. Em contextos laborais flexíveis, em que o indivíduo tenha a possibilidade de solicitar licenças ou modificação nos horários de trabalho, torna-se mais fácil acomodar as necessidades de portadores de TBs. O indivíduo pode, por exemplo, solicitar licenças médicas durante episódios agudos de humor ou reduzir sua carga horária em períodos de ajuste de medicação, quando poderá experienciar efeitos colaterais que interfiram com sua produtividade. Em ambos casos, após a resolução das questões sintomáticas, o indivíduo retomaria suas funções habituais. Infelizmente, poucas ocupações e locais de trabalho possibilitam esse tipo de flexibilidade, de modo que a ocorrência de sintomas ou períodos de instabilidade emocional levam muitos portadores a simplesmente desligar-se de seus empregos.

Embora os prejuízos associados aos TBs sejam exacerbados pela presença de episódios de humor, eles frequentemente permanecem mesmo em períodos de eutimia. Este é o caso, por exemplo, de alguns sintomas de humor e prejuízos cognitivos. Sintomas de humor subclínicos, que constituem uma alteração da linha de base do indivíduo, mas não se manifestam em número ou intensidade suficiente para caracterizar um episódio de humor, são frequentes em portadores de TBs. Já déficits cognitivos, especialmente nas funções executivas, podem persistir após episódios de humor com magnitude similar ao observado durante períodos de depressão ou (hipo)mania[4].

Funções executivas, como a flexibilidade cognitiva, o controle inibitório e a memória de trabalho, são essenciais para o funcionamento laboral, e ao mesmo tempo estão entre as mais afetadas pelos TBs. A flexibilidade cognitiva é essencial para lidar com mudanças de planos ou situações e para alternar entre perspectivas ou estratégias de resolução de problemas. Um administrador que gerencia um time de vendas, por exemplo, pode deparar-se com situações em que um membro de seu time falta ao trabalho ou muda de departamento. Neste caso, o administrador precisará utilizar a flexibilidade cognitiva para reorganizar seu time e distribuir funções de uma forma diferente da anterior. O controle inibitório nos permite evitar comportamentos automáticos ou usuais quando não serão úteis ou recomendáveis. Continuando o exemplo anterior, é possível que o administrador se depare com situações difíceis ao reorganizar seu time, com alguns trabalhadores mostrando-se resistentes à troca de função e pouco colaborativos. Nesses momentos, um administrador firme, com estilo mais assertivo, pode ter de empregar o controle inibitório para evitar conflitos com funcionários, tendo de esperar que os trabalhadores se organizem em suas novas funções em vez de criticá-los ou puni-los. Por fim, a memória de trabalho auxilia na manutenção de informações na memória de curto prazo para que possam ser utilizadas ou manipuladas. Finalizando o exemplo, o administrador terá de utilizar a memória de trabalho para planejar a redistribuição de atividades entre seus funcionários, lembrando das atribuições do funcionário que não está presente, das competências e habilidades dos trabalhadores disponíveis, e tentando encaixá-las da melhor forma possível. A partir dessa ilustração, pode-se observar o quanto a disfunção executiva pode impactar no desempenho laboral. Esse quadro contribui para a permanência de prejuízos funcionais, inclusive ocupacionais, ao longo do tempo no TB. A dissociação entre as alterações no humor e funcionalidade nesse transtorno são representadas pelas curvas na Figura 1.

Preditores de *burnout* no transtorno bipolar

Além do impacto direto dos TBs na empregabilidade, observam-se diversas formas de impacto indireto, através das quais o transtorno dificulta a permanência do indivíduo em um emprego ou local de trabalho. Isto ocorre porque os TBs estão associados a diversos fatores vistos como preditores independentes

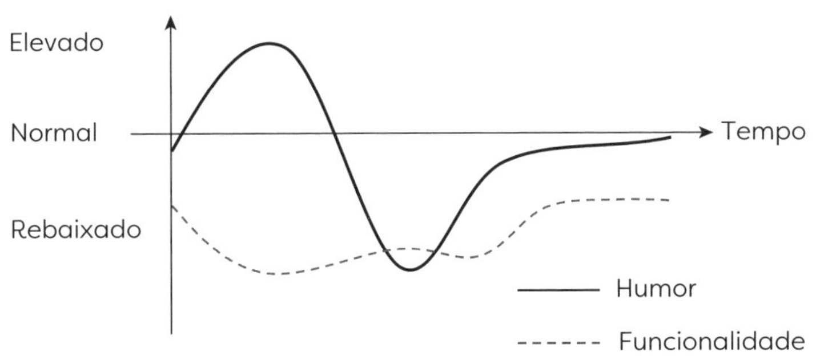

FIGURA 1 Influência dos transtornos bipolares em aspectos individuais, contextuais e de interação com o meio que podem influenciar a ocorrência de *burnout*.

de prejuízo ocupacional, desemprego e *burnout*. O *burnout*, especialmente, vem sido discutido no âmbito dos TBs, pois muitas das características associadas ao transtorno – como dificuldades interpessoais e de regulação emocional, assim como traços de personalidade – também têm sido apontadas como causas ou contribuintes para o *burnout*.

Habilidades interpessoais bem desenvolvidas e a presença de uma rede de apoio sólida têm sido identificados como fatores protetivos importantes contra o *burnout*. No entanto, portadores de TBs frequentemente apresentam prejuízos na funcionalidade interpessoal e cognição social, com déficits significativos em habilidades como a teoria da mente, reconhecimento de emoções e tomada de decisão social[8]. A teoria da mente é essencial para a comunicação, pois permite a formação de inferências sobre as intenções e estados mentais de terceiros. O reconhecimento de emoções, tanto na comunicação verbal quanto na não verbal, é a habilidade de decodificar estados emocionais com base em expressões corporais ou faciais, gestos e movimentos. Tanto a teoria da mente quanto o reconhecimento de emoções servem como base para a tomada de decisão social, que envolve a realização de escolhas em contextos interpessoais. Em ambientes laborais, essas habilidades são cruciais, pois permitem compreender a forma como outros nos veem e como reagem às nossas ações. Se não percebemos manifestações de frustração em um gestor, por exemplo, não saberemos que precisamos modificar nosso comportamento para que sejamos mais bem avaliados. Por outro lado, se não detectamos expressões emocionais positivas que ocorrem em resposta a uma contribuição ou solução proporcionada, perdemos a oportunidade de sentir-nos valorizados e apreciados por nosso trabalho. A sensação de desvalorização e ausência de apreciação no trabalho pode contribuir de forma significativa para o desenvolvimento de *burnout*.

Prejuízos em habilidades sociais como a teoria da mente e tomada de decisão social também exercem efeitos para além do local de trabalho, mas que terminam por impactar os recursos disponíveis para lidar com o estresse e o desgaste laboral. Ao interferir com o funcionamento do indivíduo e com suas relações com terceiros, as dificuldades interpessoais levam a menor engajamento social, laços interpessoais mais frágeis e maior dificuldade em estabelecer e manter uma rede de apoio. De fato, alguns estudos apontam que portadores de TBs apresentam redes sociais menores, assim como níveis mais baixos de satisfação com suas redes e contatos sociais[9]. A ausência desses recursos aumenta a vulnerabilidade de indivíduos com TBs ao *burnout* quando expostos a situações de estresse laboral.

Além das dificuldades interpessoais, portadores de TBs podem apresentar dificuldades de regulação emocional. Estas, por sua vez, também constituem um fator de risco para *burnout* e dificultam o manejo de situações ocupacionais complexas[10]. A regulação emocional é a capacidade de controlar o próprio estado emocional, incluindo a expressão das emoções e a intensidade com que diferentes emoções são percebidas. Estratégias de regulação emocional, como a reavaliação da situação, aceitação das emoções e foco em atributos e experiências positivas, podem auxiliar a reduzir as emoções negativas. Essas estratégias são consideradas adaptativas, pois exercem efeitos positivos no bem-estar a longo prazo. No entanto, os TBs estão associados ao uso de diversas estratégias não adaptativas de regulação emocional, como ruminação, supressão e engajamento em comportamentos impulsivos ou de risco (p.ex., uso de substâncias)[11]. A manutenção da funcionalidade ocupacional muitas vezes requer o uso de habilidades eficazes de regulação emocional para lidar com a frustração ou o desânimo causado pelo estresse laboral. Na ausência dessas habilidades, o indivíduo se torna excessivamente vulnerável a emoções negativas, aumentando seu risco de *burnout*.

Estudos apontam, ainda, uma interação importante entre a regulação emocional e o afeto negativo, outra característica presente em portadores de TBs durante episódios depressivos. O afeto negativo relacionado ao trabalho, ou seja, sensações de ansiedade ou tristeza, podem reduzir a eficácia de estratégias de regulação emocional, aumentando a probabilidade de *burnout*[10]. Esse fenômeno é especialmente presente em empregos com alta carga emocional, que envolvem frequentes interações interpessoais com colegas, supervisores e/ou clientes, e portanto, a necessidade de um esforço constante para manejar e expressar emoções.

Assim como maior chance de apresentar dificuldades interpessoais e de regulação emocional, portadores de TBs apresentam certas características de personalidade que podem aumentar seu risco de *burnout* ao longo da vida. Portadores desse transtorno apresentam níveis elevados de neuroticismo, assim como níveis mais baixos de extroversão[9], conjunção de características que está associada a maiores taxas de *burnout*. O neuroticismo é uma característica de personalidade associada a instabilidade emocional e experiência de emoções negativas, como raiva, ansiedade, tristeza e embaraço. Essa característica contribui para a experiência de afeto negativo em portadores de TBs e pode aumentar a frequência com que esses indivíduos reajam a situações laborais com estados emocionais negativos. Esse padrão causa desgaste ao longo do tempo e aumenta a probabilidade de *burnout*. A baixa extroversão, que leva a redes sociais mais enxutas e menores níveis de interação social, também pode contribuir para a ausência de uma rede de apoio e outros recursos interpessoais que auxiliariam no manejo do estresse laboral de forma adaptativa.

Para além do impacto dos TBs em fatores individuais, faz-se necessário tratar de fatores contextuais por meio dos quais os TBs podem influenciar o *burnout*. Refere-se, neste caso, ao estigma ou preconceito contra as doenças mentais. Estudos apontam que portadores de TBs em episódios depressivos podem ser vistos de forma mais negativa no ambiente de trabalho, descritos como menos produtivos e confiáveis e como tendo maior chance de demissão[6]. De forma interessante, essas perspectivas negativas são relatadas até mesmo por indivíduos com TBs descrevendo colegas que também possuem esse diagnóstico. Hipotetiza-se que o histórico de dificuldades ocupacionais causadas por sintomas de humor leva portadores de TBs a esperar que outros indivíduos com o transtorno também apresentem essas dificuldades, internalizando o preconceito. A presença de autoestigma, juntamente com o preconceito vindo de outros colegas e supervisores, está associada a redução na autoestima, sensação de isolamento no trabalho, perda de oportunidades para o avanço da carreira e até a perda do emprego.

Além das características individuais e sintomatológicas compartilhadas pelos TBs e *burnout,* estudos recentes sugerem que as duas condições possam apresentar similaridades na sua etiologia biológica. Esses estudos apontam que alterações no ciclo circadiano e em níveis de *brain-derived neurotrophic factor* (BDNF), ambas implicadas na ocorrência dos TBs, também estão ligadas à incidência de *burnout.* O BDNF é expressado em várias regiões do sistema nervoso central (SNC) e desempenha um papel importante no desenvolvimento, regeneração, sobrevivência e manutenção de funções neurais. Alterações nos níveis e genes do BDNF têm sido implicadas na ocorrência de diversos quadros psiquiátricos. Recentemente, estudos têm identificado um possível papel do BDNF na forma como o indivíduo maneja o estresse laboral, podendo influenciar a ocorrência de *burnout* em situações estressantes[12]. Já as alterações no ciclo circadiano são frequentes nos TBs, inclusive agindo como possíveis preditoras do início da

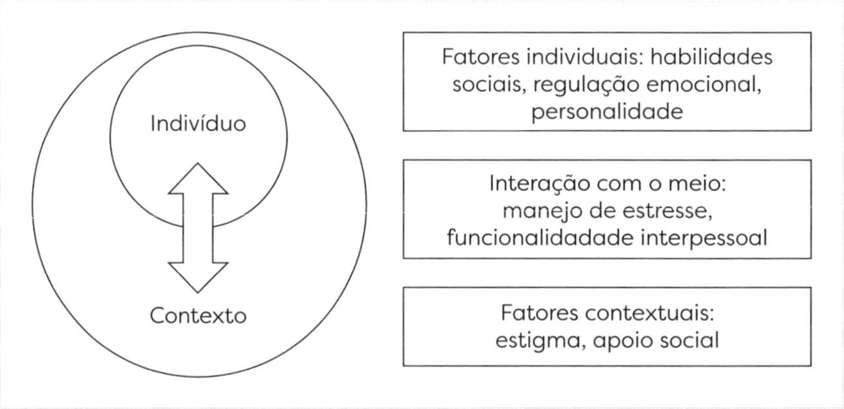

FIGURA 2 A influência dos transtornos bipolares em aspectos individuais, contextuais e de interação com o meio que podem causar a ocorrência de *burnout*.

doença e recorrência de episódios. Durante episódios maníacos, há redução significativa da necessidade de sono, enquanto episódios depressivos são associados a hipersonia. Mesmo em períodos de eutimia, portadores de TBs apresentam anormalidades na secreção de melatonina e em seus ritmos biológicos. Ao mesmo tempo, alterações circadianas são frequentemente citadas como consequência da ativação do eixo hipotalâmico-pituitário-adrenal e aumento de estresse fisiológico, fatores associados à ocorrência de *burnout*. Embora incipientes, os estudos citados reforçam a associação entre os TBs e *burnout*, apontando que intervenções direcionadas à regularização dos ciclos circadianos possam auxiliar no tratamento dos dois transtornos. Esta hipótese carece de investigação científica, mas aponta uma importante via para pesquisas futuras e demonstra a necessidade de avaliação e tratamento de alterações circadianas no manejo clínico de portadores de TBs.

INTERVENÇÕES PARA *BURNOUT* NO CONTEXTO DOS TRANSTORNOS BIPOLARES

A literatura acerca de intervenções para *burnout* em portadores de TBs é escassa. Não há, até a presente data, protocolos específicos para prevenção ou tratamento do *burnout* no TB, e muitos estudos que avaliam a eficácia de intervenções para *burnout* terminam por excluir participantes com transtornos mentais por questões metodológicas. No entanto, conforme discutido anteriormente, a ocorrência de *burnout* em portadores de TBs está associada a uma conjunção de fatores que não são exclusivos aos TBs, pois ocorrem como preditores de *burnout* em diversas populações. Dessa forma, mesmo na ausência de intervenções específicas para essa população, acredita-se que muitos dos tratamentos existentes para *burnout* que abordem fatores como a regulação emocional, habilidades interpessoais e manejo de estresse possam beneficiar indivíduos com TBs em risco para *burnout*.

A sobreposição entre os fatores de risco para o *burnout* nos TBs discutidos neste capítulo e os temas abordados por intervenções existentes podem ser claramente observados no trabalho de Petrie et al.[13] Esses autores investigaram, por meio de uma revisão sistemática da literatura, a eficácia de tratamentos para a redução de sintomas depressivos, ansiosos, ideação suicida e também o grau de estresse em médicos, uma das profissões mais afetada por *burnout* no mundo. Os autores identificaram oito estudos, contando com uma amostra total de 1.023 pessoas, todos com abordagens individuais. Destes, cinco adotaram abordagens de *mindfulness* ou terapia cognitivo-comportamental, com duração de 4 a 10 semanas. As intervenções foram eficazes para reduzir o grau de estresse e parte dos sintomas de depressão e ansiedade. Como citado anteriormente, essas emoções representam formas de afeto negativo, fator que contribui de forma importante para a ocorrência de *burnout* nos TBs. Dessa forma, intervenções como as identificadas por Petrie et al. podem ser eficazes para auxiliar portadores de TBs a manejar fatores afetivos no contexto laboral.

Diante da complexidade do quadro de *burnout* e sua natureza multifatorial (interação de fatores genéticos, estressores ambientais e formas desadaptativas de lidar com eventos), o tratamento desse quadro deve envolver tanto abordagens individuais quanto organizacionais[14,15]. Intervenções em nível individual possuem enfoque em aspectos como personalidade, habilidades e competências do paciente em si, aprimorando sua capacidade de lidar com situações laborais adversas. Já intervenções organizacionais devem buscar alterar o próprio ambiente organizacional, de modo a reduzir os níveis de estresse aos quais os trabalhadores estão expostos. Dada a diferença no enfoque e método de cada tipo de intervenção, ao longo das próximas seções, essas modalidades serão discutidas separadamente.

No que tange às intervenções discutidas, no entanto, repete-se a ressalva realizada por Wiederhold et al. (2018) e Zhang et al. (2020)[16], que investigaram, por meio de revisões sistemáticas da literatura, a eficácia de diferentes abordagens para *burnout* em profissionais da saúde. Os autores destacam que vários estudos realizados para abordagens individuais e organizacionais não têm qualidade adequada devido à ausência de grupo controle ou pacientes não randomizados, e risco de viés na análise dos resultados. Dessa forma, embora estudos existentes forneçam subsídios importantes para profissionais da saúde no manejo do *burnout* em pacientes com ou sem TBs, há necessidade de estudos utilizando metodologias mais rigorosas na avaliação de intervenções para *burnout* nessas populações.

Abordagens individuais

As intervenções individuais são indicadas para melhorar a competência no trabalho e para desenvolver habilidades para lidar com situações estressoras. Podem ter métodos diversos no que tange ao foco da intervenção, assim como o número e formato de sessões. Dependendo da intervenção proposta, encontros podem ser realizados tanto *online* quanto de forma presencial, e podem incluir tanto sessõs individuais quanto encontros em grupo.

A habilidade individual mais investigada nesse contexto é a regulação emocional, normalmente abordada por meio de psicoeducação, *mindfulness* ou terapia cognitivo-comportamental com ênfase em programas para manejo do estresse. A duração desses tratamentos varia em média entre 5 e 12 semanas. Por exemplo, uma intervenção de *mindfulness* em grupo foi realizada com uma sessão de uma hora por semana, ao longo de 12 semanas; outra pesquisa abordou o manejo do estresse com tempo total de 15 horas ao longo de 5 semanas; outro estudo avaliou o treinamento de habilidades sociais ao longo de 30 horas e manejo do estresse por 10 horas. Apesar de essas estratégias parecerem eficazes na redução do *burnout*, discute-se o tamanho de efeito limitado quando utilizadas como único método de intervenção[17]. Dada a grande variedade de fatores individuais que podem contribuir para a desregulação emocional no contexto do *burnout* e TB, é possível que a complementação dessas intervenções com módulos direcionados a cognição e resolução de problemas sociais, por exemplo, produza benefícios mais significativos.

Alguns estudos discutem o efeito de mudanças no estilo de vida, com promoção de alimentação adequada e prática de exercícios físicos. Por exemplo, Weight et al. (2013) avaliaram em 245 médicos a eficácia de um programa de atividade física ao longo de 12 semanas para redução de *burnout* e melhora da qualidade de vida. Apesar de os níveis de *burnout* serem menores nos indivíduos que realizaram atividade física quando comparados aos que não se engajaram, essa diferença não foi estatisticamente significativa.

Características de personalidade frequentemente observadas nos TBs também têm sido identificadas como fatores de vulnerabilidade para o desenvolvimento de *burnout*. Dentre essas características, destacam-se traços de personalidade, como altos graus de neuroticismo, introversão, afetividade negativa e baixa amabilidade[13]. Estes podem influenciar comportamentos e reações emocionais no trabalho, assim como a forma de lidar com problemas ou eventos estressores. A combinação de neuroticismo, introversão e baixa abertura a experiência é observada em diversos transtornos mentais e tem sido foco de alguns estudos fora do contexto de *burnout*. Achados preliminares sugerem que a psicoterapia cognitivo-comportamental pode ocasionar mudanças nesses traços de personalidade. Dessa forma, aponta-se a psicoterapia com foco em traços de personalidade não adaptativos como potencial ferramenta de tratamento para o *burnout* nos TBs.

O tipo de intervenção a ser utilizada deve ser considerado conforme a gravidade dos sintomas[14]. Para prevenção ou presença de sintomas leves, recomenda-se como abordagem individual a mudança de hábitos de vida e equilibrar o tempo de trabalho com atividades de lazer ou de interesse do indivíduo. Podem incluir fatores como retomar relacionamentos e passar mais tempo com pessoas importantes (familiares, amigos), encontrar significado e realização no trabalho conforme os valores da pessoa, cuidados com o ciclo circadiano, entre outros.

Abordagens organizacionais

Intervenções organizacionais tem por objetivo mitigar as causas de estresse laboral por meio da reorganização do ambiente de trabalho. Diante disso, esse método pode ser considerado uma abordagem preventiva caso implementado antes da ocorrência de *burnout* em determinado local. Ao mesmo tempo, esses métodos podem ser benéficos mesmo para indivíduos já diagnosticados com *burnout*, pois tornam as situações ocupacionais mais manejáveis e reduzem as chances de piora devido à permanência de altos níveis de estresse[16].

Diversas características do ambiente de trabalho podem contribuir para a ocorrência de *burnout*. Estas incluem alta demanda de tarefas, pressão de tempo, falta de organização no trabalho, instruções pouco claras sobre atividades a serem realizadas, falta de suporte social, pior qualidade de interações sociais no ambiente de trabalho e baixa autonomia para decidir sobre objetivos[14,15]. Observa-se que, no contexto dos TBs, algumas dessas características podem ser especialmente problemáticas devido aos déficits cognitivos e funcionais associados ao transtorno. O manejo de situações com alta demanda de tarefas, pressão de tempo e falta de organização, por exemplo, necessita de habilidades cognitivas complexas para realizar o planejamento da rotina e atualização de objetivos conforme mudanças nas demandas externas. As funções executivas, habilidades cruciais para esse tipo de atividade, frequentemente estão prejudicadas nos TBs[4]. Portanto, indivíduos com esse diagnóstico podem apresentar problemas especialmente graves para lidar com essas situações, beneficiando-se ainda mais de intervenções organizacionais que modifiquem o ambiente de trabalho.

Estratégias que abordem fatores externos de vulnerabilidade, como a reestruturação de tarefas ou aumento da tomada de decisão por parte do indivíduo, também podem ser consideradas. A reestruturação de tarefas para que sejam compatíveis com o nível de funcionalidade do portador de TB, levando em conta a presença de sintomas subclínicos ou outras alterações temporárias ou persistentes, pode ser essencial para garantir a permanência e produtividade desses indivíduos no ambiente de trabalho. Ainda, a autonomia na tomada de decisões pode contribuir para a sensação de controle e redução da exaustão percebida[16].

Intervenções direcionadas ao fortalecimento de vínculos no ambiente laboral também podem ser de grande utilidade para portadores de TBs. Como anteriormente citado, devido a características individuais e déficits em habilidades interpessoais, esses indivíduos podem apresentar dificuldade no estabelecimento de redes de apoio. Dessa forma, intervenções em nível ocupacional podem auxiliar a suprir essa lacuna, por meio de iniciativas como grupos de apoio mútuo, melhora da comunicação entre funcionários e ênfase na qualidade de vida pela cultura do local[16].

Em relação à eficácia para o tratamento do *burnout*, uma recente metanálise observou que os métodos organizacionais tiveram maior efeito na redução do *burnout* quando comparados a intervenções individuais[17]. Destaca-se que a maior parte das abordagens organizacionais avaliadas nesse estudo fizeram mudanças simples, como a redução da carga horária ou alterações no cronograma de atividades. Esses resultados são encorajadores, pois demonstram que o ajuste de indivíduos com TBs ao ambiente laboral pode ser melhorado sem a necessidade de intervenções custosas, prolongadas ou complexas.

▶ CONSIDERAÇÕES SOBRE *BURNOUT* EM CUIDADORES E FAMILIARES

Ao abordar o *burnout* no âmbito do TB, é importante expandir essa discussão aos cuidadores e familiares de portadores desses transtornos. Embora o foco principal deste capítulo seja a incidência de *burnout* nos próprios portadores do transtorno, é importante frisar que os cuidadores e familiares desses indivíduos também apresentam taxas elevadas de sobrecarga emocional[18]. Pacientes com prejuízos funcionais graves, que se tornam incapazes de administrar sua rotina, medicações e demais atividades de vida, podem passar a depender de cuidadores formais ou informais, na forma de familiares que vivem com o paciente e o auxiliam a gerir suas responsabilidades. Esses cuidadores podem então passar a sofrer de algum nível de sobrecarga associado ao seu papel.

A sobrecarga do cuidador inclui diversos componentes objetivos e subjetivos, que vão desde as dificuldades para lidar com situações tangíveis, como um paciente com comportamento disruptivo, até o manejo das próprias emoções do cuidador, como tristeza e frustração. Com a passagem do tempo, o nível de sobrecarga pode elevar-se, resultando em *burnout* para o cuidador ou familiar. No caso do TB, há ainda um agravante na forma do curso da doença, que é episódica, imprevisível e suscetível a recaídas. Esse padrão pode causar ainda mais desgaste ao cuidador e aumentar sua vulnerabilidade ao *burnout*.

Muitas intervenções têm sido desenvolvidas para fornecer apoio aos cuidadores de portadores de TBs e outras doenças mentais graves. A redução da sobrecarga é um dos objetivos principais dessas intervenções. No entanto, de acordo com recente metanálise, a forma de intervenção mais frequentemente utilizada por esses estudos é a psicoeducação[19]. Apesar de levar a reduções significativas de sobrecarga, alguns estudos apontam que a psicoeducação por si só é menos eficaz do que quando utilizada em conjunção com outras intervenções[20]. Dessa forma, enfatiza-se a necessidade de mais estudos e abordagens direcionadas a cuidadores que tratem diretamente de fatores protetivos e de risco para *burnout*. Recomenda-se, ainda, que profissionais da saúde auxiliando pacientes com TBs atentem aos seus cuidadores para avaliar o risco de *burnout* e implementar intervenções preventivas e curativas se necessário.

CONCLUSÕES

O TB está associado a prejuízos significativos no funcionamento ocupacional que persistem mesmo na ausência de sintomas clínicos. Esses prejuízos estão associados a déficits cognitivos, afetividade negativa, dificuldades na regulação emocional e traços de personalidade desadaptativos, entre outros fatores. Essas características, juntamente com outros prejuízos associados aos TBs, podem aumentar a probabilidade do desenvolvimento de *burnout* quando há exposição a estresse laboral. Intervenções direcionadas ao manejo e regulação emocional, funcionamento interpessoal e traços de personalidade podem auxiliar indivíduos com TB a evitar ou reduzir sintomas de *burnout*. Além de intervenções individuais, medidas organizacionais que envolvam a reorganização de tarefas, modificação do ambiente e incentivo a formação de redes de apoio também podem ser benéficas.

REFERÊNCIAS BIBLIOGRÁFICAS

1. American Psychiatric Association. DSM-V. American Journal of Psychiatry. 2013; 20(31):32:87-8; 100-4; 155-5.
2. Vieta E, Berk M, Schulze TG, Carvalho AF, Suppes T, Calabrese JR, et al. Bipolar disorders. Nat Rev Dis Prim [Internet]. 2018 Jun 8;4(1):18008. Disponível em: http://www.nature.com/articles/nrdp20188. Acesso 12 de agosto de 2022.
3. Judd LL, Schettler PJ, Akiskal HS, Maser J, Coryell W, Solomon D, et al. Long-term symptomatic status of bipolar I vs. bipolar II disorders. Int J Neuropsychopharmacol. 2003;6(2):127-37.
4. Cotrena C, Branco LD, Kochhann R, Shansis FM, Fonseca RP. Quality of life, functioning and cognition in bipolar disorder and major depression: A latent profile analysis. Psychiatry Res [Internet]. 2016 Jul;241:289-96. Disponível em: http://linkinghub.elsevier.com/retrieve/pii/S0165178115305795. Acesso 12 de agosto de 2022.
5. Filia KM, Cotton SM, Watson AE, Jayasinghe A, Kerr M, Fitzgerald PB. Understanding the Barriers and Facilitators to Employment for People with Bipolar Disorder. Psychiatr Q [Internet]. 2021 Dec 7;92(4):1565-79. Disponível em: https://link.springer.com/10.1007/s11126-021-09931-w. Acesso 12 de agosto de 2022.
6. O'Donnell LA, Szechy KA, Loree AM. Public attitudes towards individuals with bipolar disorder in the workplace. Soc Work Ment Health [Internet]. 2021 Sep 3;19(5):440-56. Disponível em: https://www.tandfonline.com/doi/full/10.1080/15332985.2021.1947438. Acesso 12 de agosto de 2022.
7. Lex C, Bäzner E, Meyer TD. Does stress play a significant role in bipolar disorder? A meta-analysis. J Affect Disord. 2017;208:298-308.
8. Gillissie ES, Lui LMW, Ceban F, Miskowiak K, Gok S, Cao B, et al. Deficits of social cognition in bipolar disorder: Systematic review and meta-analysis. Bipolar Disord [Internet]. 2022 Mar 8;24(2):137-48. Disponível em: https://onlinelibrary.wiley.com/doi/10.1111/bdi.13163. Acesso 12 de agosto de 2022.
9. Serravalle L, Iacono V, Hodgins S, Ellenbogen MA. A comprehensive assessment of personality traits and psychosocial functioning in parents with bipolar disorder and their intimate partners. Int J Bipolar Disord [Internet]. 2020 Dec 10;8(1):8. Disponível em: https://journalbipolardisorders.springeropen.com/articles/10.1186/s40345-019-0172-x. Acesso 12 de agosto de 2022.

10. Zhao JL, Li XH, Shields J. Managing job burnout: The effects of emotion-regulation ability, emotional labor, and positive and negative affect at work. Int J Stress Manag. 2019;26(3):315-20.
11. Dodd A, Lockwood E, Mansell W, Palmier-Claus J. Emotion regulation strategies in bipolar disorder: A systematic and critical review. J Affect Disord. 2019;246:262-84.
12. He S-C, Wu S, Wang C, Wang D-M, Wang J, Xu H, et al. Interaction between job stress, serum BDNF level and the BDNF rs2049046 polymorphism in job burnout. J Affect Disord [Internet]. 2020 Apr;266:671-7. Disponível em: https://linkinghub.elsevier.com/retrieve/pii/S0165032719325388. Acesso 12 de agosto de 2022.
13. Petrie K, Crawford J, Baker STE, Dean K, Robinson J, Veness BG, et al. Interventions to reduce symptoms of common mental disorders and suicidal ideation in physicians: a systematic review and meta-analysis. The Lancet Psychiatry. 2019;6(3):225-34.
14. De Hert S. Burnout in healthcare workers: Prevalence, impact and preventative strategies. Local Reg Anesth. 2020;13:171-83.
15. Wiederhold BK, Cipresso P, Pizzioli D, Wiederhold M, Riva G. Intervention for physician burnout: A systematic review. Open Med. 2018;13(1):253-63.
16. Zhang XJ, Song Y, Jiang T, Ding N, Shi TY. Interventions to reduce burnout of physicians and nurses An overview of systematic reviews and meta-analyses. Med (United States). 2020;99(26).
17. Panagioti M, Panagopoulou E, Bower P, Lewith G, Kontopantelis E, Chew-Graham C, et al. Controlled interventions to reduce burnout in physicians a systematic review and meta-analysis. JAMA Intern Med. 2017;177(2):195-205.
18. Gania AM, Kaur H, Grover S, Khan AW, Suhaff A, Baidya K, et al. Caregiver burden in the families of the patients suffering from bipolar affective disorder. Br J Med Pract. 2019;12(1).
19. Baruch E, Pistrang N, Barker C. Psychological interventions for caregivers of people with bipolar disorder: A systematic review and meta-analysis. J Affect Disord. 2018;236:187-98.
20. Cheng S-T, Au A, Losada A, Thompson LW, Gallagher-Thompson D. Psychological Interventions for Dementia Caregivers: What We Have Achieved, What We Have Learned. Curr Psychiatry Rep [Internet]. 2019 Jul 6;21(7):59. Disponível em: http://link.springer.com/10.1007/s11920-019-1045-9. Acesso 12 de agosto de 2022.

6

Burnout e transtornos de ansiedade

Marcos Gebara

INTRODUÇÃO

A ansiedade é um fenômeno inato que, a princípio, garantiu a sobrevivência da espécie, mas que também subjaz a diversas condições psicopatológicas. Em função disso, diversas teorias foram formuladas.

Os transtornos de ansiedade infligem alta morbidade. São transtornos mentais relacionados, porém distintos. Dividem-se em transtorno de pânico, agorafobia, fobia específica, transtorno de ansiedade social e transtorno de ansiedade generalizada[1].

São estes os que melhor demonstram a interação entre a genética e o ambiente em sua eclosão. Não se pode negar a importância dos genes na predisposição à ansiedade patológica, mas fica evidente que poderosos fatores estressores ambientais são determinantes para a eclosão da doença. É necessário que diversas oportunidades ambientais se aliem às fragilidades genotípicas para que os comportamentos anormais venham a ocorrer. A doença, enquanto fenótipo, será a soma da expressão dos múltiplos endofenótipos anormais com os fatores estressores ambientais. Um genótipo mais privilegiado resiste a poderosos estressores ambientais, enquanto um genótipo mais debilitado sucumbe a estressores mais fracos. É um verdadeiro "cabo de guerra". De um lado o genótipo, de outro o ambiente. A resiliência da economia psíquica aos estressores vai depender da presença de sistemas compensatórios que possam absorver o impacto e propiciar a continuidade do funcionamento normal[2].

Qualquer pessoa experimenta ansiedade. Ela é caracterizada por uma desagradável sensação difusa de apreensão, acompanhada por sintomas autonômicos, como cefaleia, taquicardia, dispneia, opressão precordial, desconforto gastrointestinal, tremores, parestesias e inquietação.

A ansiedade é um sinal de alerta contra uma ameaça. Prepara o indivíduo para agir contra ela, mesmo que seja desconhecida, vaga, interna e conflituosa. Pode então ser diferenciada do medo, que, geralmente, é uma resposta a uma ameaça conhecida, externa, definida ou não conflituosa. Na impossibilidade de o indivíduo lidar adequadamente com a ansiedade, ela se torna, com o tempo, crônica[1].

A experiência da ansiedade envolve a percepção das sensações fisiológicas e a percepção da sensação psíquica de apreensão. Além dos sintomas corporais, a ansiedade afeta o pensamento, a percepção, a memória e o aprendizado. Propicia distorções cognitivas, abrangendo tempo, espaço, pessoas e significado dos acontecimentos. Os indivíduos criam um ciclo vicioso, no qual a ansiedade é aumentada pelas percepções distorcidas[1].

Em níveis normais, ansiedade e medo são sinais de alerta contra ameaças externas ou internas. A ansiedade é uma resposta normal e adaptativa que tem qualidades "salva-vidas" e adverte sobre dano corporal, dor, impotência, possível punição, frustração, separação, insucesso ou perda da integridade. Ela compele o indivíduo a tomar atitudes no sentido de evitar a ameaça ou reduzir suas consequências. Essa preparação é acompanhada por aumento da atividade somática e autonômica controlada pela interação dos sistemas nervosos simpático e parassimpático. Dessa forma, a ansiedade previne prejuízo ao alertar o indivíduo contra o perigo[1].

Estudos epidemiológicos mostram que os transtornos de ansiedade constituem o grupo mais comum de doenças psiquiátricas. O National Comorbidity Study relatou que 1 em cada 4 pessoas satisfaz o critério diagnóstico para pelo menos um transtorno de ansiedade e que há uma taxa de prevalência em 12 meses de 17,7%. As mulheres, com prevalência durante a vida de 30,5%, têm mais probabilidade de ter um transtorno de ansiedade do que os homens, com prevalência durante a vida de 19,2%. As camadas de *status* socioeconômico superior tendem a ter prevalência menor[1].

Se um evento é ou não vivenciado como estressante dependerá das defesas psicológicas e dos mecanismos de enfrentamento da pessoa (resiliência). Uma pessoa cujo ego esteja íntegro, funcionando de maneira apropriada, está em equilíbrio adaptativo tanto com o mundo externo como com o interno[2].

A hiperativação do sistema nervoso autônomo causa sintomas cardiovasculares, musculares, gastrointestinais e respiratórios, devidos ao tônus simpático aumentado, respondendo de maneira excessiva a estímulos fracos ou moderados[1].

Os três principais neurotransmissores associados à ansiedade são a norepinefrina (NE), a serotonina e o ácido gama-aminobutírico (GABA). Os sintomas crônicos vivenciados por pacientes com transtorno de ansiedade, como pânico, insônia, sobressalto e hiperexcitação autonômica, são característicos de aumento ou desregulação da função noradrenérgica, com surtos ocasionais de atividade. Os neurônios noradrenérgicos partem do *locus coeruleus* na ponte rostral e projetam-se para o córtex cerebral, sistema límbico, tronco cerebral e medula espinhal. Experimentos em primatas demonstraram que a estimulação do *locus coeruleus* produz uma resposta de medo e que sua ablação inibe ou bloqueia completamente a capacidade dos animais de ter a mesma resposta. Estudos em humanos demonstraram que, em padecentes de transtorno de pânico, os agonistas dos receptores alfa-adrenérgicos (isoproterenol) e os antagonistas dos receptores alfa 2 adrenérgicos (ioimbina) podem provocar ataques de pânico frequentes e graves. De forma inversa, a clonidina, um agonista dos receptores alfa 2, reduz os sintomas de ansiedade. Pacientes com transtornos de ansiedade, particularmente transtorno de pânico, apresentam níveis elevados do metabólito noradrenérgico 3-metóxi-4-hidroxifenilglicol (MHPG) no líquido cefalorraquidiano (LCR) e na urina[1].

O estresse aumenta a síntese e a liberação de cortisol. O cortisol serve para mobilizar e reabastecer os estoques de energia e contribui para aumentar o alerta, a vigilância, a atenção focada e a formação de memória, além de interferir na resposta imunológica. A secreção excessiva e contínua desse hormônio pode ter efeitos adversos graves, entre eles hipertensão, osteoporose, imunossupressão, resistência à insulina, dislipidemia, distúrbios de coagulação e, por fim, aterosclerose e doença cardiovascular. Hiperativação do eixo HPA foi bem demonstrada nos transtornos de ansiedade[3].

O estresse agudo está relacionado com o aumento no *turnover* de 5-hidroxitriptamina (5-HT) no córtex pré-frontal, no *nucleus accumbens*, na amígdala e no hipotálamo lateral. Os antidepressivos serotonérgicos têm efeitos terapêuticos nos transtornos de ansiedade. A eficácia da buspirona, um agonista dos receptores 5-HT1A, no tratamento dos transtornos de ansiedade também sugere a possibilidade de uma associação entre serotonina e ansiedade. Os corpos celulares da maioria dos neurônios serotonérgicos estão localizados nos núcleos da rafe do tronco cerebral rostral e se projetam para o córtex cerebral, o sistema límbico (em especial para a amígdala e o hipocampo) e o hipotálamo. Vários relatos indicam que a meta-clorofenilpiperazina (mCPP), uma droga com efeitos serotonérgicos e noradrenérgicos múltiplos, e a fenfluramina, serotonérgica, prováveis agonistas 5HT2A, provocam piora em pacientes com transtornos de ansiedade e muitos relatos empíricos indicam que alucinógenos estimulantes serotonérgicos, como a dietilamida do ácido lisérgico (LSD) e a 3,4-metileno-dioximetanfetamina (MDMA), estão associados com a eclosão tanto de ansiedade aguda quanto crônica em indivíduos que utilizam essas drogas[3].

O estresse crônico, com elevados níveis de cortisol, através da metilação do DNA, impede a expressão de genes necessários para a produção de BDNF (fator neurotrófico derivado do cérebro), VEGF (fator de crescimento vasculoendotelial) e NGF (fator de crescimento de nervos), facilitando a ação de interleucinas e citocinas pró-inflamatórias, dificultando, assim, a neurogênese, migração, sinaptogênese, seleção e sequenciamento dos neurônios, resultando em inervação confusa e errônea que vai influenciar negativamente o funcionamento cerebral doravante. No organismo adulto, o estresse crônico, via cortisol, inibe os mecanismos regulatórios de *biofeedback*, levando à hiperatividade do eixo HPA, inflamação e atrofia cerebral[2].

O CRH produzido pelo hipotálamo estimula a secreção de ACTH (hormônio adrenocorticotrófico) pelo lobo anterior da hipófise que, por sua vez, vai provocar a estimulação dos córtices das glândulas suprarrenais e a subsequente liberação de glicocorticoides com hipercortisolemia excessiva e contínua (por dessensibilização dos receptores GR), perpetuando o "ciclo vicioso" e acarretando "esgotamento" do *locus coeruleus*[3].

Citocinas pró-inflamatórias ativam o eixo HPA e prejudicam a neurotransmissão noradrenérgica e serotonérgica, propiciando sintomas[3].

Os receptores 5-HT1A são inibidos pelos esteroides adrenais no hipocampo. Os receptores 5-HT2A são estimulados pelo estresse crônico[3].

Um "bombardeio excessivo" de glicocorticoides dessensibiliza seus receptores centrais, o que justifica as alterações imunes encontradiças. Ao mesmo tempo, os hormônios glicocorticoides diminuem a noradrenalina no *locus coeruleus*, intrincando o estresse crônico com transtornos ansiosos[3].

As citocinas pró-inflamatórias prejudicam a síntese de proteínas pela diminuição do triptofano disponível. Ativam a enzima indolamina-2,3-dioxigenase (IDO), que converte o triptofano em quinurenina e ácido quinolínico, neurodegenerativo e pró-apoptótico. O ácido quinolínico é um agonista de receptores NMDA, o que prejudica o *feedback* negativo de glicocorticoides, causando atrofia hipocampal e perda de receptores glicocorticoides[4].

Em padecentes de doenças ansiosas crônicas se observa aumento das citocinas pró-inflamatórias, ativação da IDO, diminuição de serotonina e aumento do glutamato no estriado e córtex[4].

A neuroprogressão degenerativa é processo importante no entendimento da fisiopatologia. Inclui a hiperativação do eixo HPA, o aumento de citocinas pró-inflamatórias (PICs) e *cell mediated imune cytokines*, aumento da enzima IDO, aumento dos catabólitos tóxicos do triptofano (TRYCATS), queda acentuada de fatores aintioxidantes e citocinas anti-inflamatórias (AICs), excitotoxicidade glutamatérgica, estresse oxidativo e nitrosativo, baixa das funções mitocondriais com queda de energia, ativação de caspases e produção de radicais livres do tipo *reactive oxygen species* (ROS). Dessa forma, há prejuízo da transcrição gênica, da transdução de sinais intracelulares e a consequente disfunção do DNA na síntese proteica, com diminuição e atrofia dos neuritos e apoptose neuronal[4].

O papel do GABA nos transtornos de ansiedade é respaldado pela eficácia incontestável dos benzodiazepínicos, que aumentam sua atividade no receptor tipo A de GABA, no tratamento de alguns tipos de transtornos de ansiedade. Os benzodiazepínicos de baixa potência são mais eficazes para os sintomas de transtorno de ansiedade generalizada, enquanto os de alta potência são eficazes no tratamento do transtorno de pânico. Sintomas dos transtornos de ansiedade são induzidos quando se administra um agonista inverso dos benzodiazepínicos, o BCCE. Um antagonista dos benzodiazepínicos, o flumazenil, causa ataques de pânico frequentes e graves em pacientes com o transtorno[1].

Poucos estudos de neuroimagem encontraram dados substanciais nos transtornos de ansiedade, excetuando alguns estudos de imagens cerebrais funcionais como a RMf (ressonância magnética cerebral funcional com espectroscopia de prótons, mapa de perfusão, imagem por tensor de difusão), o PET (tomografia por emissão de pósitrons), o SPECT (tomografia por emissão de fóton único) e a eletrencefalografia computadorizada com mapeamento cerebral. Vários estudos implicaram o núcleo caudado na fisiopatologia do TOC. De modo geral, os estudos encontraram atividade aumentada na amígdala. O hipocampo é suscetível à neurotoxicidade induzida por estresse. É modulador do humor e essencial à formação de novas memórias. O mais frequente é a sua redução de volume[5].

Há evidência sólida de que componentes genéticos contribuem para o desenvolvimento dos transtornos de ansiedade. A hereditariedade tem sido reconhecida como fator predisponente. Metade dos pacientes com transtorno de pânico têm, no mínimo, um parente afetado. As taxas para outros transtornos de ansiedade, embora não tão elevadas, também indicam frequência mais alta da doença em parentes de primeiro grau de pacientes afetados em comparação com parentes de controles sadios. Os dados de registros de gêmeos também apoiam a hipótese de que essa condição seja influenciada geneticamente. Existe clara ligação entre a genética e os transtornos de ansiedade, sempre poligênica e multifatorial. As pesquisas apontam para uma variante polimórfica do gene para o transportador de serotonina (5HTT), que é o alvo de ação de muitos medicamentos serotonérgicos. Pessoas com essa variante produzem menos transportador e têm níveis mais altos de ansiedade[6].

O *locus coeruleus* e os núcleos da rafe projetam-se principalmente para o sistema límbico e para o córtex cerebral. Essas áreas têm atraído o foco de muitas hipóteses sobre os substratos neuroanatômicos dos transtornos de ansiedade[6].

Além de receber inervação noradrenérgica e serotonérgica, o sistema límbico contém alta concentração de receptores GABA-A. Estudos de ablação e estimulação em primatas implicaram o sistema límbico na geração de respostas de ansiedade e medo[6].

O córtex cerebral frontal conecta-se com a região para-hipocampal, o giro do cíngulo e o hipotálamo e, dessa forma, pode estar envolvido nos transtornos de ansiedade. O córtex temporal também foi implicado na fisiopatologia[6].

TRANSTORNO DE PÂNICO

Um ataque intenso agudo de ansiedade acompanhado por sensação de morte ou desgraça iminente, acompanhado por diversos sintomas autonômicos, como taquicardia, dispneia, parestesias, sudorese, tremores, turvação da visão, desconforto abdominal, entre outros, é conhecido como transtorno de pânico. A ansiedade é manifestada por vários ataques durante um dia ou apenas poucos ataques durante um ano. Os pacientes com o transtorno apresentam, geralmente, condições comórbidas, sendo a mais comum a agorafobia, ansiedade em relação a lugares de difícil escape[1].

A prevalência ao longo da vida varia de 1 a 4%, com a prevalência em 6 meses de aproximadamente 0,5 a 1%, e de 3 a 6% para ataques de pânico. As mulheres são mais afetadas do que os homens, na proporção de 3:1. São poucas as diferenças entre raças. O transtorno costuma surgir na idade adulta jovem, em torno dos 25 anos, porém tanto transtorno de pânico como agorafobia podem se desenvolver em qualquer idade. Dos pacientes com transtorno de pânico, 91% padecem de uma comorbidade psiquiátrica. Cerca de um terço das pessoas com transtorno de pânico já tinha transtorno depressivo maior antes de seu início. Aproximadamente dois terços experimentam transtorno de pânico pela primeira vez durante ou após um episódio de depressão maior. Quinze a 30% também sofrem de transtorno de ansiedade social ou fobia social, 2 a 20% têm fobia específica, 15 a 30% têm transtorno de ansiedade generalizada, 2 a 10% têm transtorno do estresse pós-traumático (TEPT), e até 30% têm transtorno obsessivo-compulsivo (TOC). Outras condições comórbidas comuns são hipocondria ou transtorno de ansiedade relacionado a doenças, transtornos da personalidade e transtornos relacionados a substâncias[1].

A pesquisa sobre a neurobiologia do transtorno de pânico produziu diversos achados. A maioria dos trabalhos utilizou estimulantes biológicos para induzir os ataques de pânico em pacientes com o transtorno. Evidências consideráveis indicam que a regulação anormal dos sistemas noradrenérgicos está envolvida na fisiopatologia, assim como a desregulação dos sistemas nervosos periférico e central. Foi relatado que o sistema nervoso autônomo dos padecentes exibe aumento do tônus simpático, adapta-se lentamente a estímulos repetidos e responde de maneira excessiva a estímulos moderados ou fracos[7].

Os principais sistemas de neurotransmissores implicados são os da norepinefrina, da serotonina e do GABA. A disfunção serotoninérgica é bem evidente no transtorno de pânico. A hipersensibilidade pós-sináptica 5HT2A parece ser relevante. Evidências pré-clínicas sugerem que a atenuação da transmissão GABAérgica inibidora local na amígdala basolateral, no mesencéfalo e no hipotálamo pode desencadear respostas fisiológicas semelhantes à ansiedade. O sistema noradrenérgico também tem atraído muita atenção, com os receptores alfa 2-adrenérgicos pré-sinápticos desempenhando papel significativo. Pacientes com transtorno de pânico são sensíveis aos efeitos ansiogênicos da ioimbina, além de terem respostas exageradas a MHPG e cortisol. As substâncias indutoras de pânico (panicogênicas) induzem ataques na maioria dos pacientes com transtorno de pânico. As chamadas de respiratórias causam estimulação respiratória e mudança no equilíbrio acidobásico. Elas incluem dióxido de carbono (misturas de 5 a 35%), lactato de sódio e bicarbonato. As substâncias indutoras de pânico neuroquímicas que atuam por meio de sistemas neurotransmissores específicos incluem a ioimbina, um antagonista dos receptores alfa 2-adrenérgicos, a mCPP (agente com efeitos serotonérgicos múltiplos), medicamentos m-Carolines (agonistas inversos dos receptores GABA B, o flumazenil (antagonista dos receptores GABA B), a colecistocinina, o isoproterenol e a cafeína. As substâncias panicogênicas respiratórias podem atuar inicialmente nos barorreceptores cardiovasculares periféricos e retransmitir seus sinais por aferentes vagais para o núcleo do trato solitário e, a seguir, para o núcleo paragigantocelular da medula. A hiperventilação em pacientes com transtorno de pânico pode ser causada por um sistema de alarme pelo qual o aumento das concentrações de CO_2 e lactato cerebral ativa de forma prematura os sensores fisiológicos de asfixia[7].

Vários estudos verificaram que os parentes em primeiro grau de pacientes com transtorno de pânico têm risco 4 a 8 vezes maior para o transtorno. Os estudos de gêmeos relataram que os monozigóticos têm probabilidade muito maior de serem concordantes para o transtorno do que os dizigóticos[8].

Os padecentes têm incidência mais alta de acontecimentos de vida estressantes (sobretudo perdas) nos meses anteriores ao início do transtorno de pânico do que indivíduos-controle. Além disso, os pacientes são menos resilientes quanto aos acontecimentos da vida do que os controles. Outro fator etiológico em pacientes mulheres adultas parece ser o abuso físico e sexual na infância. As mulheres são acometidas em uma razão de 3:1 em relação aos homens. Cerca de 60% das mulheres com ataques de pânico apresentam história de abuso sexual, comparadas com 31% daquelas com outros transtornos de ansiedade[8].

Algumas das características psicodinâmicas dos padecentes do transtorno incluem a dificuldade de tolerar raiva, a separação física ou emocional de pessoa significativa tanto na infância como na vida adulta, a incapacidade de gerenciar situações de aumento de responsabilidade no trabalho, a percepção dos pais como controladores, assustadores, críticos e exigentes, as representações internas de relacionamentos envolvendo abuso sexual ou físico, a sensação crônica de se sentir em uma armadilha e a fantasia de rejeição pelos pais[9].

O diagnóstico do transtorno do pânico deve considerar a ocorrência, na história do padecente, de mais de 3 episódios correspondentes a "ataques de pânico". Um ataque de pânico é um período súbito de intenso medo ou apreensão que pode durar de minutos a horas. Ele pode ocorrer também em outros transtornos mentais, particularmente na fobia específica, na fobia social e no TEPT. Ataques inesperados ocorrem a qualquer momento e podem ou não estar vinculados a estímulos ambientais. Em pacientes com fobia social e específica, eles costumam suceder estímulo específico reconhecido[1].

Com frequência, o primeiro ataque de pânico é completamente espontâneo, embora muitos possam estar relacionados com excitação, esforço físico, atividade sexual ou trauma emocional moderado. Os médicos devem tentar avaliar qualquer hábito ou situação que costume preceder os ataques de um paciente. Essas atividades podem incluir uso de cafeína, álcool, nicotina ou outras substâncias, padrões incomuns do sono e de alimentação e situações ambientais específicas, como estresse no trabalho[1].

O ataque, com frequência, começa com um período de 10 a 15 minutos de sintomas rapidamente crescentes. Os principais sintomas mentais são medo extremo e sensação de morte e tragédia iminentes. Os pacientes não conseguem designar a fonte de seu medo, podendo sentir-se confusos e ter problemas para se concentrar. Os sintomas físicos costumam incluir taquicardia, palpitações, dispneia e sudorese. Os pacientes tentam sair imediatamente de qualquer situação em que estejam e procurar auxílio. O ataque dura, em média, de 20 a 30 minutos e raramente mais de uma hora. É possível experimentar desrealização ou despersonalização durante um ataque. Os sintomas podem desaparecer de forma rápida ou gradual. Nos períodos intercríticos, os pacientes podem manifestar ansiedade antecipatória de um novo ataque. Preocupações somáticas de morte por problemas cardíacos ou respiratórios podem ser o principal foco da atenção do indivíduo durante os ataques. Eles podem acreditar que as palpitações e a dor no peito indicam que estão para morrer. Até 20% deles de fato têm episódios de síncope durante os ataques de pânico. É possível ver, em serviços de emergência, indivíduos jovens, fisicamente sadios e mesmo assim insistindo, de forma hipocondríaca, que podem morrer de um ataque cardíaco[1].

Sintomas depressivos com frequência estão presentes no transtorno de pânico e, em alguns pacientes, um transtorno depressivo coexiste com o transtorno de pânico. Alguns estudos verificaram que o risco de suicídio durante a vida nesse grupo é mais alto do que na população geral. Os médicos devem estar atentos para o risco de suicídio. Além da agorafobia, outras fobias e TOC podem coexistir com o transtorno de pânico. As consequências psicossociais do transtorno de pânico implicam prejuízos profissionais, sociais e familiares, como tempo perdido no trabalho, dificuldades financeiras, abuso de álcool e outras substâncias, separação conjugal, retraimento social, entre outros[1].

O transtorno de pânico deve ser diferenciado de uma série de condições médicas que produzem sintomatologia semelhante. Os ataques de pânico assemelham-se com diversos distúrbios endocrinológicos, incluindo estados hipo e hipertireoidianos, hiperparatireoidismo e feocromocitomas. Hipoglicemia episódica associada com insulinomas também pode produzir estados semelhantes a pânico, assim como os processos neuropatológicos primários. Estes incluem transtornos convulsivos, disfunção vestibular, neoplasmas ou os efeitos sobre o SNC de substâncias prescritas ou ilícitas. Por fim, distúrbios dos sistemas cardíaco e pulmonar, incluindo arritmias, doença pulmonar obstrutiva crônica e asma, podem produzir sintomas autonômicos e aumento da ansiedade, que podem ser difíceis de diferenciar. Indícios de uma etiologia médica subjacente aos sintomas de pânico incluem a presença de características atípicas durante os ataques de pânico, como ataxia, alterações na consciência ou descontrole da bexiga, início de transtorno de pânico relativamente tardio e sinais e sintomas físicos indicativos de um problema clínico[1].

O transtorno de pânico, geralmente, tem seu início no fim da adolescência ou no início da vida adulta. O transtorno de pânico é crônico. Cerca de 30 a 40% dos pacientes tratados parecem ficar livres de sintomas no acompanhamento a longo prazo; em torno de 50% têm sintomas suficientemente leves para não afetar sua vida de modo significativo; e 10 a 20% continuam a ter sintomas relevantes. Os sintomas podem se tornar a principal preocupação dos pacientes. A frequência e a gravidade dos ataques podem oscilar. Podem ocorrer várias vezes por dia ou menos de uma vez por mês. A ingestão excessiva de cafeína ou nicotina pode exacerbar os sintomas[8].

Com tratamento, a maioria dos pacientes exibe uma melhora importante nos sintomas de transtorno de pânico e agorafobia. Os dois tratamentos mais eficazes são a farmacoterapia e a terapia cognitivo-comportamental. A farmacoterapia de primeira linha é o uso de inibidores seletivos da recaptura de serotonina (ISRS). Todos são efetivos para o transtorno. Os antidepressivos duais, tricíclicos ou inibidores da monoamino-oxidase (IMAOs), podem ser úteis no caso de falha dos ISRS. Agentes antiadrenérgicos beta também podem ser utilizados. O uso concomitante de benzodiazepínicos é importante para o controle mais rápido dos sintomas, permanecendo, ao menos, nos primeiros 4 a 6 meses. A duração do tratamento recomendada varia de 1 a 2 anos, porém, estudos recentes mostram alto índice de recaídas, de forma que o tratamento venha a se prolongar por períodos muito maiores[10].

AGORAFOBIA

Agorafobia designa um desconforto intenso em relação a lugares dos quais o escape pode ser difícil. É a mais incapacitante das fobias, porque pode interferir sobremodo na capacidade funcional da pessoa no trabalho e socialmente. A maioria dos pesquisadores acredita que a agorafobia quase sempre é um corolário do transtorno de pânico. Ou seja, o medo de ter um ataque de pânico em lugares de difícil escape seria a causa principal da agorafobia. O DSM-5 e a CID-10 classificam a agorafobia como uma condição separada, podendo ser comórbida com o transtorno de pânico. O termo agorafobia foi criado em 1871, derivado das palavras gregas *agora* e *phobos*, que significam "praça e medo"[11].

A prevalência de agorafobia ao longo da vida é um pouco controversa, variando entre 2 e 6% entre os estudos. De acordo com o DSM-5, pessoas mais velhas têm prevalência menor. Essa grande variação de estimativas se deve ao imbricamento entre os conceitos de agorafobia e pânico. Pelo menos 3/4 dos pacientes agorafóbicos também padecem de pânico. Cerca de metade dos pacientes com pânico não apresenta agorafobia[8].

Indivíduos com agorafobia evitam, rigidamente, locais em que obter ajuda seria difícil, como ruas movimentadas, lojas superlotadas, túneis, pontes, elevadores, metrô, ônibus, aviões, cinemas, ou mesmo lugares descampados afastados. Podem insistir em ser acompanhados sempre que saem de casa. Pessoas gravemente afetadas podem se recusar a sair de casa[11].

A agorafobia é diagnosticada independentemente da presença de transtorno de pânico. Se a apresentação de um indivíduo satisfaz os critérios para transtorno de pânico e agorafobia, ambos os diagnósticos devem ser dados[11].

O diagnóstico diferencial para agorafobia inclui todos os transtornos clínicos que possam causar ansiedade. O diagnóstico diferencial psiquiátrico inclui transtorno depressivo maior, esquizofrenia, transtorno de personalidade paranoide, transtorno de personalidade esquiva e transtorno de personalidade dependente[11].

Os tratamentos de primeira linha para agorafobia incluem os ISRS, os benzodiazepínicos, com melhores resultados quando associados à psicoterapia. Podem ser utilizados também antidepressivos duais ou tricíclicos[10].

FOBIAS ESPECÍFICAS

A fobia específica é um medo intenso e persistente de um objeto ou situação conhecidos. O diagnóstico de fobia específica requer o desenvolvimento de ansiedade intensa, mesmo a ponto de pânico, quando há exposição ao objeto temido[1].

As fobias constituem transtornos mentais comuns. Estima-se que aproximadamente 5 a 10% da população seja afetada por esses transtornos perturbadores e, às vezes, incapacitantes. A prevalência ao longo da vida é de cerca de 10%. É o transtorno mental mais comum entre as mulheres e o segundo mais comum entre os homens, atrás apenas dos transtornos relacionados a substâncias. As taxas em mulheres são o dobro das dos homens. A idade de pico para o início das fobias varia da infância ao adulto jovem. Os relatos de comorbidade na fobia específica variam de 50 a 80%. Os transtornos comórbidos comuns com fobia específica incluem os de ansiedade, de humor e relacionados a substâncias[8].

As teorias psicanalíticas preconizam que a fobia específica seja resultado do deslocamento da ansiedade de um conflito intrapsíquico não resolvido para um objeto. Os indivíduos padecentes de fobias podem desenvolver, como defesa, através do mecanismo de formação reativa, uma atitude contrafóbica, expondo-se de maneira exagerada às situações temidas[9].

O fator genético é, sem dúvida, importante na gênese da fobia específica, visto que algumas famílias apresentam índices bem mais altos que a população geral. No entanto, não se pode descartar o peso do "aprendizado de uma cultura familiar"[7].

Há vários tipos distintos de fobia específica. O aspecto fundamental de cada tipo de fobia é que os sintomas de medo ocorrem apenas na presença de um objeto específico[1].

O tratamento é semelhante ao preconizado para qualquer transtorno de ansiedade, fazendo mister ressaltar que aqui, a TCC e a terapia de exposição ocupam papéis relevantes[12].

▶ TRANSTORNO DE ANSIEDADE SOCIAL (TAS) OU FOBIA SOCIAL

O transtorno de ansiedade social (também referido como fobia social) envolve o medo de situações sociais, incluindo aquelas que envolvem contato com estranhos. As pessoas com transtorno de ansiedade social temem se embaraçar em reuniões sociais, apresentações orais, encontro com pessoas novas. Elas podem ter medo de realizar determinadas atividades, como comer ou falar na frente dos outros, ser observadas trabalhando, assinar documentos, assim como qualquer ato que possa ser alvo do escrutínio público[1].

Vários estudos relataram prevalência ao longo da vida variando de 3 a 13% para transtorno de ansiedade social. Em estudos epidemiológicos, as mulheres são afetadas com mais frequência do que os homens[8].

A idade de pico de início para transtorno de ansiedade social é na adolescência, podendo se estender da infância ao adulto jovem. As pessoas com transtorno de ansiedade social podem ter história de outros transtornos de ansiedade, transtornos do humor, transtornos relacionados a substâncias e bulimia nervosa. Padecentes de fobia social, uma visão retrospectiva, normalmente já apresentavam padrões de inibição comportamental desde a infância, sendo filhos de pais repressores. Temperamento mais introvertido e submisso também predomina[8].

Parentes em primeiro grau de pessoas com transtorno de ansiedade social têm cerca de três vezes mais probabilidade de ser afetados com a condição do que parentes em primeiro grau de indivíduos sem transtornos mentais. Alguns dados preliminares indicam que gêmeos monozigóticos concordam com muito mais frequência do que dizigóticos, embora no transtorno de ansiedade social seja particularmente importante estudar gêmeos criados separados para ajudar a controlar fatores ambientais[8].

O transtorno de ansiedade social precisa ser diferenciado do medo adequado e da timidez normal. As considerações diagnósticas diferenciais para esse transtorno são agorafobia, transtorno de pânico, transtorno da personalidade esquiva, transtorno depressivo maior e transtorno da personalidade esquizoide[1].

A esquiva de situações sociais, muitas vezes, pode ser um sintoma na depressão, mas uma entrevista psiquiátrica com o paciente provavelmente revelará uma ampla constelação de sintomas depressivos. Em pacientes com transtorno da personalidade esquizoide, a falta de interesse em socializar, não o medo de socializar, leva ao comportamento social esquivo[1].

Achados epidemiológicos indicam que esse transtorno costuma ser crônico, embora os pacientes cujos sintomas sofrem remissão tendem a permanecer bem. O transtorno pode perturbar profundamente a vida de um indivíduo ao longo de muitos anos. Isso pode incluir problemas nas realizações acadêmicas e interferência no desempenho profissional e desenvolvimento social[1].

Tanto a psicoterapia como a farmacoterapia são úteis no tratamento do transtorno de ansiedade social. A aplicação de ambas produz resultados melhores do que cada tratamento isoladamente[10].

Os medicamentos mais indicados incluem ISRS, duais e antagonistas beta adrenérgicos. Terapias cognitiva, comportamental e de exposição também são úteis nestas condições[10].

TRANSTORNO DE ANSIEDADE GENERALIZADA

A ansiedade pode ser conceituada como uma resposta normal e adaptativa que prepara o organismo para fuga ou luta. Pessoas que parecem ansiosas com tudo, entretanto, podem padecer de transtorno de ansiedade generalizada (TAG). Esta é definida como ansiedade e preocupação excessivas com vários eventos ou atividades na maior parte dos dias durante um período de pelo menos seis meses. A preocupação é difícil de controlar e está associada com sintomas somáticos, como tensão muscular, irritabilidade, dificuldade para dormir e inquietação. A ansiedade não está relacionada a aspectos de outro transtorno, não é causada por uso de substância ou por uma condição clínica geral e não ocorre apenas durante um transtorno do humor ou psiquiátrico. Ela é subjetivamente perturbadora e compromete áreas importantes da vida[1].

O TAG é uma condição comum. Estimativas razoáveis para sua prevalência de um ano variam de 3 a 8%. A proporção de mulheres para homens com o transtorno é de aproximadamente 2 para 1. A prevalência ao longo da vida é próxima de 5 até 8%. Em clínicas de transtornos de ansiedade, cerca de 25% dos pacientes têm TAG. O transtorno, em geral, começa no fim da adolescência ou início da vida adulta. É provável que o TAG seja o que coexiste com mais frequência com outro transtorno mental, em geral fobia social, fobia específica, transtorno de pânico ou transtorno depressivo. Talvez 50 a 90% dos pacientes com TAG tenham outro transtorno mental. Até 25% dos pacientes experimentam, por fim, transtorno de pânico. O TAG é diferenciado do transtorno de pânico pela ausência de ataques espontâneos. Uma porcentagem adicional alta de pacientes tende a apresentar transtorno depressivo maior. Outros transtornos comuns associados com o de ansiedade generalizada são o distímico e os relacionados a substâncias[8].

Cerca de 25% dos parentes em primeiro grau de pacientes com esse transtorno também são afetados. Alguns estudos de gêmeos relatam uma taxa de concordância de 50% em gêmeos monozigóticos e de 15% nos dizigóticos[8].

O TAG é caracterizado por um padrão de preocupação e ansiedade frequentes, persistentes, desproporcional ao impacto do acontecimento ou da circunstância que é o foco da preocupação, que pode variar de uma situação para outra, mudando o "algoz do momento". Sempre haverá um. A distinção entre TAG e ansiedade normal é enfatizada pela utilização da palavra "excessiva" nos critérios e pela especificação de que os sintomas causam prejuízo ou sofrimento significativos. As características essenciais do TAG são ansiedade e preocupação contínuas e excessivas acompanhadas por tensão ou inquietação motora. A ansiedade é excessiva e interfere em outros aspectos da vida. Esse padrão deve ocorrer na maioria dos dias por pelo menos seis meses. A tensão motora manifesta-se mais comumente como tremor, inquietação e cefaleias. Indivíduos com TAG costumam procurar um clínico geral ou internista em busca de ajuda para sintomas somáticos. Por definição, esse transtorno é uma condição crônica que pode durar a vida toda[1].

O tratamento mais eficaz para TAG abrange, em conjunto, psicoterapia, farmacoterapia e abordagens de apoio. Pode ter duração indefinida. A maioria dos pacientes experimenta redução acentuada da ansiedade quando lhes é dada a oportunidade de discutir suas dificuldades com um médico preocupado e empático. A diminuição dos sintomas por vezes permite que os pacientes se comportem de forma mais eficiente em seu trabalho e em seus relacionamentos, obtendo novas recompensas e gratificações que, *per se*, são terapêuticas[10].

Assim como os outros transtornos de ansiedade, o TAG deve ser diferenciado de transtornos clínicos e de transtornos psiquiátricos. Transtornos neurológicos, endocrinológicos, metabólicos e relacionados a medicamentos, semelhantes àqueles considerados no diagnóstico diferencial de transtorno de pânico, devem ser considerados no diagnóstico de TAG. Outros transtornos de ansiedade também devem ser considerados, incluindo transtorno de pânico, fobias, TOC e TEPT. Pacientes com transtorno de ansiedade generalizada com frequência desenvolvem transtorno depressivo maior. Como resultado, essa condição também deve ser reconhecida e diferenciada[1].

É difícil especificar a idade de início. A maioria dos pacientes com o transtorno relata apresentar estados ansiosos desde que podem se lembrar. Em geral, eles chegam à atenção de um médico na faixa dos 20 anos, ainda que esse primeiro contato possa ocorrer em qualquer idade. Apenas um terço dos pacientes com TAG procura tratamento psiquiátrico. Muitos vão a clínicos gerais, internistas, cardiologistas, pneumologistas ou gastrenterologistas, procurando tratamento para os componentes somáticos[8].

Face à sua natureza de longo prazo, o plano de tratamento deve ser cogitado com cuidado. As três principais opções de medicamentos a serem consideradas para o tratamento desse transtorno são os benzodiazepínicos, os ISRS, a buspirona e os duais. Outros agentes que podem ser úteis são os tricíclicos e os antagonistas beta-adrenérgicos. O tratamento medicamentoso do TAG deve ser a longo prazo, talvez por toda a vida. Cerca de 25% dos pacientes têm recaída no primeiro mês após a interrupção do tratamento, e 60 a 80% a têm ao longo do ano seguinte[10]. As taxas de suicídio podem ser elevadas[13].

SÍNDROME DE *BURNOUT*

É considerada uma resposta ao estresse laboral crônico. A tradução do termo *burnout* é queima completa, combustão, esgotamento total. Foi cunhado pelo psicanalista naturalizado americano Herbert Feudenberger em 1974, a partir de experiência própria[14].

Em 1999, Christina Maslach e Michael Leiter caracterizaram, para definir *burnout*, a tríade composta por "exaustão emocional, despersonalização ou cinismo e falta de realização profissional". Criaram o Maslach Burnout Inventory, para caracterizar o diagnóstico[14].

A síndrome de *burnout* está incluída no Capítulo XXI da CID-10, que se refere a problemas relacionados com o modo de vida, sob o código Z73.0, e na CID-11 sob o código QD85, ambos fora dos capítulos relacionados a doenças. Exclui reação de ajustamento (6B43), distúrbios associados ao estresse 6B40 – 6B4Z), transtornos de ansiedade (6B00 – 6B0Z) e transtornos do humor (6A60 – 6A8Z).

É uma síndrome resultante de estresse crônico no ambiente de trabalho, caracterizada por exaustão, distanciamento emocional e redução da capacidade. Refere-se especificamente ao contexto ocupacional. Não se aplica a outras dimensões da vida. Há nexo causal[14].

Em 1999, o Ministério da Saúde a incluiu na lista de doenças relacionadas ao trabalho, através da Portaria n. 1.399. Em 2007, foi inserida na Lista B da Previdência Social sob o título: Transtornos Relacionados ao Trabalho, pelo Decreto 6.042[15].

Nas situações de trabalho em que se observa maior incidência, geralmente pode-se elencar maior demanda do que recursos disponíveis, relacionamento ruim com a liderança imediata, piores condições de trabalho, menor resiliência do profissional, menor segurança psicológica no ambiente de trabalho, maior ocorrência no sexo feminino, alta carga horária e predominância de profissionais mais jovens[15].

Em recente pesquisa promovida por uma parceria entre o Pubmed, Medscape e CFM sobre *burnout* em médicos durante a pandemia de Covid-19, foram obtidos resultados impressionantes. Cinquenta e três por cento achavam que esses sintomas impactaram no atendimento médico, 34% apresentavam quadros de depressão grave, 11% pensavam em abandonar a medicina por conta do *burnout*, 79% achavam que a síndrome de *burnout* interferiu nas relações pessoais, 33% já tiveram pensamentos suicidas, 5% já tentaram o suicídio, incidência expressivamente maior no sexo feminino, nos sedentários, nos solteiros, nos que não tinham filhos e nos mais jovens[16].

O quadro clínico pode ser caracterizado por irritabilidade, intolerância, agressividade, inquietação, fadiga, anergia, adinamia, perda do autocontrole, sensação de fracasso, decepção, sentimento de incapacidade ou impotência, mau humor, perda do prazer nas atividades, insônia, alteração do apetite, perda da libido, distanciamento afetivo e baixa empatia. Evidentemente, todos os sintomas elencados podem ser encontrados e mais bem descritos em quadros depressivos e ansiosos.

As consequências e o custo da presença dessa síndrome implicam perda da produtividade, maior absenteísmo, diminuição da qualidade do serviço, desgaste nas relações profissionais, sociais e familiares, possibilidade aumentada de abuso de substâncias, aumento expressivo nos acidentes de trabalho e aumento na morbimortalidade[17].

Aqui, cabe ressaltar a questão vulnerabilidade *versus* resiliência. As condições estressantes de trabalho irão afetar cada indivíduo de forma diferenciada. Aquilo que pode constituir um poderoso fator estressante para uns, não o é para outros, dependendo da capacidade individual de absorver o impacto e reagir com elementos compensatórios intrínsecos no sentido de manter a funcionalidade normal. É sobejamente conhecida a sequência provocada pelo estresse crônico, causando metilação do DNA neuronal, consequente baixa produção de neurotrofinas, propiciando o surgimento e ativação de citocinas e interleucinas pró-inflamatórias com inflamação, neuroprogressão degenerativa, atrofia do neurópilo, ansiedade e depressão, baixa imunidade, abrindo as portas para diversas doenças clínicas[2].

No caso do *burnout*, deve-se abordar a síndrome sob a ótica do estresse crônico, no qual, inegavelmente, ocorre ativação das respostas imunoinflamatórias. Pacientes podem apresentar leucocitose, incremento da razão CD4+/CD8+, elevação de PCR, redução do número de linfócitos e da atividade de células NK (*natural killer*), além de aumento nos níveis sanguíneos de citocinas pró-inflamatórias e seus receptores, como IL-6 (interleucina) e TNF-alfa (fator de necrose tumoral). Logo, o aumento na produção de citocinas pró-inflamatórias poderia desempenhar um papel relevante na fisiopatologia[4].

Modernas teorias abordam as repercussões do estresse crônico como fenômeno psiconeuroimunológico. Apoiam-se na ideia de que o aumento de citocinas pró-inflamatórias provocaria os sintomas. Assim, as citocinas pró-inflamatórias atuariam como neuromoduladores, contribuindo negativamente. Diversos trabalhos clínicos mostraram que estados de estresse estão intimamente ligados à atividade de neutrófilos e macrófagos, à redução na atividade de células NK e na resposta dos linfócitos[4].

Podem ser sobejamente demonstradas as alterações do eixo hipotálamo-hipófise-adrenais (HHA) e suas consequências em estruturas do sistema límbico, como hipocampo e amígdalas. Na vigência de estresse crônico, ocorrem maior liberação de CRH e mais estimulação do *locus coeruleus*, com ativação do sistema nervoso simpático. As catecolaminas liberadas propiciam, além da hiperativação do eixo, atividades das células imunes, incluindo proliferação de linfócitos e produção de citocinas e anticorpos. Ocorre hiperestimulação do núcleo dorsal da rafe, facilitando os sintomas de ansiedade. Algumas citocinas pró-inflamatórias são potentes ativadores do eixo HHA[3].

As citocinas são proteínas de baixo peso molecular que transitam na comunicação entre células localizadas no sistema imunológico, endócrino e nervoso. Elicia-se, cada vez mais, que os sistemas nervosos central e periférico atuam de forma integrada e que a produção de citocinas passa pelo crivo de ambos, visto que as células imunes apresentam receptores para diversos neurotransmissores, e a ativação desses modula a produção de citocinas[3].

A ativação do sistema de estresse e, consequentemente, do sistema nervoso simpático, está ligada à liberação de IL-6 e TNF-alfa. O desequilíbrio prolongado poderia induzir sintomas, já que parece mediar a síndrome do "comportamento doentio", caracterizada por alterações no sono, apetite, atividade, humor, energia e sociabilização. O processo de perda neuronal encontrado em áreas cerebrais específicas de pacientes parece correlacionar-se com alterações no balanço de citocinas inflamatórias na periferia. As citocinas também seriam capazes de ativar astrócitos e micróglia, que, por sua vez, produziriam citocinas por mecanismos de *feedback*[4].

Citocinas pró-inflamatórias são conhecidas pela capacidade que têm de ativar o eixo HHA e prejudicar a neurotransmissão noradrenérgica e serotoninérgica, provocando sintomas diversos. Os receptores 5-HT1A podem ter suas ações inibidas pelos esteroides adrenais no hipocampo, enquanto a expressão de receptores 5-HT2A encontra-se aumentada em situações de estresse crônico[3].

Elevação prolongada dos níveis de glicocorticoides, como acontece no estresse crônico, levaria à dessensibilização de seus receptores centrais, o que poderia justificar as diversas alterações imunes já descritas. Paralelamente, a exposição prolongada aos hormônios glicocorticoides também seria capaz de reduzir os níveis de noradrenalina no *locus coeruleus*[4].

O aumento dos níveis de IL-6 no sistema nervoso central estimula a produção e secreção de CRH por estruturas límbicas como a amígdala, promovendo alterações comportamentais. O CRH ativa macrófagos, monócitos, micróglia e astrócitos para liberarem citocinas pró-inflamatórias[4].

É notória a capacidade das citocinas pró-inflamatórias de reduzir a disponibilidade de triptofano para a síntese de serotonina. O mecanismo proposto é o de que essas citocinas ativariam a enzima indolamina-2,3-dioxigenase (IDO), que converte o triptofano em quinurenina e ácido quinolínico, sendo este último uma substância neurodegenerativa. O ácido quinolínico é um agonista de receptores NMDA, o que prejudica o *feedback* negativo de glicocorticoides, causando atrofia hipocampal e perda de receptores glicocorticoides[3,4].

Em pacientes submetidos a estresse crônico, haveria aumento nas concentrações de citocinas pró-inflamatórias, ativação da enzima IDO, consequente redução na disponibilidade de serotonina e aumento na liberação de glutamato no estriado e no córtex[3,4].

Todos esses sistemas se intercomunicam por meio de neurotransmissores, citocinas e hormônios. No estresse crônico haverá hipercortisolemia, provocando a "metilação do DNA", que, por sua vez, "silenciará os genes neurotróficos", produtores de BDNF, VEGF e NGF. A falta desses fatores neuroprotetores propiciará a ação de interleucinas e citocinas pró-inflamatórias, diminuindo, portanto, a neurogênese, a migração, a seleção e o sequenciamento dos neurônios, e, por conseguinte, a sinaptogênese. O estresse crônico e a subsequente hipercortisolemia esgotarão os mecanismos regulatórios de *biofeedback*, perpetuando a hiperativação do eixo HPA, a inflamação e a atrofia cerebral. O CRH produzido no hipotálamo levará ao aumento da produção de ACTH pelo lobo anterior da hipófise, estimulando excessivamente os córtices das adrenais, liberando cada vez mais glicocorticoides, levando à dessensibilização dos receptores GR e esgotamento do *locus coeruleus*[2].

Nos hipocampos é observada a perda de receptores 5HT1A e suprarregulação de receptores 5HT2A, o que, conjuntamente com o aumento de esteroides adrenais, facilita o desequilíbrio[3].

A neuroprogressão degenerativa açambarca a hiperativação do eixo HPA, o aumento de PICs, de IDO, o aumento dos catabólitos tóxicos do triptofano (TRYCATS) e a diminuição de fatores antioxidantes e citocinas anti-inflamatórias (AICs). Esse processo leva a excitotoxicidade glutamatérgica, estresse celular oxidativo e nitrosativo, prejuízo das funções mitocondriais com perda de energia, ativação de caspases proteolíticas, aumento de radicais livres, diminuição da transcrição gênica, diminuição da transdução de sinais intracelulares, prejudicando a função precípua do DNA, e síntese proteica. A consequência é o hipodesenvolvimento dos neuritos e apoptose neuronal[2].

Quando um neurotransmissor toca um receptor compatível, desencadeia uma cascata incomensurável de eventos bioquímicos intracelulares que se inicia em enzimas e mensageiros que irão ligar ou desligar genes transcricionais para atingir o DNA, para que este "emita", através da síntese de novas proteínas, os produtos gênicos, promotores de todas as "ordens" emanadas, como a movimentação de axônios e dendritos, conexão e desconexão de sinapses e sobrevivência ou morte celular. As monoaminas sinápticas, os mensageiros, suas cascatas moleculares e as vias de sinalização nuclear podem interferir nos processos de metilação/desmetilação ou acetilação/desacetilação do DNA, modificando a expressão gênica e, por conseguinte, a síntese proteica. O glutamato, excitatório, e o GABA, inibitório, regulam a atividade monoaminérgica dos neurônios. O excesso de estimulação glutamatérgica desencadeia uma "tempestade de cálcio intracelular", levando à produção de radicais livres, apoptose neuronal e degradação da citoarquitetura, induzido pela hipercortisolemia crônica[2].

Nessas condições, há falta de neurotrofinas, baixa neurogênese e menor neuroplasticidade, interferindo negativamente na neurotransmissão e propiciando comportamentos anormais e doenças, contrariando o objetivo natural da aquisição de boas habilidades cognitivas e motoras[2].

Entre os fatores de risco pertinentes à personalidade individual, podem-se delinear a baixa receptividade a mudanças, indivíduos centralizadores e controladores, excessivamente competitivos, pessoas com a emocionalidade exacerbada, medo de responsabilidade, passivas e exageradamente perfeccionistas[16].

Quanto aos fatores de risco pertinentes ao ambiente de trabalho, faz-se mister destacar a burocracia excessiva, mudanças frequentes nas regras, chefia negligente, insegurança jurídica, assédios morais, falta de recursos e meios, circunjacências inóspitas, impossibilidade de progresso, baixa remuneração, sobrecarga, múltiplas atividades, cobrança excessiva, responsabilidade indevida, exposição a riscos e frustração frequente[16].

Quanto aos riscos psicossociais, eliciam-se *status* profissional e social *versus* remuneração insuficiente, falta de suporte familiar e social, profissão achincalhada, expectativa social, críticas injustas, falta de tempo para lazer ou atividades culturais e físicas, alto custo da formação e do aperfeiçoamento e demanda contínua e impossibilidade de descanso adequado[16].

O tratamento é sintomático e o necessário afastamento da atividade requer outro diagnóstico. Seria o *burnout* uma doença que não existe? A resposta fica ao critério do leitor, porém, é imprescindível considerar que a definição de síndrome já exclui, *per se*, o conceito de doença. Além disso, não consta no DSM-5. A CID-10 e a CID-11 não classificam como doença (códigos Z e Q). Os conceitos psicopatológicos equivocados ou obscuros, havendo superposição com outros diagnósticos consolidados[17].

A Resolução n. 2297/21 do CFM, publicada no DOU em 18 de agosto de 2021, estabelece claramente que, para o diagnóstico, é condição *sine qua non* o estabelecimento de nexo causal entre os transtornos de saúde e as atividades laborais, não podendo o médico assistente basear-se apenas no relato do paciente. É mandatório um estudo do local de trabalho e a oitiva da chefia e de colegas[18].

Face ao exposto, pode-se inferir, de forma clara e cristalina, que existem diversas relações entre os transtornos de ansiedade e a síndrome de *burnout*, considerando a similaridade de sintomas e de fatores precipitantes. No entanto, o *burnout* não pode ser considerado um diagnóstico psicopatológico apropriado nem para fins terapêuticos nem para fins periciais.

REFERÊNCIAS BIBLIOGRÁFICAS

1. Boland R, Verduin M, Ruiz P. Kaplan and Sadock's Synopsis of Psychiatry. 12.ed. Philadelphia: Wolters Kluwer, 2022.
2. Gebara M. Epigenética em Psiquiatria, PROPSIQ, Ciclo 9. Volume I. Porto Alegre, Artmed, 2019.
3. Juruena MF, Cleare AJ, Pariante CM. The hypothalamic pituitary adrenal axis, glucocorticoid receptor function and relevance to depression. Rev Bras Psiquiatr. 2004 Sep;26(3):189-201.

4. Moylan S, Maes M, Wray NR, Berk M. Role of immune-inflammatory and oxidative and nitrosative stress pathways in the etiology of depression: therapeutic implications. CNS Drugs. 2014 Jan;28(1):1-10.
5. Shin LM, Davis FC, Van Elzakker MB, Dahlgren MK, Dubois SJ. Neuroimaging predictors of treatment response in anxiety disorders. Bio Mood Anxiety Dis. 2013;3:15.
6. Kandel E. Princípios de Neurociências. 5.ed. Porto Alegre: Artmed, 2014.
7. Stahl S Essential Psychopharmacology. 4.ed Cambridge University Press, 2013.
8. McLean CP, Asnaani A, Litz BT, Hofmann SG. Gender differences in anxiety disorders: Prevalence, course of illness, comorbidity and burden of illness. J Psychiatr Res. 2011;45:1027.
9. Gabbard G. Psiquiatria Psicodinâmica na Prática Clínica. 5.ed. Porto Alegre, 2016.
10. Noel JM, Curtis JL. The pharmacological management of stress reactions. In: Everly GS Jr, Lating JM. A Clinical Guide to the Treatment of the Human Stress Response. New York: Springer Science Business Media; 2013. p.317.
11. Wittchen HU, Gloster AT, Beesdo-Baum K, Fava GA, Craske MG. Agoraphobia: A review of the diagnostic classificatory position and criteria. Depress Anxiety. 2010;27:113.
12. Simos G, Hofmann SG, Öst L-G, Reuterskiöld L. Specific phobias. In: Simos G, Hofmann SG, eds. CBT For Anxiety Disorders: A Practitioner Book. Malden: Wiley-Blackwell; 2013. p.107.
13. Uebelacker L, Weisberg R, Millman M, Yen S, Keller M. Prospective study on risk factors for suicidal behavior in individuals with anxiety disorders. Psychol Med. 2013;43:1465.
14. Maslach C, Leiter MP. Understanding the burnout experience: recent research and its implications for psychiatry. World Psychiatry. 2016;15(2):103-11.
15. Moura WFR de. Fatores causais da Síndrome de Burnout em profissionais de medicina no Brasil. 2020. PhD Thesis.
16. CFM, PEBMED, PUBMED. Burnout/Pesquisa, 2021. Disponível em: http://www.portal.cfm.org.br.
17. Amoroso MB, et al. Síndrome de Burnout na Medicina de Emergência/Burnout Syndrome in Emergency Medicine. Brazilian Journal of Health Review. 2021:4(5):20504-15.
18. Conselho Federal de Medicina. Resolução n. 2297/21 CFM, publicada no DOU em 18 de agosto de 2021.

7

Burnout e suicídio: quem cuida de quem cuida?

Melina Efraim Vieira Pinto
Alexandrina Maria Augusto da Silva Meleiro
Humberto Correa

"Coloque sua própria máscara de oxigênio antes de ajudar os outros."

INTRODUÇÃO

Vive-se, hoje, uma epidemia de *burnout* entre profissionais de saúde. Apesar de *burnout* não ser uma síndrome exclusiva dessa área profissional, os dados e estatísticas chamam a atenção para esse grupo de profissionais que sofrem as consequências dessa síndrome. Médicos e enfermeiros já representam um dos grupos de maior risco de suicídio entre a população em geral, podendo o suicídio ser considerado um risco ocupacional no setor de saúde.

Burnout é frequentemente associado a comportamentos disruptivos e destrutivos, podendo resultar em disfunção pessoal e interpessoal, incluindo abuso de substâncias, aumento de conflitos, ruptura de relacionamentos e baixa qualidade de vida, além de outras consequências mais trágicas, como depressão, ideação suicida e suicídio[1].

O *burnout* está associado a pensamentos suicidas e parece existir uma ligação importante entre o trabalho extenuante e a ideação de autoextermínio[2].

Hoje, os objetivos econômicos têm prioridade sobre os valores nos cuidados de saúde[3]. A demanda insistente de atingir alta produtividade aumenta a carga de trabalho, o nível de cobrança e o estresse. O paradoxo de manter princípios éticos e ser um profissional empático, ao mesmo tempo em que se é cobrado por produtividade, são fatores endêmicos cruciais que desafiam repetidamente a homeostase psicológica de um indivíduo. O fluxo constante de questões gerenciais e a extensa documentação aumentam ainda mais os problemas decorrentes da disparidade entre demanda e oferta, resultando em consultas apressadas aos pacientes. Há uma escassez de espaço e de tempo para relaxar e revigorar-se, resultando em exaustão e esgotamento[4].

Burnout tem sido amplamente discutido como uma síndrome específica com fases distintas. Essas fases incluem um processo insidioso pelo qual indivíduos bem-intencionados sucumbem gradualmente a um ambiente de trabalho de alto estresse que oferece *feedback* ruim e pouca recompensa. Isso semeia descontentamento, levando a uma resposta patológica de enfrentamento, que evolui gradualmente para a síndrome de *burnout*, e pode levar a consequências adversas, como atendimento inadequado ao paciente, aumentando o tempo total de internação, reinternações, erros médicos graves e até o suicídio[5].

HISTÓRIA E EVOLUÇÃO DO TERMO

O termo foi introduzido por Graham Greene em 1961, em seu romance *A Burnt-Out Case*, no qual um arquiteto desiludido deixa seu emprego, mas foi o psiquiatra americano Freudenberger um dos primeiros a descrever cientificamente o termo em 1975, referindo-se ao esgotamento emocional vivenciado pelos trabalhadores dos serviços públicos como uma síndrome psicológica em resposta a estressores interpessoais crônicos no trabalho. Posteriormente, Maslach e Jackson[6] caracterizou-o nas três dimensões principais: exaustão avassaladora devido ao estresse crônico, sentimentos de cinismo e distanciamento do trabalho e uma sensação de ineficácia e falta de realização pessoal no trabalho[3].

A maioria das publicações sobre *burnout*, no seu início, teve como alvo trabalhadores de serviços humanos, com foco na relação entre provedor e cliente, reconhecendo as pressões únicas de utilizar a si mesmo como "ferramenta" no trabalho presencial, com clientes carentes, exigentes e muitas vezes problemáticos[7].

Freudenberger e Maslach inicialmente identificaram e estudaram o *burnout* em áreas não médicas; no entanto, já em 1981, a pesquisa começou a se concentrar no *burnout* em médicos. Na década de 1990, o conceito foi estendido para profissões além dos serviços humanos[3].

DEFINIÇÃO

A definição clínica de *burnout* dada pela Classificação Estatística Internacional de Doenças e Problemas Relacionados à Saúde (CID-10) é um estado de exaustão vital, pertencente a categoria de "problemas relacionados à dificuldade de gerenciamento da vida"[8].

Em 2019, com o lançamento da nova Classificação Internacional de Doenças 11ª edição (CID-11), o tema tem recebido muita atenção e ganhado visibilidade.

Em seu documento, a Organização Mundial da Saúde (OMS) traz uma reformulação do conceito que agora recebe a seguinte definição: *burnout* é uma síndrome conceituada como resultante do estresse crônico no local de trabalho que não foi gerenciado com sucesso. É caracterizada por três dimensões:

1. Sentimentos de esgotamento ou exaustão de energia.
2. Aumento da distância mental do trabalho ou sentimentos de negativismo ou cinismo em relação ao trabalho.
3. Redução da eficácia profissional[9].

A exaustão representa a dimensão de uma incapacidade de lidar com o estresse no trabalho que, posteriormente, consome os recursos emocionais e físicos do indivíduo.

A despersonalização pode ser definida como um estado em que o senso normal de identidade pessoal e realidade é perdido e descreve sentimentos de cinismo, distanciamento dos outros e diminuição da capacidade de empatia.

A falta de eficácia, ou realização pessoal, refere-se a um sentimento de que o trabalho não faz diferença[1]. As realizações pessoais reduzidas denotam sentimentos de incompetência, ineficiência e inadequação. Representa uma autoavaliação distorcida que leva as pessoas a se sentirem incompetentes e até mesmo a questionar sua escolha de carreira[10].

SUICÍDIO NO TRABALHO

Profissionais da saúde, como médicos, farmacêuticos, dentistas e enfermeiros, foram identificados como tendo taxas de suicídio acima da média em comparação com outras ocupações e a população em geral. Condições de trabalho estressantes podem ser relevantes na compreensão das variações ocupacionais

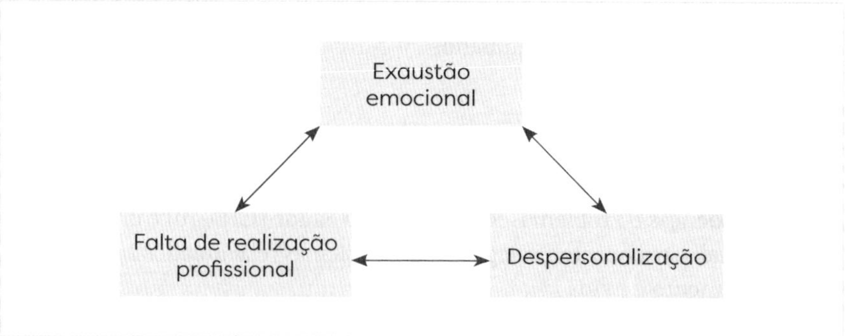

FIGURA 1 Dimensões da síndrome de *burnout*.

nas tendências suicidas. Uma razão pela qual o risco de suicídio pode ser maior em ocupações de serviços de saúde são as demandas emocionais associadas ao trabalho de cuidado que resultam em *burnout* e, por sua vez, em pensamentos suicidas[2].

Burnout entre médicos é um fenômeno global. Em virtude de sua profissão, os médicos são um grupo vulnerável à experiência de *burnout*. Alguns estudos demonstraram que o *burnout* entre os médicos é cerca do dobro da população geral e aumentou dramaticamente nos últimos anos[10].

Nos EUA, o *burnout* médico atingiu níveis epidêmicos; 54,4% dos médicos norte-americanos relataram pelo menos um sintoma de *burnout*, além de baixa satisfação com o equilíbrio entre vida profissional e pessoal[11]. Um estudo britânico relatou que 80% dos médicos sofriam de exaustão emocional moderada a grave, 61% sofriam de despersonalização moderada a grave e 44% tinham sentimentos moderados a baixos de realização pessoal[12].

O *burnout* também é extremamente prevalente durante todo o processo de formação médica. Até 45% dos estudantes de medicina podem apresentar sintomas sugestivos de *burnout*; na residência, a prevalência de exaustão emocional tende a aumentar[13].

Os policiais também fazem parte do rol de funcionários com altos níveis de exposição a estressores agudos e crônicos e menores níveis de bem-estar em comparação a outras ocupações semelhantes e com a população em geral. O contato com situações de risco, exposição continuada ao sofrimento, ameaças à própria segurança e de colegas, uso de armas, atuação em operações de emergência e exposição a eventos traumáticos como a morte resultam em sofrimento. Policiais submetidos a altos níveis de estresse organizacional são mais propensos a usar estratégias de enfrentamento evitativas ao lidar com estressores. Estes podem desenvolver ou exacerbar sintomas de ansiedade e depressão, *burnout*, transtorno de estresse pós-traumático (TEPT) e ideação suicida[14].

Entre os trabalhadores da saúde, os profissionais de enfermagem estão no grupo dos mais propensos aos problemas de saúde mental, entre os quais depressão e risco de suicídio. Entre os fatores que contribuem para acometimento da depressão e risco para o suicídio entre os profissionais de enfermagem, estão: cansaço emocional, desgaste, exaustão e fadiga, um estado emocional estritamente relacionado com os componentes depressivos e baixa realização pessoal, coerente com o principal componente do *burnout* implicado em suicídio[15].

CAUSAS E FATORES DE RISCO

Não se deve presumir que todos os indivíduos respondem da mesma maneira quando confrontados com estresse psicológico. O *burnout* é uma condição que envolve uma interação da tríade: vulnerabilidades do hospedeiro e estressores ambientais catalisados pelo agente de enfrentamento mal adaptativo[4].

Fatores intrínsecos

As características e experiências individuais influenciam na forma como a carga de trabalho e o nível de suporte são percebidos.

Em termos de personalidade, um estudo encontrou associações estatisticamente significativas entre o grau de neuroticismo e a exaustão emocional[9].

Um dos paradoxos trágicos do esgotamento é que aqueles que são mais suscetíveis parecem ser os mais dedicados, conscienciosos, responsáveis e motivados. Indivíduos com esses traços geralmente são idealistas e têm qualidades perfeccionistas[1].

Estudantes não pertencentes a minorias tendem a ser mais propensos a *burnout* do que estudantes de minorias étnicas. Isso pode estar relacionado a diferenças nas experiências de vida que culminaram em serem mais resilientes aos estressores da formação. Um risco geral menor de esgotamento foi observado com o aumento da idade e o casamento[1].

Fatores extrínsecos

Alguns fatores que contribuem para o esgotamento são as más condições de trabalho, como carga de trabalho e horas excessivas, dificuldade com registros médicos eletrônicos, decisões complexas relacionadas ao paciente, má integração entre vida profissional e pessoal, ambiente de trabalho hostil ou com pouca socialização, falta de valorização, baixa autonomia, processo de trabalho ineficiente e fatores organizacionais.

Médicos em muitos países estão experimentando grande frustração no exercício de sua profissão, seja por causa de recursos limitados, microgestão governamental e/ou corporativa da prestação de cuidados de saúde, reportagens sensacionalistas da mídia sobre erros médicos e conduta médica antiética, ou desafios a sua autoridade e habilidades por parte dos pacientes e outros profissionais de saúde[16].

A introdução difundida do registro eletrônico também está intimamente relacionada ao aumento da carga de documentação clínica e diminuição da quantidade de tempo para a troca e conexão com pacientes e familiares. Muitos médicos percebem uma redução da oportunidade de extrair significado de seu trabalho ou de saborear a relação médico-paciente que historicamente era um privilégio da medicina[17].

BURNOUT E SUICÍDIO NA MEDICINA

Burnout evoca imagens do médico atormentado, privado de sono, faminto, sobrecarregado com a "papelada", com reclamações administrativas de metas perdidas e tarefas pendentes para familiares e pacientes.

Não por acaso, a maior parte dos estudos sobre *burnout* é direcionada à comunidade médica. Isso se deve às altas taxas de prevalência nessa população e às graves consequências que podem advir desse estado. Os médicos estão expostos a altos níveis de estresse no exercício de sua profissão e são particularmente suscetíveis ao esgotamento[18].

O *burnout* é prevalente durante todo o processo de formação médica. Até 45% dos estudantes de medicina apresenta sintomas sugestivos de *burnout* e, uma vez na residência, a prevalência de exaustão emocional aumenta. Uma cultura de performance e realização que começa no ensino médio e se intensifica incansavelmente para o restante de suas vidas adultas[1].

Desafios previstos na formação médica, como maior competição por vagas de residência, competências adicionais e avaliação rigorosa, juntamente com a incerteza de como será a prática futura para médicos que atuam em nossos sistemas de saúde em evolução com novos custos e restrições da força de trabalho, podem alimentar o estresse, levando a uma carga ainda maior de sintomas de *burnout* entre os residentes.

Estudantes de medicina e médicos geralmente lutam pela perfeição, em seu trabalho e em outras áreas de sua vida, tornando-os vulneráveis a uma cultura que valoriza a excelência da prática, conhecimentos e habilidades infalíveis e uma ética de trabalho de alto padrão. Idealismo, perfeccionismo e uma forte ética de trabalho levam alguns médicos a "mergulharem em seu trabalho e se dedicarem a ele até não terem mais nada para dar"[1].

Médicos rotineiramente negam necessidades pessoais, como sono e alimentação, durante seu treinamento e trabalho. O presenteísmo, a prática de trabalhar doente, é um problema comum tanto em residentes quanto em médicos praticantes. Este é um exemplo de autossacrifício que é potencialmente prejudicial tanto para os pacientes quanto para os próprios médicos que apoiam uma cultura de tolerância zero para erros. No entanto, os resultados do paciente nem sempre estão sob o controle do médico, e um senso de responsabilidade não controlado pelos resultados pode levar a sentimentos inadequados de decepção e vergonha[17].

Profissionais médicos se abstêm de discutir sua saúde mental. As principais barreiras na busca de ajuda surgem do estigma contra a doença mental, a marca de ser infiel em relação à profissão por causa de um "menor distúrbio de humor" está profundamente enraizada na ignorância e na falta de consciência disso. A percepção de doenças mentais como um sinal de fraqueza de caráter e limites de alguma forma evitáveis na busca de ajuda. Se perturbado, o médico pode fazer um "ato de desaparecimento", no qual ele pode tirar licença e não atender chamadas, atrasar-se para o trabalho; quando presente, pode se atrasar ou tirar licenças frequentes por causa de doença "física". Também é observado um quadro de despersonalização e "presenteísmo" em que a presença física pode ser desprovida de alerta mental. Uma manifestação mais ativa pode ser "raiva clínica", com raiva, baixo limiar para frustração e tolerância à angústia.

A tendência de os médicos recorrerem a mecanismos de enfrentamento potencialmente destrutivos (p.ex., uso excessivo de álcool) que pouco fazem para rejuvenescer ou restaurar indivíduos exaustos e estressados é outro aspecto de nossa cultura que também pode ser abordado[13].

Nos EUA, foi estimado de forma confiável que, em média, até 400 médicos são perdidos para o suicídio a cada ano, o equivalente a pelo menos uma classe inteira da escola de medicina – aproximadamente um médico por dia[19]. Isso que significa que mais de um milhão de pacientes americanos perdem seu médico por suicídio a cada ano. Os médicos têm menor risco de mortalidade por câncer e doenças cardíacas em relação à população em geral, o que está presumivelmente relacionado ao autocuidado e ao diagnóstico precoce. Infelizmente, eles têm risco significativamente maior de morrer de suicídio, o que representa o estágio final de uma doença eminentemente tratável[20].

SUICÍDIO E ASSÉDIO MORAL NO TRABALHO

As vítimas de assédio moral no trabalho têm maior risco de suicídio. Esse risco estaria associado ao desespero, à raiva e à impulsividade engendrados pelo assédio moral. A duração e a frequência do assédio parecem influenciar na aparição dessa ideação. Parece haver correlação entre esse tipo de violência, ideação suicida e sintomas de depressão, porém a ideação suicida parece ser mediada apenas parcialmente pela depressão. O assédio moral constitui um fator gerador de problemas de saúde física e mental nas organizações contemporâneas que merece ser mais bem compreendido para que se possa agir de maneira mais proativa na sua prevenção[21].

BURNOUT, DEPRESSÃO E SUICÍDIO

A relação entre *burnout* e transtorno depressivo maior (TDM) é complexa. Nem todo *burnout* resulta em depressão, nem toda depressão é precedida por *burnout*, mas o *burnout*, para alguns, pode ser uma consequência, uma *forme-fruste*, uma manifestação precoce ou um precipitante do TDM.

Em contraste com o *burnout*, os pensamentos, sentimentos e comportamentos negativos associados ao TDM não se limitam ao local de trabalho; em vez disso, eles são persistentes, penetrantes e patológicos. Considerando que "afastar-se do trabalho" ajuda a mitigar o esgotamento, é de valor limitado para o TDM, que demonstrou responder a vários tratamentos psicológicos e farmacológicos baseados em evidências[22].

Sabe-se que episódios de ideação suicida foram associados a médicos que sofrem de estresse significativo, esgotamento e depressão. *Burnout* entre os médicos pode aumentar o risco de depressão; ansiedade; distúrbios do sono; fadiga; abuso de álcool e drogas; disfunção conjugal; aposentadoria prematura e, talvez o mais grave, suicídio[16].

Um estudo tailandês demonstrou que o *burnout* foi preditivo para ideação suicida. A ideação suicida foi maior entre aqueles com *burnout* do que aqueles sem[23].

Os médicos são menos propensos a procurar ajuda, uma vez que a depressão continua estigmatizada na cultura médica. Sentimentos de isolamento, perda de pertencimento e fracasso, combinados com a percepção de ser um fardo para parceiros, familiares, amigos e sociedade, levam alguns a ver o suicídio como resposta. Aproximadamente um em cada sete já pensou em suicídio; alguém que está lendo isso pode estar sofrendo de depressão e pensando em suicídio[24].

Os médicos em formação não estão imunes a esses riscos. O risco de suicídio e ideação suicida aumenta na faculdade de medicina e acelera dramaticamente quando os estudantes ingressam nos programas de residência e pós-graduação[17].

Um estudo prospectivo envolvendo mais de 4.000 estudantes de medicina de sete faculdades descobriu que o *burnout* no início do estudo era preditor independente de ideação suicida no ano seguinte[25]. A recuperação do *burnout* diminuiu drasticamente a prevalência de ideação suicida, fornecendo evidências de potencial causalidade (reversibilidade). Alunos com ideação suicida também são propensos a ter abuso ou dependência de álcool coexistentes. *Burnout*, ideação suicida e abuso ou dependência de álcool podem ser uma tríade particularmente perigosa, pois o álcool aumenta a impulsividade e o risco de suicídio consumado. Os pensamentos suicidas têm também demonstrado ser mais comum entre residentes com *burnout*[9].

ESTRATÉGIAS DE INTERVENÇÃO

Embora seja importante reduzir o estresse e os sintomas de saúde a nível individual por meio de um enfrentamento eficaz e da promoção de comportamentos saudáveis, os processos de trabalho e a melhoria do ajuste entre instituição e profissional também são cruciais para prevenir o *burnout*[16].

- Nível individual: reconhecimento da exaustão, esgotamento e estresse em si mesmo, reduzindo o autoestigma de sofrer de uma doença mental e respeitando as próprias limitações.
- Nível organizacional: reformas de políticas públicas, com regulamentação da jornada de trabalho, comitês de reparação adequados, promovendo um ambiente de trabalho solidário e empático.
- Nível social: melhoria no conhecimento, atitude e prática no que diz respeito a inclusão social e redução do estigma. A mídia tem papel significativo a desempenhar habitualmente. A compreensão do trabalho, o relato de problemas de saúde mental e suicídios, bem como o compartilhamento de experiências vividas, encorajam o apoio social, a empatia e o coletivismo.
- Nível administrativo: facilitar a pesquisa sobre o risco de suicídio, legislações e formulação de políticas relevantes; e incentivo à procura de ajuda[4].

CONCLUSÃO

O suicídio no trabalho deve ser entendido como um fenômeno multideterminado e associado a diferentes formas de análise. Em relação às categorias profissionais, a existência de associação entre suicídio no trabalho e profissionais da área da saúde e segurança parece se explicar pelo lugar social que ocupam. Esses profissionais enfrentam situações conflitantes e dilemáticas na maior parte do tempo que os colocam constantemente entre dinâmicas sociais contraditórias, como: pertencimento *vs.* exclusão, saúde *vs.* doença, o que, em síntese, se resume na dualidade existente entre vida e morte. Em conjunto com as questões do plano subjetivo, é provável que o contexto de trabalho altamente sobrecarregado de tarefas, alta exigência e ansiedade depositada para manutenção da ordem social nas instituições de saúde e militares levem esses profissionais a condições estressoras de trabalho que implicam risco aumentado para suicídio no trabalho nesses grupos[24].

A maior parte dos estudos sobre *burnout* é direcionado à comunidade médica. Isso talvez seja explicado pelas altas taxas de prevalência nessa população e as graves consequências que podem advir desse estado. Alguns poucos estudos sobre *burnout* em professores, profissionais da marinha, policiais, médicos veterinários e outros profissionais da saúde foram encontrados, porém, a maioria traz resultados inconclusivos [16].

Uma relação causal entre *burnout* e depressão ainda não foi estabelecida cientificamente. No entanto, está bem estabelecido que as taxas de *burnout*, depressão, ideação suicida e suicídio consumado são maiores entre médicos e residentes do que entre a população em geral[10].

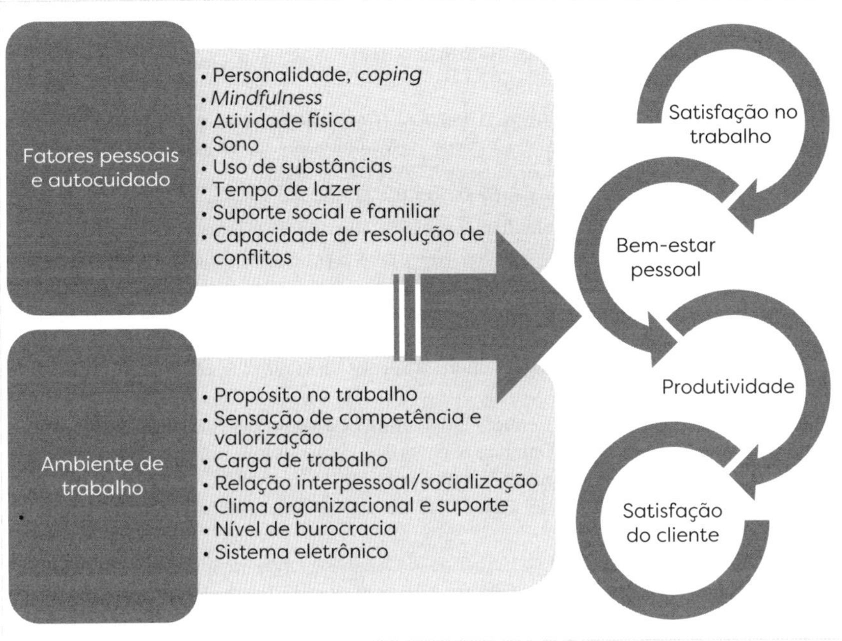

Como qualquer forma de prevenção do suicídio, esta também é uma responsabilidade coletiva que demanda mais pesquisas na área. A compreensão desses fatores de risco em todos os níveis hierárquicos é crucial para a elaboração de intervenções e na reformulação de políticas e legislação visando à modificação desses fatores[13].

Considerando o aumento dos custos do paciente e da saúde, juntamente com o aumento das ações judiciais resultado de erros médicos, é crucial que tanto a administração da instituição quanto os profissionais reconheçam e tratem do *burnout* entre os médicos. É importante reconhecer que nenhuma medida para prevenir o *burnout* será eficaz a menos que se preste atenção à melhoria de um ambiente de trabalho positivo[16].

REFERÊNCIAS BIBLIOGRÁFICAS

1. Rothenberger DA. Physician Burnout and Well-Being: A Systematic Review and Framework for Action. Diseases of the Colon and Rectum. 2017 Jun 1;60(6):567-76.
2. Wallace JE. Burnout, coping and suicidal ideation: An application and extension of the job demand-control-support model. Journal of Workplace Behavioral Health. 2017 Apr 3;32(2):99-118.
3. Rössler W. Stress, burnout, and job dissatisfaction in mental health workers. Eur Arch Psychiatry Clin Neurosci. 2012 Nov;262 Suppl 2:S65-9.
4. Banerjee D, Varshney P, Vajawat B. Guarding the Gatekeepers: Suicides among Mental Health Professionals and Scope of Prevention, A Review. Psychiatry Res. 2020 Dec;294:113501.

5. Horn DJ, Johnston CB. Burnout and Self Care for Palliative Care Practitioners. Medical Clinics of North America. 2020;104:561-72.
6. Maslach C, Schaufeli WB, Leiter MP. Job Burnout. Annual Review of Psychology. 2001 Feb;52(1):397-422.
7. Brscic M, Contiero B, Schianchi A, Marogna C. Challenging suicide, burnout, and depression among veterinary practitioners and students: text mining and topics modelling analysis of the scientific literature. BMC Veterinary Research. 2021 Dec 1;17(1).
8. Deary IJ, Blenkin H, Agius RM, Endler NS, Zealley H, Wood R. Models of job-related stress and personal achievement among consultant doctors. Br J Psychol. 1996 Feb;87(Pt 1):3-29.
9. Dyrbye L, Shanafelt T. A narrative review on burnout experienced by medical students and residents. Medical Education. 2016 Jan 1;50(1):132-49.
10. Grow HM, McPhillips HA, Batra M. Understanding physician burnout. Current Problems in Pediatric and Adolescent Health Care. 2019 Nov 1;49(11).
11. Hengerer A, Kishore SP. Breaking a Culture of Silence: The Role of State Medical Boards. NAM Perspectives. 2017 Aug 28;7(8).
12. Thommasen H v, Lavanchy M, Connelly I, Berkowitz J, Grzybowski S. Mental health, job satisfaction, and intention to relocate. Opinions of physicians in rural British Columbia. Canadian family physician Medecin de famille canadien. 2001 Apr;47:737-44.
13. Ward S, Outram S. Medicine: In need of culture change. Internal Medicine Journal. 2016 Jan 1;46(1):112-6.
14. Acquadro Maran D, Magnavita N, Garbarino S. Identifying Organizational Stressors That Could Be a Source of Discomfort in Police Officers: A Thematic Review. International Journal of Environmental Research and Public Health. 2022 Mar 21;19(6):3720.
15. Silva D dos SD, Tavares NV da S, Alexandre ARG, Freitas DA, Brêda MZ, de Albuquerque MC dos S, et al. Depression and suicide risk among nursing professionals: An integrative review. Rev Esc Enferm USP. 2015 Dec;49(6):1027-36.
16. Kumar S. Burnout and doctors: Prevalence, prevention and intervention. Healthcare (Basel). 2016 Jun 30;4(3):37.
17. Kuhn CM, Flanagan EM. Self-care as a professional imperative: physician burnout, depression, and suicide. Canadian Journal of Anesthesia. 2017 Feb;64(2):158-68.
18. Patel RS, Sekhri S, Bhimanadham NN, Imran S, Hossain S. A Review on Strategies to Manage Physician Burnout. Cureus. 2019 Jun 3;11(6):e4805.
19. Shannon D. Physician well-being: A powerful way to improve the patient experience. Psysician Exec. 2013; 39:6-12.
20. Meleiro AMAS. Consequências do trabalho na saúde mental do médico: qual a realidade? In Cordeiro Q, Razzouk D, Lima MGA. Trabalho e saúde mental dos profissionais de saúde. São Paulo: Conselho Regional de Medicina do Estado de São Paulo, 2015. 224p.
21. Soares A, Oliveira JA. Assédio moral no trabalho. Rev Bras Saúde Ocup. 2012;37(126):195-202.
22. Pospos S, Young IT, Downs N, Iglewicz A, Depp C, Chen JY, et al. Web-Based Tools and Mobile Applications To Mitigate Burnout, Depression, and Suicidality Among Healthcare Students and Professionals: a Systematic Review. Acad Psychiatry. 2018 Feb;42(1):109-20.
23. Chin W, Chen Y, Ho J, Cheng N, Wu H, Shiao JSC. Psychological Work Environment and Suicidal Ideation Among Nurses in Taiwan. Journal of Nursing Scholarship. 2019 Jan 22;51(1):106-13.
24. Stehman CR, Testo Z, Gershaw RS, Kellogg AR. Burnout, drop out, suicide: Physician loss in emergency medicine, part I. West J Emerg Med. 2019 May;20(3):485-94.
25. Dyrbye LN, Thomas MR, Massie FS, Power D v, Eacker A, Harper W, et al. Burnout and Suicidal Ideation among U.S. Medical Students. Annals of Internal Medicine. 2008 Sep 2;149(5):334.
26. Cortez PA, da Silva Veiga HM, de Ávila Gomide AP, Rodrigues de Souza MV. Suicídio no trabalho: Um estudo de revisão da literatura brasileira em psicologia. Revista Psicologia: Organizações e Trabalho. 2019;19(1):523-31.

8

Transtorno de déficit de atenção e hiperatividade e *burnout*

Fábio Augusto do Prado Marmirolli
Anna Beatriz Sanchez Barbosa
Fernanda Gonçalves Moreira

INTRODUÇÃO

O objetivo deste capítulo é traçar as possíveis implicações e contribuições do transtorno de déficit de atenção e hiperatividade (TDAH) com o desenvolvimento e possível complicação da síndrome de *burnout* em indivíduos que apresentem esse transtorno. Por se tratar de uma doença do neurodesenvolvimento, muito mais estudada na faixa etária pediátrica – que a princípio não se mostra tão relevante quando se fala em síndrome de *burnout* –, este texto buscará uma abordagem ampla: inicialmente as características gerais do TDAH, presentes em estudos consagrados e com evidência científica robusta, para, posteriormente, discorrer sobre as especificidades desse diagnóstico da vida adulta e, apenas então, tratar da intersecção que pode ser delimitada entre o TDAH e a síndrome de *burnout*, de modo a proporcionar um panorama sobre as possíveis implicações entre os dois transtornos.

TRANSTORNO DE DÉFICIT DE ATENÇÃO E HIPERATIVIDADE – VISÃO GERAL

O TDAH é um transtorno do neurodesenvolvimento caracterizado pelo padrão persistente de instabilidade de atenção e/ou hiperatividade e impulsividade inapropriados para a idade cronológica, sendo que os domínios podem se manifestar isoladamente ou coexistirem. A instabilidade de atenção se manifesta na dificuldade de iniciar uma tarefa, seguir instruções, manter o foco e concluí-la. Pode incluir desorganização, distraibilidade, perda de objetos e compromissos agendados. Fala-se em instabilidade por não se tratar de uma impossibilidade de concentração, mas uma instabilidade da regulação da atenção. Os indivíduos afetados costumam alternar a maior parte do tempo entre distraibilidade e dificuldade de atenção mantida, e momentos de hiperconcentração. A hiperconcentração está, em geral, associada a atividades prazerosas ou excessivamente estimulantes, ou ainda com situações de risco ou tensão emocional. A hiperatividade repercute em atividade motora excessiva e não apropriada, associada a um sentimento de inquietude ou fala exacerbada. A impulsividade se mostra em ações repentinas que ocorrem sem planejamento anterior e que acarretam em prejuízo ao indivíduo. Também pode se manifestar na tomada de decisões sem a consideração das consequências a longo prazo[1].

A prevalência de TDAH no mundo ocorre em cerca de 5,29% das crianças e adolescentes, segundo metanálise conduzida por Polanczyk et al.[2] Apesar disso, há estudos que apontam uma prevalência que varia de 0,1 a 10,2% das crianças e adolescentes. Atribui-se alta variação das prevalências a diferenças metodológicas dos estudos, como critérios diagnósticos, fontes de informações e exigência de prejuízo funcional, mais do que variações entre países e entre épocas. A prevalência pode ser maior em populações específicas, como crianças adotadas ou em ambientes institucionais[3].

O TDAH é mais frequente em homens que em mulheres na população geral, em uma taxa entre 2:1 e 3:1. Mulheres são mais propensas que homens a apresentar sintomas primariamente no campo da atenção, o que pode gerar menor busca pelo serviço de saúde e, consequentemente, subnotificação dos casos[4,5].

Segundo o Manual Diagnóstico Estatístico de Transtornos Mentais, atualmente em sua quinta edição revisada, o TDAH se manifesta desde a infância e os sintomas devem se manifestar antes dos 12 anos de idade. O diagnóstico após essa idade, portanto, é menos preciso por conta da dificuldade de estabelecer uma história fidedigna retrospectiva da infância. Os sintomas que o adulto refere tendem a ser pouco precisos. Segundo a mesma fonte, o TDAH não pode ser diagnosticado na ausência de sintomas antes dos 12 anos. Quando os sintomas se manifestam após os 13 anos, é mais provável que se trate de manifestações secundárias a outro transtorno mental ou uso de substâncias[2]. A maior parte dos transtornos mentais cursa com prejuízo secundário da capacidade atencional.

As manifestações dos sintomas devem estar presentes em mais de um ambiente e são influenciadas pela estruturação do ambiente e pelo nível de motivação do indivíduo. É comum que a confirmação dos sintomas em diferentes ambientes seja a partir de informantes que convivem com o paciente. A instabilidade atencional dificulta a autopercepção, dificultando a crítica sobre os sintomas do TDAH, portanto, é comum que as pessoas que convivem com o indivíduo que apresenta déficit atencional tenham maior consciência dos sintomas que o próprio indivíduo afetado. Quanto mais estruturado for o ambiente, com regras e objetivos estabelecidos, além de reforços e supervisão, menor a chance de manifestações dos sintomas patológicos. Assim como maior envolvimento em atividades de interesse do indivíduo, com estímulos externos consistentes, adequados e prazerosos, maior a chance de captar a atenção, por vezes ocorrendo a situação de hiperconcentração. As interações em situações a dois também favorecem maior concentração[1].

As apresentações do TDAH variam de acordo com a fase do desenvolvimento. Muitos pais passam a notar atividade motora excessiva quando criança está em fase pré-escolar, mas os sintomas podem ser difíceis de se distinguir de variantes normais de desenvolvimento até os 4 anos de idade. TDAH é mais comumente identificado durante a infância na idade escolar, quando o déficit de atenção se manifesta proeminentemente. A doença é relativamente estável durante a adolescência, mas alguns indivíduos podem ter piora dos sintomas relacionados à dificuldade social. A dificuldade atencional dificulta a percepção das sutilezas na interação social, especialmente nas situações maliciosas, tornando o indivíduo com TDAH especialmente vulnerável ao *bullying*. Na maioria dos casos, os sintomas motores de hiperatividade se tornam menos acentuados durante a adolescência e a vida adulta, mas as dificuldades com inquietação, falta de atenção, planejamento e impulsividade persistem. Uma parcela importante das crianças com TDAH permanecem disfuncionais na vida adulta[1].

Na pré-escola, a principal manifestação é a hiperatividade. O déficit de atenção se torna mais importante durante o ensino fundamental, a partir da alfabetização. Na adolescência, os sintomas de hiperatividade são menos comuns e podem se traduzir em impaciência e inquietude. Na vida adulta, a impulsividade pode ser o fator que mais acarreta prejuízos funcionais[6].

Atrasos de desenvolvimento no campo da linguagem, da motricidade ou da socialização não são específicos do TDAH, mas podem coexistir. Desregulação emocional ou impulsividade comumente acontecem em crianças e adultos com TDAH, sendo frequente a percepção sobre esses indivíduos como irritadiços, facilmente frustrados e emocionalmente reativos[6].

Mesmo na ausência de manifestações específicas no desenvolvimento, o rendimento nos estudos e no trabalho tende a ser prejudicado. Pacientes com TDAH podem apresentar prejuízo em diversas áreas, incluindo memória de trabalho, dificuldade em alternância de tarefas, velocidade de processamento, inibição na resposta, vigilância, organização e planejamento, apesar de os testes neuropsicológicos não serem suficientemente específicos nem sensíveis para serem adotados como índices diagnósticos. A Figura 1 apresenta os potenciais polos de acometimento da doença[6].

Apesar de TDAH não ser associado com características fenotípicas, taxas de anomalias menores podem ser mais frequentes, como: hipertelorismo, palato

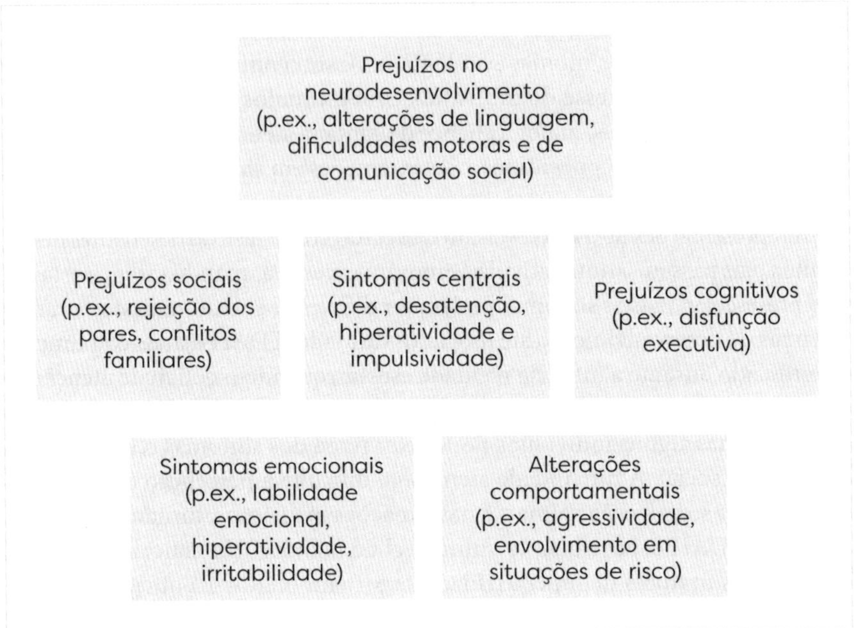

FIGURA 1 Potenciais polos de acometimento da doença.

ogival e baixa implantação de orelha. Outros atrasos motores menores e sinais neurológicos sutis podem ocorrer. Crianças com diagnóstico conhecido de transtornos de neurodesenvolvimento, como síndrome do X frágil e síndrome de deleção do 22q11, podem apresentar sintomas de déficit de atenção e hiperatividade e impulsividade. Nenhum marcador biológico é diagnóstico para TDAH. Apesar de alguns estudos relacionarem o transtorno com predominância de ondas de baixa frequência (4-7 Hz, ondas teta) em relação à minuição de ondas de alta frequência (14-30 Hz, beta), uma revisão sistemática não encontrou diferença estatisticamente significante entre o padrão, seja em relação a crianças ou adultos, e o grupo-controle. Apesar de alguns estudos de neuroimagem mostrarem diferenças entre crianças com TDAH em relação ao grupo-controle, metanálise com os estudos de neuroimagem não mostraram diferença entre os indivíduos acometidos e o grupo-controle. A diferença possivelmente é atribuída a critérios diagnósticos distintos, tamanho da amostra e aspectos técnicos da neuroimagem. Por conta disso, na clínica não se usa imagem para diagnóstico.

Baixo peso ao nascer e prematuridade configuram fatores de risco importante para o TDAH. Quanto menor o peso, maior o risco. Tabagismo ativo ou passivo durante a gravidez apresenta associação com o TDAH mesmo após correção de fatores socioeconômicos e história psiquiátrica dos pais. Mesmo fatores dietéticos parecem ter influência. Exposição a neurotoxinas, infecções perinatais e exposição ao álcool na gravidez apresentam relação com o transtorno, mas não há causalidade documentada[7].

O transtorno é associado com dificuldade escolar. Déficits acadêmicos e problemas escolares e sociais tendem a se associar principalmente com sintomas atencionais, enquanto rejeição dos pares e acidentes são mais importantes em sintomas de hiperatividade ou impulsividade. No caso de crianças com alta capacidade cognitiva, tal capacidade pode evitar o déficit acadêmico, mas frequentemente é um desempenho escolar aquém da capacidade cognitiva do indivíduo. A inconstância ou incapacidade em se manter sustentadamente em uma tarefa pode ser interpretada como preguiça, irresponsabilidade ou falta de cooperação. Os relacionamentos familiares podem ser marcados por conflitos e discordâncias. Os indivíduos acometidos podem ter autoestima prejudicada, e frequentemente são alvo de negligência ou rejeição pelos pares.

Os indivíduos com TDAH têm chances maiores de sofrerem ferimentos do que a população geral. Tanto crianças, quanto adultos, têm maior risco de sofrerem situações traumáticas e, por consequência, desenvolverem transtorno do estresse pós-traumático. Acidentes de carro e violações às regras de trânsito são mais frequentes em condutores com TDAH. A taxa de mortalidade geral entre os indivíduos é maior, principalmente por conta de acidentes e lesões associadas. A taxa de obesidade e hipertensão também pode ser maior.

O TDAH pode cursar com outros transtornos do neurodesenvolvimento, incluindo transtorno específico de aprendizagem, transtorno do espectro do autismo, transtorno do desenvolvimento intelectual, transtornos da linguagem, transtorno do desenvolvimento da coordenação e transtornos de tiques. Indivíduos com TDAH apresentam taxas elevadas de várias condições médicas, particularmente alergias e distúrbios autoimunes, bem como epilepsia.

Apesar de o TDAH ser mais comum em homens, mulheres com TDAH têm taxas maiores de comorbidades associadas, principalmente transtorno opositor desafiador, transtorno do espectro autista, transtorno de personalidade e abuso de substâncias. O transtorno desafiador opositor ocorre concomitantemente com o TDAH em aproximadamente metade das crianças com a apresentação combinada e cerca de um quarto com a apresentação predominantemente desatenta. O transtorno de conduta ocorre concomitantemente em cerca de um quarto das crianças ou adolescentes com a apresentação combinada, dependendo da idade e do ambiente. A maioria das crianças e adolescentes com transtorno disruptivo da desregulação do humor apresenta sintomas que também atendem aos critérios para TDAH; porcentagem menor de crianças com TDAH apresenta sintomas que atendem aos critérios para transtorno disruptivo da desregulação do humor. Transtornos de ansiedade, transtorno depressivo maior, transtorno obsessivo-compulsivo e transtorno explosivo intermitente ocorrem em uma minoria de indivíduos com TDAH, mas com mais frequência do que na população geral. Embora os transtornos por uso de substâncias sejam relativamente mais frequentes entre adultos com TDAH que na população geral, os transtornos estão presentes em apenas uma minoria de adultos com TDAH. Os indivíduos têm maiores chances de apresentar transtornos de conduta na adolescência. Em adultos, transtornos de personalidade podem ocorrer concomitantemente com o TDAH. O transtorno de personalidade antissocial aparece principalmente se associado ao uso de substâncias e ao encarceramento. O risco isolado de uso de substâncias também aumenta[8].

Os distúrbios do sono comórbidos no TDAH estão associados a deficiências diurnas na cognição (p.ex., desatenção). Muitos indivíduos com TDAH relatam sonolência diurna que pode atender aos critérios para transtorno de hipersonolência. Um quarto a metade dos indivíduos com TDAH relata dificuldades de sono; estudos mostraram uma associação de TDAH com insônia, distúrbio sono-vigília do ritmo circadiano, distúrbios respiratórios do sono e síndrome das pernas inquietas[8].

TDAH NO ADULTO E SUAS ESPECIFICIDADES

Classicamente, o TDAH é um diagnóstico comumente identificado em crianças e adolescentes, faixa etária inicialmente estudada desde a década de 1930. Para abordar a relação do diagnóstico de TDAH e sua possível comorbidade com a síndrome de *burnout*, como citado anteriormente, é necessário descrever, primeiramente, as especificidades desse diagnóstico na população adulta, tendo em vista que o *burnout* é um acometimento relacionado à atividade laboral e a uma carga de responsabilidades e tarefas presente na vida adulta produtiva.

O TDAH no adulto é um diagnóstico que ainda carece de evidências científicas e de maior experiência clínica entre os profissionais de saúde mental. Frequentemente esse transtorno é subdiagnosticado nessa população, devido a suas peculiaridades e sua apresentação atípica em relação à manifestação que ocorre classicamente na infância[8]. Sua apresentação clínica costuma ser mais heterogênea entre os indivíduos[8], uma vez que, como transtorno do neurodesenvolvimento, ao ter seu início não detectado na infância e progredindo até a idade adulta, sofre as transformações associadas ao próprio desenvolvimento do indivíduo. Desse modo, os sintomas remanescentes de TDAH na idade adulta carregam um tônus emocional relativo às experiências vividas ao longo da vida, bem como podem ser atenuados ou alterados por diversas estratégias de enfrentamento e adaptação que o indivíduo conseguiu recrutar ao longo dos anos. Para além disso, o indivíduo que não foi diagnosticado na infância, cresce convivendo com os déficits do transtorno, sem entendê-los como parte de uma doença que pode ser tratada, mas como limitações que lhe são próprias, confundindo com seu jeito de ser e sua personalidade, em sua formação de autoimagem. Isso está muito distante do conceito antigo de que a maioria das crianças crescia e "superava" o TDAH, sabendo-se hoje que o transtorno se mantém presente na vida adulta em 15 a 65% dos indivíduos com o diagnóstico na infância[8].

Embora existam alguns estudos que levantaram a hipótese de um possível início de TDAH na idade adulta em indivíduos que não fechavam critério diagnóstico previamente, essa definição é extremamente controversa, uma vez que muitos desses estudos apresentavam sujeitos que já tinham sintomas de TDAH na infância, mesmo que em apresentações subclínicas[9]. Nesse sentido, não se considerou neste texto a possibilidade de "TDAH de início tardio", uma vez que esta é uma entidade clínica cuja existência é amplamente questionada e que carece de evidências mais robustas[9].

Durante a adolescência ocorrem usualmente as mudanças na apresentação e predominância dos sintomas da tríade clássica do TDAH (desatenção, hiperatividade e impulsividade), de modo que a hiperatividade se torna mais seletiva, enquanto a impulsividade fica mais marcada, com a desatenção aparecendo sempre em primeiro plano[10]. Esse período da vida é extremamente sensível para a formação da personalidade do indivíduo, que pode muitas vezes se desenvolver de forma patológica em pessoas com TDAH[10]. Sintomas de ansiedade e transtorno de conduta vão se tornando mais presentes e aumentam os comportamentos de risco[10]. O modo como essas características evoluem ao longo do desenvolvimento até a idade adulta estão diretamente relacionados com a apresentação particular com a qual o TDAH vai se manifestar em uma população mais velha, comumente, com melhora nos sintomas de impulsividade e hiperatividade ao longo dos anos e persistência dos quadros de desatenção[10].

A prevalência geral de TDAH em indivíduos adultos foi estimada em 2,5% (IC 95%: 2,1-3,1)[11]. Embora apresente alta prevalência, a maior parte dos estudos conduzidos sobre o assunto indica que a maioria dos casos não é identificada quando pacientes procuram por atendimento médico. Essa dificuldade de diagnóstico pode estar relacionada a diferentes fatores, dentre eles a apresentação clínica de difícil avaliação comum a esses quadros[8,11]. Parte dessa dificuldade está relacionada ao fato de que os sintomas de TDAH são observados em formas mais brandas em indivíduos saudáveis, de modo que o transtorno pode ser entendido como uma manifestação extrema de características que são comuns na população geral[10]. Para além disso, diferentemente da grande maioria dos transtornos mentais no adulto, o TDAH não é caracterizado por mudança, ou seja, uma quebra no funcionamento ou apresentação da pessoa, mas, sim, por características que se mantêm presentes ao longo da vida, muitas vezes com uma expressão sutil e com impactos funcionais que o próprio indivíduo acaba por não reconhecer[10], por acreditar que aquele é apenas seu funcionamento normal. Isso faz com que, não apenas na infância, mas também na idade adulta, as impressões e colocações de familiares e outras pessoas do convívio sejam essenciais para o diagnóstico adequado[10].

O TDAH no adulto usualmente se apresenta com sintomas como: dificuldade em prestar atenção a detalhes, dificuldade de organização para realizar tarefas e atividades, fala excessiva, inquietude, dificuldade de relaxar, excesso de trabalho, esquecimentos frequentes e distraibilidade[8]. As principais alterações neuropsicológicas associadas a tais sintomas se referem a déficits de inibição, memória, função executiva, tomada de decisão, bem como a uma desregulação emocional[8].

Assim como nas crianças, um dos pontos centrais da sintomatologia está em uma dificuldade de modular as habilidades de concentração, e não apenas na falta de atenção em si. Situações para as quais é mais difícil mobilizar o foco geram mais trabalho para manter a concentração, como reuniões, leitura, conversas e tarefas que demandam maior esforço mental[10]. Da mesma forma, tarefas que acabam exigindo mais atenção, mas menos estimulantes para o indivíduo, usualmente são deixadas de lado ou procrastinadas, enquanto novos interesses e atividades prazerosas permitem engajamento mais fácil[10].

A distraibilidade, por sua vez, está também relacionada com a facilidade para voltar a atenção para novos estímulos, sejam eles internos (pensamentos, novas ideias e emoções) ou externos, vindos do ambiente[10]. Os pacientes usualmente descrevem sobrecarga por grande quantidade de pensamentos que não têm relação com a atividade que estão desempenhando, mas que também não são recorrentes e com valor emocional negativo, como nos transtornos de ansiedade ou no transtorno obsessivo-compulsivo[10].

A notável diferença da apresentação clínica em relação às crianças está na intensidade e frequência menor dos sintomas de hiperatividade, sendo que os déficits funcionais, em sua maioria, são secundários à dificuldade de manter a atenção e à impulsividade. Isso fica ainda mais destacado em mulheres que apresentam o transtorno, que têm o quadro muito menos identificado do que os homens, mesmo na infância, uma vez que meninos se apresentam usualmente com sintomas mais externos de hiperatividade, mais facilmente reconhecíveis, enquanto meninas e mulheres costumam ter sintomas mais internalizados, atrasando também o diagnóstico nesse grupo[8].

Usualmente, ao longo do desenvolvimento, o indivíduo aprende estratégias para controlar sintomas menos socialmente aceitos de agitação (correr, pular, não parar sentado, entre outros), restando apresentações mais modestas de inquietude e nervosismo. De uma forma geral, os sintomas de hiperatividade encontrados na população adulta costumam ser mais cognitivos, descritos como "ideias que se atropelam" e que o indivíduo tem dificuldade de controlar – enquanto a instabilidade motora se mostra muito mais como um impulso em estar sempre ativo e fazendo coisas, com dificuldade de relaxar, recusar solicitações ou, ainda, de manter o tato e a discrição em situações que demandam isso[10].

Já a impulsividade, para além de uma dificuldade inibitória, se mostra como uma incapacidade para esperar, muitas vezes presente na esfera verbal, com o indivíduo não conseguindo se segurar para falar e interrompendo os demais com frequência, causando constrangimento social[10].

Como já mencionado, ao longo do desenvolvimento, o sujeito se vê impelido a desenvolver estratégias para mitigar esses sintomas. Contudo, embora muitos consigam atingir esse objetivo com alguma melhora funcional, outros acabam por desenvolver padrões de comportamento disfuncionais, como compensações organizacionais vezes excessivamente custosas ou mesmo exaustivas do ponto de vista cognitivo, chegando a mimetizar comportamentos obsessivos[10].

Tais dificuldades em focar e sustentar a atenção associadas aos déficits de sistemas autorregulatórios e às estratégias de enfrentamento disfuncionais levam o indivíduo a apresentar profundos prejuízos profissionais e psicossociais ao longo da vida[8]. Esses prejuízos impactam diretamente na autoestima dessas pessoas, por afetar tanto sua capacidade acadêmica e de trabalho, como também por interferir em suas relações interpessoais, seja com colegas de trabalho ou estudo, seja nas relações afetivas. Muitas vezes, o indivíduo se sente fracassado por não conseguir perceber as dificuldades que vivencia[10]. Um estudo que avaliou 1.001 pessoas com TDAH identificou que elas tinham mais chance de serem divorciados do que os controles e estavam menos satisfeitos, de forma significante, com suas vidas profissional social e pessoal[12]. Outro estudo demonstra que estudantes universitários com TDAH apresentam notas médias piores que os demais e têm maior chance de não conseguirem se formar[13].

Já fora do ambiente acadêmico, os déficits de função executiva no TDAH levam a diversos problemas de organização no ambiente de trabalho, com dificuldades marcadas em antecipar eventos, planejar, hierarquizar tarefas e gerenciar o tempo[8]. Essas alterações funcionais podem impactar diretamente na produtividade do indivíduo e, associadas aos sintomas de baixa autorregulação e impulsividade, muitas vezes podem levar a dificuldades em se manter empregado e consequentes perdas financeiras, existindo estudos que indicam uma forte associação entre TDAH e desemprego[8].

Para além dos custos sociais e financeiros que o diagnóstico de TDAH pode trazer para o indivíduo, há um considerável risco para sua saúde geral. Adultos com TDAH usualmente são piores motoristas e tem uma incidência maior ao longo da vida de infrações de trânsito e acidentes automobilísticos[8]. Um estudo na Dinamarca mostrou que pessoas com TDAH tinham menor expectativa de vida e o dobro de risco de morte do que outras pessoas na idade adulta, principalmente devido ao maior risco de morte acidental, ou direta ou indiretamente associadas a comportamentos de risco[14]

A presença dos assim chamados "comportamentos de risco" em adultos com TDAH está associada tanto à dificuldade de autorregulação, quanto à impulsividade e à desregulação emocional, sintomas característicos da doença nessa faixa etária[8]. Essas características de funcionamento estão relacionadas, muito provavelmente, a alterações na transmissão dopaminérgica no sistema de recompensa, que leva esses indivíduos, desde a infância, a procurarem atividades que proporcionem prazer imediato – o que na infância muitas vezes se mostra como uma predileção por atividades como jogar *videogame* por horas a fio em ilhas de hiperfoco. Na adolescência e idade adulta isso pode estar relacionado à maior incidência de uso e abuso de substâncias psicoativas nessa população, bem como outros comportamentos de risco.

De fato, uma das comorbidades mais comuns ao TDAH no adulto é o transtorno por uso de substâncias, especialmente de álcool e/ou nicotina, maconha e cocaína[8]. Esse fato também pode ser explicado pelos efeitos sobre os sintomas de hiperatividade e sobre a percepção do tédio que muitas substâncias apresentam, de modo que o sujeito acaba por se "automedicar", especialmente com drogas estimulantes como anfetaminas e cocaína[10].

Muitos estudos apontam, de fato, para a desregulação emocional como uma das características mais distintas do TDAH na fase adulta[8]. Ela se caracteriza especialmente por hiper-reatividade, labilidade emocional, irritabilidade e surtos de raiva[10]. Essa é uma das razões da dificuldade de diagnóstico nessa população, uma vez que os médicos estão muito mais acostumados a avaliar esse sintoma como advindo de algum transtorno de humor ou transtornos de personalidade[8,10].

Para além de este já ser um diagnóstico difícil de ser realizado devido às semelhanças de sintomas de TDAH no adulto com outros transtornos mentais, é extremamente relevante ressaltar que, nessa faixa etária, estima-se que até 80%[8] dos pacientes com TDAH apresentam ao menos um outro transtorno psiquiátrico comórbido, dificultando ainda mais a avaliação do paciente – o TDAH em si muitas vezes fica encoberto pela sintomatologia dos transtornos afetivos, de ansiedade, de uso de substâncias e de personalidade que coexistem no indivíduo[8].

A somatória desses fatores atrasa o diagnóstico de TDAH no adulto, que usualmente acaba por se complicar e ser gerador de estresse, depressão e ansiedade na pessoa que apresenta o quadro[8]. A prevalência de depressão em adultos com TDAH chega a variar de 18,6 a 53,3% em diferentes estudos[8]. Da mesma forma, a presença de TDAH não tratado ao longo da vida afeta a formação da personalidade do indivíduo, muitas vezes levando ao desenvolvimento de modos de se relacionar e padrões de comportamento disfuncionais, ao mesmo tempo que causa um prejuízo à autoimagem do sujeito[10]. De fato, há estudos que indicam que de 10 a 75% dos adultos com TDAH apresentam critérios para ao menos um transtorno de personalidade, especialmente do tipo B[10].

Outra comorbidade presente em adultos com TDAH são os distúrbios do sono, sendo a insônia a queixa mais comum nessa população, podendo ser ocasionada por diversas razões, como alterações no ciclo circadiano, higiene do sono inadequada, efeitos dos próprios psicoestimulantes usados no tratamento do transtorno, bem como efeitos de outras doenças comórbidas, como ansiedade e depressão[10]. Para além disso, existem distúrbios do sono intrínsecos ao TDAH, como a síndrome das pernas inquietas, que apresenta mecanismos fisiopatológicos comuns com o transtorno, uma vez que é causada por uma desregulação dopaminérgica decorrente de alterações de metabolismo cerebral do ferro[10].

Os distúrbios do sono, por sua vez, por afetarem a qualidade da vigilância diurna, podem exacerbar sintomas de desatenção, bem como de hiperatividade e impulsividade, uma vez que o sujeito busca estar sempre ativo para se manter acordado[10]. Nesse sentido, sabe-se que cerca de 40% dos pacientes apresentam sonolência excessiva diurna, o que também aumenta ainda mais o risco de acidentes automobilísticos[10]. É interessante notar a sobreposição de sintomas que existe em distúrbios como narcolepsia e hipersonia idiopática com o TDAH, não sendo nenhuma surpresa que os tratamentos farmacológicos para tais transtornos sejam muitas vezes os mesmos[10].

TDAH E A INTERSECÇÃO COM *BURNOUT*

Atualmente há, ainda, pouca evidência científica correlacionando a comorbidade entre o TDAH e a síndrome de *burnout*. Há de se notar, contudo, que muito provavelmente a carência de estudos avaliando a coexistência desses dois diagnósticos pode estar relacionada à relativa escassez de estudos existente sobre TDAH na população adulta, com consequente pouca exploração de suas implicações, acabando por deixar de lado um diagnóstico mais recentemente incluído nas classificações internacionais, como a síndrome de *burnout*.

Em pesquisa no indexador Pubmed (Medline), durante o período de escrita deste capítulo, utilizando-se os descritores de assunto (MeSH) "ADHD" – *attention deficit disorder with hyperactivity*, em inglês – e "*burnout, psychological*" foram encontrados apenas 4 resultados, sendo que nenhum deles descreve a comorbidade entre os dois sintomas – um é um estudo sobre *burnout* em mães de crianças com TDAH; outro sobre *burnout* em pessoas com síndrome astênica; outro sobre a prevalência de transtornos mentais em estudantes de medicina e outro sobre a cultura de uso de estimulantes no ambiente universitário. De forma similar, ao utilizar diferentes estratégias de busca e ampliar a pesquisa para outras bases de dados (Lilacs, Embase e PsychInfo), resultados igualmente escassos e de pouca relevância para a discussão em curso foram encontrados – a maioria avaliando a prevalência de diversos transtornos mentais em diferentes populações, incluindo *burnout* e TDAH, mas sem correlacioná-los diretamente.

É interessante destacar um estudo publicado em 2006 por Brattberg[15], que avaliou a presença de TEPT, TDAH e eventos de vida traumático como fatores que poderiam ter predisposto *burnout* em trabalhadores afastados há longo tempo por razões de saúde. Nesse estudo, a autora identificou forte associação de TDAH tanto com *burnout*, como com o afastamento de longo tempo por doença. O estudo descreve que pessoas com TDAH apresentam sensibilidade anormalmente aumentada ao estresse, mas que os indivíduos muitas vezes não se dão conta da presença desse diagnóstico e acabam por sofrer com a exaustão emocional e a baixa performance no trabalho causados pelos déficits do transtorno[15]. A autora ainda deixa claro que a falta de diagnósticos de TDAH na população adulta é um dos fatores que leva a baixa associação dessa condição com o *burnout*, que muitas vezes tem suas causas imputadas em fatores estressores mais recentes da vida do indivíduo, apesar de a experiência clínica muitas vezes mostrar que ambos os diagnósticos usualmente estão associados[15].

Outros estudos que descreveram alguma associação entre TDAH e *burnout* incluem um estudo transversal que avaliou os fatores de risco de *burnout* e estresse psicológico em farmacêuticos no Japão[16]. Nessa pesquisa, tanto sintomas de TDAH, quanto de transtorno do espectro autista (TEA) tiveram associação com significância estatística com o desenvolvimento de *burnout* e de "fadiga de compaixão" na população estudada, com o TDAH estando especialmente relacionado a esta última. Os autores avaliam que um dos possíveis motivos para essa associação está relacionado a maior dificuldade em se adaptar às relações sociais do ambiente de trabalho em pessoas com TDAH e TEA[16].

Outro estudo, conduzido na Coreia e que avaliou estudantes em uma instituição de ensino superior, encontrou que tanto aqueles com sintomas de *burnout* quanto os com sintomas de TDAH, apresentavam risco maior de possível dependência de bebidas com alto teor de cafeína[17]. A população estudada também apresentou correlação positiva, com significância estatística, entre os diagnósticos de depressão, ansiedade, TDAH, *burnout* e impulsividade[17].

Apesar da escassa fonte de estudos que relacionem as duas condições, há muitas características do TDAH, especialmente em relação aos prejuízos que causa nos indivíduos quando chegam na fase adulta, que colocam o transtorno como um importante fator de risco para o desenvolvimento de exaustão e esgotamento no ambiente de trabalho. Como descrito anteriormente, pessoas com diagnóstico de TDAH apresentam, entre os sintomas que se manifestam na idade adulta, o excesso de trabalho[1], que pode estar diretamente relacionado ao fato de esses indivíduos, devido ao déficit de concentração e organização, necessitarem de um esforço muito maior do que seus pares para conseguir completar tarefas laborais das mais diversas. Esse esforço extra aumenta a carga de trabalho do indivíduo, deixando-o mais vulnerável ao cansaço e consequente esgotamento. As dificuldades em relações interpessoais decorrentes de falta de autorregulação, impulsividade e desregulação emocional agem como complicadores do quadro, uma vez que aumentam o estresse psicológico do indivíduo, diminuem sua rede de suporte, tornando-o ainda mais vulnerável às dificuldades do cotidiano.

Como descrito anteriormente, o indivíduo que cresce e chega à idade adulta com TDAH desenvolve uma série de estratégias adaptativas, o que sempre acarreta maior esforço e desgaste para atingir os mesmos resultados que alguém sem o transtorno. O resultado dessa adaptação é variável em termos de sucesso profissional, mas o indivíduo frequentemente carrega a sensação de ter menor reconhecimento ou mesmo sucesso do que mereceria, resultando em frustração crônica. Uma metanálise[18] sobre *burnout* mostrou forte associação entre o desenvolvimento da síndrome e a baixa satisfação com o trabalho, identificando 57 diferentes estudos que demonstraram significância estatística nessa correlação. Logo, é razoável imaginar que a insatisfação com a vida profissional identificada no TDAH também atue como um importante fator de risco para desenvolvimento da síndrome de *burnout*.

Mais estudos são necessários para investigar o transtorno de déficit de atenção, com ou sem hiperatividade na vida adulta, e sua relação com a síndrome de *burnout*. Todavia, o diagnóstico e o acompanhamento adequados desse transtorno implica melhor qualidade de vida e menor taxa de comorbidades para os indivíduos acometidos. O esclarecimento da população sobre o TDAH pode minimizar o preconceito e evitar injustiças, reduzindo o sofrimento desses indivíduos nos ambientes de trabalho.

REFERÊNCIAS BIBLIOGRÁFICAS

1. American Psychiatric Association. Neurodevelopmental Disorders. In: Diagnostic and statistical manual of mental disorders. 5.ed. Text Revision (DSM-5-TR). American Psychiatric Association; 2022.
2. Polanczyk GV, Willcutt EG, Salum GA, Kieling C, Rohde LA. ADHD prevalence estimates across three decades: an updated systematic review and metaregression analysis. Int J Epidemiol. 2014;43(2):434-42.
3. Polanczyk G, de Lima MS, Horta BL, Biederman J, Rohde LA. The worldwide prevalence of ADHD: a systematic review and metaregression analysis. Am J Psychiatry. 2007;164(6):942.
4. Sayal K, Prasad V, Daley D, Ford T, Coghill D. ADHD in children and young people: prevalence, care pathways, and service provision. Lancet Psychiatry. 2018;5(2):175-86.

5. Nussbaum NL. ADHD and female specific concerns: a review of the literature and clinical implications. J Atten Disord. 2012;16(2):87-100.
6. Thapar A, Cooper M, Rutter M. Neurodevelopmental disorders. Lancet Psychiatry. 2017;4(4): 339-46.
7. Sciberras E, Mulraney M, Silva D, Coghill D. Prenatal Risk Factors and the Etiology of ADHD-Review of Existing Evidence. Curr Psychiatry Rep. 2017;19(1):1.
8. Katzman MA, Bilkey TS, Chokka PR, Fallu A, Klassen LJ. Adult ADHD and comorbid disorders: Clinical implications of a dimensional approach. BMC Psychiatry. 2017;17(1):1-15.
9. Franke B, Michelini G, Asherson P, Banaschewski T, Bilbow A, Buitelaar JK, et al. Live fast, die young? A review on the developmental trajectories of ADHD across the lifespan. Eur Neuropsychopharmacol. 2018;28(10):1059-88.
10. Weibel S, Menard O, Ionita A, Boumendjel M, Cabelguen C, Kraemer C, et al. Practical considerations for the evaluation and management of Attention Deficit Hyperactivity Disorder (ADHD) in adults | Considérations pratiques pour l'évaluation et la prise en charge du trouble déficit de l'attention/hyperactivité (TDAH) chez l'adulte. Encephale. 2020;46(1):30-40.
11. Simon V, Czobor P, Bálint S, Mészáros A, Bitter I. Prevalence and correlates of adult attention-deficit hyperactivity disorder: meta-analysis. Br J Psychiatry. 2009;194(3):204-11.
12. Biederman J, Faraone SV, Spencer TJ, Mick E, Monuteaux MC, Aleardi M. Functional impairments in adults with self-reports of diagnosed ADHD: A controlled study of 1001 adults in the community. J Clin Psychiatry. 2006;67(4):7488.
13. DuPaul GJ, Weyandt LL, O'Dell SM, Varejao M. College students with ADHD: Current status and future directions. J Atten Disord. 2009;13(3):234-50.
14. Dalsgaard S, Østergaard SD, Leckman JF, Mortensen PB, Pedersen MG. Mortality in children, adolescents, and adults with attention deficit hyperactivity disorder: a nationwide cohort study. Lancet. 2015;385(9983):2190-6.
15. Brattberg G. PTSD and ADHD: Underlying factors in many cases of burnout. Stress Heal. 2006;22(5):305-13.
16. Higuchi Y, Inagaki M, Koyama T, Kitamura Y, Sendo T, Fujimori M, et al. A cross-sectional study of psychological distress, burnout, and the associated risk factors in hospital pharmacists in Japan. BMC Public Health [Internet]. 2016;16(1):1-8.
17. Bae EJ, Kim EB, Choi BR, Won SH, Kim JH, Kim SM, et al. The Relationships between Addiction to Highly Caffeinated Drinks, Burnout, and Attention-Deficit/Hyperactivity Disorder. J Korean Acad Child Adolesc Psychiatry. 2019;30(4):153-60.
18. Faragher EB, Cass M, Cooper CL. The relationship between job satisfaction and health: A meta-analysis. Occup Environ Med. 2005;62(2):105-12.

9

Burnout: as profissões mais pesquisadas

Páris Ali Ramadan

INTRODUÇÃO

Em janeiro de 2022 entrou em vigor a CID-11 (Internacional Statistical Classification of Diseases and Related Health Problems 11th Revision) apresentada pela Organização Mundial da Saúde (OMS). Nessa revisão a síndrome de *burnout* faz parte do capítulo cujo título é: "Problemas Associados ao Emprego e Desemprego". Ou seja, a síndrome de *burnout* não faz parte de capítulo específico que trata dos Transtornos Mentais, Comportamentais e de Neurodesenvolvimento, uma vez que a OMS conceitua essa síndrome como uma doença resultante do estresse crônico relacionado ao local de trabalho, sendo sua patologia caracterizada por falta de energia, aumento da distância mental do serviço, negativismo relacionado ao trabalho do indivíduo e redução da eficiência profissional[1].

O termo *burnout* significa "queima" no vocabulário coloquial de países de língua inglesa e se refere a um estado de esgotamento completo da energia individual associado a frustração com o trabalho[2]. Na década de 1970 esse fenômeno teve sua primeira descrição clínica realizada por Freudenberger e manifesta-se por sintomas de fadiga persistente, falta de energia, adoção de condutas de distanciamento afetivo, insensibilidade, indiferença ou irritabilidade relacionadas ao trabalho de uma forma ampla, além de sentimentos de ineficiência e baixa realização pessoal, cujos determinantes envolvem fatores da organização do trabalho (sobrecarga, falta de autonomia e de suporte social para a realização das tarefas)[3,4].

Essa primeira descrição clínica feita por Herbert J. Freudenberger foi realizada a partir de observações em uma clínica para dependentes químicos em Nova York, quando percebeu que membros de sua equipe de trabalho começaram a apresentar perda progressiva de energia, de idealismo e de empatia com os pacientes, além de esgotamento, ansiedade, depressão e desmotivação com o trabalho.

Em 1982, Christina Maslach, da Universidade de Berkeley, Califórnia, e o psicólogo Michael P. Leiter, de Universidade de Acadia Scotia, criaram o Maslach Burnout Inventory (MBI), que desde 1986 é o instrumento mais importante para o diagnóstico dessa síndrome. Maslach, em sua descrição da síndrome, se limitou aos profissionais que interagem com as pessoas em seu trabalho. Em 1988, Pines e Aronson cruzaram as fronteiras estabelecidas por Maslach e afirmaram que qualquer tipo de profissional poderia sofrer com isso, mesmo que não prestasse ajuda a outras pessoas, como profissionais de saúde[5].

Importante notar que os aspectos históricos desse fenômeno têm início com profissionais da saúde. No entanto, nas últimas décadas, tem aumentado o número de estudos que envolvem profissionais de outros ramos de atuação.

ASPECTOS HISTÓRICOS E AS PRIMEIRAS REFERÊNCIAS AOS PROFISSIONAIS DA SAÚDE

A pandemia do Covid-19 surgiu como um desafio para os profissionais da saúde e tornou cada vez mais relevante as pesquisas no campo da saúde ocupacional, uma vez que o trabalho, especialmente dos profissionais da saúde, durante a pandemia, demonstrou os efeitos de atividades desenvolvidas sob estresse crônico relacionado às condições de trabalho e a caracterização do fenômeno do *burnout*, descritas em uma série de estudos[6-10].

Segundo os autores Edú-Valsania et al.[11], embora o *burnout* tenha sido inicialmente considerado específico para profissionais que trabalham no cuidado de pessoas, evidências posteriores mostraram que essa síndrome pode se desenvolver em todos os tipos de profissões e grupos ocupacionais.

Desde o surto de Covid-19, vários estudos relacionados ao *burnout* foram realizados com amostras de profissionais de saúde da linha de frente, médicos, enfermeiros ou farmacêuticos em todo o mundo. No entanto, a falta de uma referência sobre *burnout* antes da pandemia dificultou a comparação das mudanças na prevalência para as mesmas populações. Evidências de estudos do impacto de surtos anteriores (epidemias de SARS, influenza ou Ebola) mostram efeitos de longo prazo na saúde mental e cognitiva (p.ex., sofrimento emocional, transtorno de estresse pós-traumático).

Segundo os autores[11], essa evidência pode ser útil para projetar intervenções para profissionais de saúde. O teletrabalho em tempo integral e o esgotamento dos professores devido ao Covid-19 receberam a atenção de vários trabalhos empíricos, que analisam a exaustão e o *burnout* no trabalho.

Argumentam que desde o nascimento do termo na literatura científica, surgiram várias abordagens que tentaram responder à questão de por que o *burnout* aparece e como ele se desenvolve e tentam detalhar as teorias explicativas mais atuais e empiricamente sustentadas do *burnout*, considerando que, ao invés de serem antagônicas entre si, são complementares e fornecem uma visão mais global. Os autores[11] resumem as seguintes teorias: (1) teoria social cognitiva; (2) teoria da troca social; (3) teoria organizacional; (4) teoria estrutural; (5) teoria das demandas de trabalho-recursos; (6) teoria do contágio emocional.

Teoria cognitiva social

Caracteriza-se por dar papel central a variáveis individuais, como autoeficácia, autoconfiança e autoconceito, no desenvolvimento e evolução do *burnout*. A síndrome é desencadeada quando o trabalhador tem dúvidas sobre sua própria eficácia, ou de seu grupo, no alcance de objetivos profissionais. Essas abordagens tiveram como base um estudo realizado em contexto espanhol com 274 professores do ensino médio.

As circunstâncias que facilitam o desenvolvimento de expectativas de ineficácia ou crises de eficácia são as seguintes: experiências negativas de fracasso no passado, falta de modelos de referência que passaram por uma experiência semelhante e a superaram, falta de reforço externo para o trabalho, falta de *feedback* sobre o trabalho concluído ou críticas negativas excessivas e dificuldades no trabalho. Dessa forma, crises de eficácia levaria a uma baixa realização profissional que, se mantida ao longo do tempo, geraria esgotamento emocional e, posteriormente, cinismo/despersonalização como forma de enfrentamento do estresse.

Teoria da troca social

Considera que o *burnout* ocorre quando o trabalhador percebe a falta de equidade entre os esforços e contribuições realizados e os resultados obtidos em seu trabalho. Essa falta de reciprocidade, que pode ocorrer com usuários, colegas, supervisores e organizações, consome os recursos emocionais dos profissionais, gerando um esgotamento emocional que se torna crônico. A partir dessa abordagem, o *burnout* pode ser desencadeado pelas significativas demandas interpessoais envolvidas no trato com clientes/usuários que se tornam emocionalmente desgastantes. Assim, para evitar o contato com a fonte original de desconforto, a despersonalização ou cinismo é utilizada como estratégia de enfrentamento do estresse, o que acaba levando à baixa realização pessoal.

Teoria organizacional

Considera que o *burnout* é uma consequência da organização e do trabalho e existem dois modelos alternativos para explicar as relações entre as dimensões do *burnout*: ele inicia-se pela existência de estressores organizacionais ou fatores de risco, como sobrecarga de trabalho ou ambiguidade de papéis, e diante dos quais alguns indivíduos apresentam como estratégia de enfrentamento diminuição do seu comprometimento organizacional, o que é muito semelhante ao cinismo e à despersonalização.

Posteriormente, experimenta-se baixa realização pessoal no trabalho e exaustão emocional, o que desencadeia a síndrome de *burnout*. Assim, a despersonalização seria a primeira fase do *burnout*, seguida de sentimento de baixa autorrealização e, por fim, exaustão emocional. O outro modelo considera o desgaste emocional causado por estressores duradouros no trabalho como a dimensão inicial dessa síndrome. A despersonalização é considerada uma estratégia de enfrentamento diante da exaustão emocional e a baixa realização pessoal é o resultado.

Teoria das demandas-recursos

Postula que o *burnout* ocorre quando há um desequilíbrio entre demandas e recursos derivados do trabalho. As demandas de trabalho são aqueles fatores que requerem esforço físico ou mental sustentado e estão associados a certos custos devido à ativação do eixo hipotálamo-hipófise-adrenal e custos psicológicos (p.ex., fadiga subjetiva, foco reduzido de atenção e redefinição dos requisitos da tarefa).

As demandas de trabalho comuns incluem sobrecarga de trabalho, trabalho emocional, pressão de tempo ou conflitos pessoais. Quando a recuperação diante de tais demandas é insuficiente ou inadequada, desencadeia-se um estado de exaustão física e mental. Quando as demandas excedem os recursos, a fadiga ocorre; se esse desequilíbrio for mantido ao longo do tempo, a fadiga torna-se crônica e, finalmente, surge o esgotamento. Portanto, as demandas de trabalho têm efeito direto e relação positiva com o *burnout*, principalmente a exaustão emocional, enquanto a existência dos recursos do trabalho influencia inversamente a despersonalização, minimizando ou reduzindo seu uso como estratégia de enfrentamento.

Teoria estrutural

Sustenta que o *burnout* é uma resposta ao estresse crônico no trabalho que aparece quando as estratégias de enfrentamento empregadas pelo indivíduo para gerenciar os estressores do trabalho falham. Inicialmente, o estresse no trabalho provoca uma série de estratégias de enfrentamento. Quando as estratégias de enfrentamento inicialmente empregadas não são bem-sucedidas, levam ao fracasso profissional e ao desenvolvimento de sentimentos de baixa realização pessoal no trabalho e desgaste emocional.

Diante desses sentimentos, o sujeito desenvolve atitudes de despersonalização como uma nova forma de enfrentamento. Esse modelo foi empiricamente verificado com diferentes grupos profissionais, como professores ou enfermeiros.

Teoria do contágio emocional

Refere-se à tendência de imitar e sincronizar automaticamente expressões faciais, vocalizações, posturas e movimentos com os de outras pessoas e, consequentemente, convergir emocionalmente com elas. Quando as pessoas trabalham juntas, é comum que compartilhem situações e experimentem emoções coletivas, como tristeza, medo ou exaustão. Portanto, a partir desta teoria considera-se que o *burnout* ocorre em grupos de trabalho, uma vez que existem crenças e emoções compartilhadas que são desenvolvidas ao longo da interação social. Esse contágio do *burnout* tem sido evidenciado especialmente no pessoal docente e de saúde.

▶ ASPECTOS EMOCIONAIS NA INTERAÇÃO COM PESSOAS

Em outro artigo de revisão, os autores[12] destacam o papel das profissões com maior envolvimento emocional. Essas profissões ganharam destaque principalmente pela expansão do setor de serviços, no qual o trabalho com maior envolvimento emocional surge como um novo estressor, uma vez que implica esforço, planejamento e controle necessários para expressar emoções durante as transações interpessoais.

Isso inclui as expectativas organizacionais para os funcionários sobre suas interações com os clientes, bem como o estado interno de tensão ou conflito que ocorre quando funcionários têm que exibir emoções falsas (conhecido como dissonância emocional). Nessas atividades de trabalho, é necessário gerenciar emoções de forma que elas sejam adequadas às regras organizacionais ou profissionais.

Por essa razão, algumas organizações ou profissões têm seu próprio conjunto limitado ou típico de emoções que devem ser exibidas na interação com os clientes e são mais comuns nas ocupações humanas em que os clientes constantemente exigem atenção: pessoas que são frequentemente confrontadas com outras pessoas são mais propensas a se sentirem esgotadas. Assim, é possível compreender por que o trabalho dos profissionais da saúde, professores, agentes de segurança pública estão entre as profissões mais pesquisadas em relação ao fenômeno do *burnout*.

PROFISSIONAIS DA SAÚDE, PROFESSORES E POLICIAIS

Segundo Perniciotti[13] et al. (2020), a propensão dos profissionais de saúde à síndrome de *burnout* é bem documentada, principalmente os que trabalham em hospitais, sendo frequentemente identificada em médicos de diferentes especialidades.

A síndrome de *burnout* afeta a saúde física e emocional dos profissionais, trazendo consequências preocupantes em níveis individuais e organizacionais, tornando evidente a necessidade de prevenir sua sintomatologia. As estratégias de prevenção para a síndrome de *burnout* incluiriam a realização de intervenções individuais e organizacionais ou, idealmente, a combinação de ambas. Ainda segundo os autores[13], a perda gradual de empatia e indiferença em relação ao trabalho culmina na insensibilidade afetiva e afastamento excessivo do público, comprometendo a habilidade dos profissionais de saúde de prover cuidado de qualidade para seus pacientes.

Dentre os fatores ambientais do contexto hospitalar favoráveis à síndrome, destacam-se: alta exposição do profissional a riscos químicos e físicos, problemas administrativos devido à forma como se dão os processos de trabalho nos hospitais, que por vezes envolve a falta de autonomia, de controle e participação nas decisões e a sobrecarga quantitativa de trabalho devido às longas jornadas de trabalho, alto número de pacientes e ao número insuficiente de profissionais e/ou de recursos.

Apesar dos fatores ambientais mencionados abrangerem os hospitais de forma geral, o impacto dos mesmos sobre a saúde física e emocional do profissional de saúde pode ser maior para os que trabalham nas unidades de terapia intensiva (UTI) e de emergência, pois são locais complexos e inerentemente associados a altos níveis de estresse ocupacional.

Em relação às medidas de prevenção, descrevem intervenções individuais que implicam responsabilidade individual do profissional por manter sua própria saúde emocional e física e as intervenções organizacionais que remetem à responsabilidade das instituições em criar um ambiente de trabalho saudável com melhores condições laborais para seus funcionários, uma vez que a síndrome é desencadeada por uma combinação de fatores ambientais, sociais e individuais.

Por essa razão, recomendam a utilização das intervenções combinadas, as quais associam dois ou mais tipos de intervenções visando modificar de forma integrada as condições de trabalho, a percepção do trabalhador e o modo de enfrentamento diante das situações[13].

Outra profissão que aparece na maioria das pesquisas publicadas nos últimos anos é a atividade docente. Mijakoski[14] et al., em 2022, verificaram que em diferentes países, o estresse no trabalho entre os professores tem sido reconhecido como um problema comum, recebendo atenção significativa da pesquisa.

Estimam que ampla gama de professores norte-americanos (entre 5 e 20%), independentemente do nível, apresente *burnout*, indicando a natureza estressante da ocupação docente. Segundo esses autores[14], em uma coorte de 310 professores de escolas suecas, foi demonstrado que professores mostraram sinais de *burnout*, em 14% e 15%, respectivamente, medidos em dois momentos com 30 meses de intervalo. Além disso, um estudo realizado em professores finlandeses detectou que o *burnout* mediava os efeitos das altas demandas de trabalho.

Os autores descrevem a atividade essencial do professor como responsável pelo aprendizado dos alunos e, para atingir os objetivos de ensino, preparam aulas e exercícios, desenvolvem materiais de aprendizagem, conduzem os alunos ao longo do currículo, avaliam o trabalho dos alunos, dão *feedback* e colaboram com colegas e líderes escolares.

Ao mesmo tempo, o contexto de trabalho em que os professores realizam suas atividades educativas é muito específico e, nesse contexto, a comunicação com os pais é uma parte importante de seu trabalho, especialmente quando os alunos estão com dificuldades e precisam de ajuda ou atenção extra fora da sala de aula.

Assim, apesar de um número significativo de riscos no local de trabalho a que os professores estão expostos já tenham sido reconhecidos e bem definidos, ressaltam que o *burnout* é um dos efeitos adversos mais frequentemente estudados nas exposições psicossociais nessa atividade de trabalho. Argumentam que as demandas específicas de trabalho na profissão docente, especialmente aumento de responsabilidades e prazos apertados, identificam o ensino como uma das ocupações mais estressantes e é bem conhecido que a exposição a estressores crônicos no local de trabalho pode resultar no desenvolvimento de *burnout*.

Sobre a ocupação dos policiais, Queirós et al.[15], em artigo de revisão publicado em 2020, afirmam que de acordo com revisões sistemáticas recentes, trata-se de ocupação altamente exigente e estressante, devido às características atuais das sociedades modernas.

Para os policiais, essas características incluiriam: a incerteza e o perigo relacionados com a ameaça permanente de ataques terroristas, o aumento de violência com armas de fogo em áreas urbanas, o baixo índice de material humano e recursos, dificuldades de equipe ou supervisão, críticas dos cidadãos e da sociedade, além da falta de compreensão da família ou amigos.

Relatam que na última década estudos concluíram que o estresse no trabalho tem aumentado consistentemente entre os policiais, e esse estresse afeta negativamente tanto a pessoa quanto a organização, levando individualmente a problemas de saúde mental, entre eles o *burnout*.

PERSPECTIVAS E DESAFIOS

Para os profissionais que atuam na área de saúde ocupacional, o fenômeno *burnout* representa um desafio em relação às medidas preventivas. Nesse sentido é importante mencionar o estudo realizado por Latorraca et al.[16] em 2019, sobre as revisões sistemáticas em prevenção e tratamento na síndrome de *burnout*.

O objetivo dos autores foi apresentar as evidências de revisões sistemáticas Cochrane sobre eficácia e segurança de intervenções para prevenção e tratamento da síndrome de *burnout* ou qualquer condição de estresse no ambiente de trabalho.

Segundo os autores, o achado mais inesperado desse estudo foi o fato de que nenhuma das revisões sistemáticas incluídas identificou estudos que avaliassem a prevenção (incidência) ou o tratamento da síndrome de *burnout*; as revisões encontradas abordaram basicamente estresse no trabalho.

As intervenções avaliadas não foram adequadamente descritas, nem os desfechos, avaliados. Estes ainda foram subjetivos em sua maioria e não baseados nas escolhas dos participantes. Concluem que, de modo geral, ainda há muita incerteza sobre os tratamentos e estratégias de prevenção eficazes e seguras para a síndrome de *burnout* e o estresse ocupacional, e nenhuma revisão identificou estudos primários especificamente para a síndrome de *burnout*. Nesse estudo, a partir dos resultados das revisões Cochrane, não foi possível fazer recomendações robustas para a prática, mas está claro que estudos primários avaliando os efeitos de intervenções para prevenir e tratar trabalhadores com síndrome de *burnout* são necessários.

REFERÊNCIAS BIBLIOGRÁFICAS

1. Franco MV, Reis KP, Fialho ML, Oliveira RB, Santos HL. Síndrome de burnout e seu enquadramento como acidente do trabalho. Intraciência Revista Científica. 2019;17. Disponível em: https://uniesp.edu.br/sites/_biblioteca/revistas/20190312105103.pdf.
2. Christina M, Wilmar BS, Michael PL. Job. Burnout. Annu Rev Psychol. 2001;52:397-422.
3. Vieira I. Conceito(s) de burnout: questões atuais da pesquisa e a contribuição da clínica. Rev Bras Saúde Ocup São Paulo; 2010;35(122):269-76.
4. Aronsson G, Theorell T, Grape T, Hammarström A, Hogstedt C, Marteinsdottir I, et al. A systematic review including meta-analysis of work environment and burnout symptoms. BMC Public Health. 2017;17:264.
5. Morales LS, Murillo LFH. Síndrome de Burnout. Medicina Legal de Costa Rica. 2015;32(1). Edición Virtual. Disponível em: https://www.scielo.sa.cr/scielo.php?pid=S1409-00152015000100014&script=sci_abstract&tlng=es.

6. Galanis P, Vraka I, Fragkou D, Bilali A, Kaitelidou D. Nurses' burnout and associated risk factors during the COVID-19 pandemic: A systematic review and meta-analysis. J Adv Nurs. 2021 Aug;77(8):3286-302.
7. Raudenská J, Steinerová V, Javůrková A, Urits I, Kaye AD, Viswanath O, et al. Occupational burnout syndrome and post-traumatic stress among healthcare professionals during the novel coronavirus disease 2019 (COVID-19) pandemic. Best Pract Res Clin Anaesthesiol. 2020 Sep;34(3):553-60.
8. Barello S, Palamenghi L, Graffigna G. Burnout and somatic symptoms among frontline healthcare professionals at the peak of the Italian COVID-19 pandemic. Psychiatry Res. 2020 Aug; 290:113-29.
9. Sarboozi Hoseinabadi T, Kakhki S, Teimori G, Nayyeri S. Burnout and its influencing factors between frontline nurses and nurses from other wards during the outbreak of Coronavirus Disease COVID-19 in Iran. Invest Educ Enferm. 2020 Jul;38(2):e3.
10. Luceño-Moreno L, Talavera-Velasco B, García-Albuerne Y, Martín-García J. Symptoms of Posttraumatic Stress, Anxiety, Depression, Levels of Resilience and Burnout in Spanish Health Personnel during the COVID-19 Pandemic. Int J Environ Res Public Health. 2020 Jul 30;17(15):5514.
11. Edú-Valsania S, Laguía A, Moriano JÁ. Burnout: A Review of Theory and Measurement. Int J Environ Res Public Health. 2022;19:1780.
12. Da-Yee Jeung DY, Kim C, Chang SJ. Emotional Labor and Burnout: A Review of the Literature. Yonsei Med J. 2018 Mar;59(2):187-93.
13. Perniciotti P, Serrano Júnior CV, Guarita RV, Morales RJ, Romano BW. Síndrome de Burnout nos profissionais de saúde: atualização sobre definições, fatores de risco e estratégias de prevenção. Rev SBPH Rio de Janeiro. 2020 Jan./Jun;23(1).
14. Mijakoski D, Cheptea D, Marca SC, Shoman Y, Caglayan C, Bugge MD, et al. Determinants of Burnout among Teachers: A Systematic Review of Longitudinal Studies. Int J Environ Res Public Health. 2022;19: 5776.
15. Queirós C, Passos F, Bártolo A, Marques AJ, Silva CF, Pereira A. Burnout and Stress Measurement in Police Officers: Literature Review and a Study With the Operational Police Stress Questionnaire. Frontiers in Psychology. 2020 1 May;11(587).
16. Latorraca COC, Pacheco RL, Martimbianco ALC, Riera R. O que as revisões sistemáticas Cochrane dizem sobre prevenção e tratamento da síndrome de Burnout e estresse no trabalho. Diagn Tratamento. 2019;24(3):119-25.

10

O trabalho contemporâneo no *burnout*: digital, *home office*, híbrido e na alta *performance*

Nilo Torturella
Elizabete Possidente
Erick Gustavo Alves

O CONTEMPORÂNEO

O personagem Carlitos, protagonizado pelo ator Charles Chaplin no filme *Tempos modernos*, em 1936, já abordava aspectos dos "tempos modernos" trazidos pelo capitalismo de forma irônica e bem-humorada. Carlitos trabalha em uma fábrica, apertando com uma chave inglesa parafusos da engrenagem de uma máquina. O trabalho era tão estafante e repetitivo que ele continuava a apertar qualquer coisa que se parecesse com um parafuso, por exemplo os botões de uma blusa. O operário foi levado à loucura pela monotonia do seu trabalho, por isso precisou ser internado em um sanatório. Quando recebeu alta, sentia-se bem, mas encontrava-se desempregado. Nesse filme, temos a descrição do processo de transição do mundo ocidental dos camponeses, artesãos e aristocratas para o trabalho contemporâneo do mundo burguês, operário e capitalista.

Anteriormente a esses "tempos modernos", o trabalhador produzia alimentos ou outros bens de consumo relacionados a suas próprias necessidades. Não havia a intenção de se obter lucro. O filme representava o momento em que o capitalismo passou a ser a forma predominante da produção econômica. Isso é o mesmo que dizer que, a partir daquele momento, a sobrevivência da maioria das pessoas teria como base um trabalho assalariado. A burguesia era a dona do capital. Ela comprava os meios de produção, como máquinas, matérias-primas e instrumentos, e pagava os salários de quem não tinha recursos. Ela comprava a força de trabalho que colocava a economia em movimento. Quem não tinha dinheiro para produzir passou a vender a sua força de trabalho. No trabalho contemporâneo, o cidadão passa a se importar em demasia em acumular capital, para manter um *status* social. O interesse dele é acumular dinheiro, importando-se menos com as necessidades alheias. Em 1836, o jovem alemão Karl Marx procurou estudar as instituições capitalistas.

A definição de trabalho contemporâneo continua sendo a mesma de Karl Marx. Ele define trabalho como a atividade sobre a qual o homem emprega a sua força para produzir o seu sustento. Logo, percebe-se que o trabalho contemporâneo se caracteriza pela impessoalidade do trabalhador com o que produz. Ele não possui nenhum envolvimento pessoal com o que está produzindo. Nisso baseiam-se as relações de trabalho nos tempos atuais: o trabalhador não tem meios de produzir o que necessita para sobreviver e passa a vender sua única "mercadoria", que é a sua força de trabalho. Esse vínculo do indivíduo com o seu trabalho resulta da necessidade de receber salário. Até hoje, existem problemas decorrentes da procura pela diminuição dos custos de produção e, consequentemente, aumento do lucro. A produção industrial automatizada contribui para que a mão de obra se torne obsoleta em muitos aspectos, forçando-a a vender sua força de trabalho para sobreviver, especialmente as pessoas que possuem menor grau de especialização, a fazê-lo de forma cada vez mais barata pelo medo do desemprego. Um exemplo bem simples do cotidiano é visto quando os caixas de pagamentos de estacionamentos dos *shoppings* foram substituídos por máquinas, por exemplo. Isso tornou-se mais evidente com o mundo globalizado, em que países em desenvolvimento e com grande população encontram-se bem envolvidos na produção industrial. Há exploração do trabalhador e adotam leis trabalhistas mais flexíveis, que autorizam a alta rotatividade de trabalhadores e de baixos salários pelos empregadores. Os índices de qualidade de vida e de trabalho nesses países de produção industrial são precários. Aliado ao desemprego e à falta de acesso à educação, esse contexto é importante para a compreensão da desigualdade na relação entre empregador e empregado. O medo de não ter trabalho é o medo de não ter a forma mínima de subsistência. Isso faz o trabalhador aceitar condições ruins para manter sua sobrevivência. No Brasil, ainda existe outro fator desse agravamento de desigualdade pela crescente prática de terceirização em diversas atividades, com a redução dos direitos trabalhistas. Na mesma empresa, profissionais com direitos trabalhistas dividem o ambiente com outros que não possuem os mesmos direitos. Isso intensifica ainda mais o medo do desemprego e as insatisfações.

Também nos últimos anos do país ocorreram privatizações de forma desordenada, o que acarretou mais demissões e medo de desemprego. Muitos jovens não conseguem entrar no mercado de trabalho. Isso aquece o mercado, mas piora as condições de trabalho. Uma prova disso foram as greves ocorridas a partir de 2011, em que os trabalhadores do setor privado reivindicaram direitos garantidos por lei, como FGTS, reajuste salarial, pagamentos de salários atrasados, alimentação, condições de trabalho e assistência médica. A inserção tecnológica trouxe muitas mudanças no comportamento das pessoas e no mercado de trabalho. O indivíduo que se adaptou rapidamente teve destaque e conseguiu abrir portas no mercado de trabalho. Por sua vez, os indivíduos que não se adaptaram ou não tiveram tempo hábil de treinamento ficaram para trás.

Com esses avanços tecnológicos, apareceram novas soluções para que o mercado se tornasse mais produtivo e lucrativo, o que levou à extinção de diversos cargos e ao surgimento de novas profissões. Houve redução do número de vagas disponíveis para cargos de menor complexidade. Tornou-se necessário treinamento em cursos profissionalizantes, mas as empresas não tiveram interesse em investir nas pessoas e optaram por contratar candidatos prontos. Novas profissões surgiram associadas a criação, produção e manutenção dessa tecnologia. A importância do ensino superior ficou cada vez mais evidente. Sabe-se que no Brasil é cada vez mais difícil o trabalhador investir nos estudos pela falta de tempo e de recursos financeiros.

Todas essas mudanças contribuem para o adoecimento do trabalhador pelo baixo salário, pelas péssimas condições de trabalho ou pela falta de estrutura material ou de recursos humanos que provocam estresse e desgaste psicológico. Muitos trabalhadores realizam funções aquém da sua capacidade. Não conseguem evoluir na carreira e se tornam profissionais insatisfeitos. Pela insuficiência de trabalhadores e de condições de trabalho, muitos realizam atividades ou tomam decisões que não estão preparadas ou não têm tempo suficiente para elaboração da solução. Diversas pesquisas dão destaque à violência no trabalho, incluindo assédio moral, humilhação, discriminação de gênero ou raça, que contribuem para o adoecimento do trabalhador. Essa insatisfação e falta de reconhecimento no trabalho levam ao trabalhador a manter o emprego apenas para receber o salário para pagar contas e planejar o tempo necessário para a aposentadoria. O desenvolvimento do *burnout* vai ocorrendo paulatinamente, na maioria das vezes sem a pessoa perceber. Vão surgindo sintomas físicos, emocionais, cognitivos e comportamentais que se confundem com outras doenças psiquiátricas, como transtornos depressivos, transtornos de somatização, transtornos conversivos, transtornos de sono, transtornos de pânico e/outros transtornos de ansiedade.

Apesar de diversos sintomas de depressão e da ansiedade, por exemplo, fazerem parte do *burnout*, trata-se de doenças distintas e com códigos diagnósticos diferentes na Classificação Internacional de Doenças (CID). É de extrema importância o profissional de saúde e as empresas estarem antenados a esses diagnósticos diferenciais para elaboração do diagnóstico correto. O tratamento adequado ocorre apenas mediante o diagnóstico correto. No diagnóstico de *burnout*, os sintomas são referentes às ocasiões de trabalho que impactam negativamente nas suas aptidões profissionais.

Já vinha se desenvolvendo o *burnout* em muitos funcionários até que, em 26 de março de 2020, o Congresso Nacional decretou estado de calamidade pública. Viveu-se a maior crise sanitária mundial com a pandemia do Covid-19. Subitamente, muitos profissionais tiveram de mudar radicalmente a configuração do trabalho. A maioria passou a trabalhar de casa (*home office*), enquanto outros mantiveram o trabalho presencial, com uso de máscaras e medo de contaminação ou de transmissão para as pessoas do convívio familiar.

Os profissionais precisaram lidar com a intensa demanda emocional, física e de trabalho imposta pela pandemia. Não houve preparo ou período de transição do trabalho remoto ou para outras mudanças. O teletrabalho foi atribuído de modo repentino. Pouquíssimas empresas tinham experiência nesse tipo de trabalho no Brasil. Se as organizações não estavam preparadas, tampouco estavam seus trabalhadores, que mal tiveram o respaldo necessário de suas empresas. A crítica dessa passagem está sendo sítio e material de pesquisa mundialmente. A Organização Mundial da Saúde (OMS) define a síndrome de *burnout* como "síndrome de desgaste profissional caracterizado por estresse crônico no local de trabalho que não foi conduzido com sucesso".

A Fiocruz aponta que 47,3% dos trabalhadores em serviços essenciais durante a pandemia têm apresentado sintomas de depressão, ansiedade, aumento da ingestão de álcool e mudanças no padrão de sono. A Associação Paulista de Medicina do Trabalho indica que a mudança para o trabalho remoto foi feita de maneira improvisada e que provocou alterações físicas, comportamentais e psicológicas. A pandemia deixou impressões no mercado de trabalho brasileiro, de acordo com estudos e pesquisas recentes. Há número expressivo de *burnout* como legado desse momento.

A síndrome de *burnout* é um distúrbio psíquico manifestado por intensa tensão emocional provocada por um trabalho desgastante e crônico. A síndrome ocorre especialmente em pessoas cuja profissão exige envolvimento interpessoal direto e intenso. As classes profissionais mais atingidas são as de médicos e outros profissionais de saúde, agentes penitenciários, bombeiros, policiais e professores. A síndrome de *burnout* é consequência de estresse crônico no local de trabalho.

O sintoma fundamental para receber esse diagnóstico é o de sensação de esgotamento físico e emocional que ocasiona: cefaleia, irritabilidade, picos hipertensivos, prostração, ansiedade, agressividade, isolamento, crises de asma, insônia, cansaço físico e mental excessivo, dores musculares, alteração do apetite, problemas gastrointestinais, palpitações, dificuldade na concentração, alteração bruscas de humor, sensação de fracasso e incompetência, prejuízo na produtividade no trabalho.

O diagnóstico é meramente clínico. O tratamento consiste em psicoterapia, atividade física regular e tratamento medicamentoso para os sintomas psíquicos. A síndrome de *burnout* foi oficializada recentemente pela OMS na nova Classificação Internacional de Doenças (CID-11), que entrou em vigência em 1º de janeiro de 2022.

Anteriormente, a síndrome de *burnout* consistia no código Z73.0 da CID-10, ou seja, era uma enfermidade ocupacional, não uma condição médica. Na CID-11, ele muda para o código QD85 e é explicado mais minuciosamente como "Síndrome conceituada como resultante do estresse crônico no local de trabalho que não foi gerenciado com sucesso. *Burnout* refere-se especificamente a fenômenos no contexto ocupacional e não deve ser aplicado para descrever experiências em outras áreas da vida". Na CID-11, essa síndrome ocupa capítulo específico que aborda problemas gerados pelo emprego e/ou desemprego ou associados a eles. Não está no capítulo de transtornos mentais, de neurodesenvolvimento ou comportamentais. É de extrema relevância a divulgação de informações sobre o desenvolvimento e o tratamento do *burnout*. Todos precisam se conscientizar da importância da saúde mental e de suas medidas preventivas, que podem provocar elevação na qualidade do trabalho.

DIGITAL, *HOME OFFICE* E HÍBRIDO

No contexto da pandemia da Covid-19, fatores como sensação de vulnerabilidade, temores por si e pelos outros, aumento expressivo da demanda de trabalho e perda de controle sobre os acontecimentos são apontados como agravantes da sobrecarga emocional e física do trabalhador da saúde[1]. Na realidade, a síndrome de *burnout* tem sido destacada por diversos autores como um dos efeitos da pandemia sobre a saúde mental de trabalhadores da linha de frente. No entanto, é preciso também atentar para as outras classes de trabalhadores, como os profissionais em *home office* ou todos aqueles afetados pelas medidas de isolamento social[2,3].

Além dos trabalhadores de linha de frente, também é válido ressaltar os impactos do teletrabalho nas demais esferas laborais. Por definição, o teletrabalho é realizado a distância, não se limitando apenas ao domicílio. De acordo com Martins[4], o teletrabalho permitiu que o homem deixasse de estar presente no local de trabalho, para servir à organização por meio de tecnologias e de comunicação a distância, em um mundo virtualizado, de modo também a substituir o deslocamento de um empregado a outro lugar, otimizando tempo e custo para a empresa. Enfatizam-se a integração de pessoas distantes e a possibilidade de inclusão de pessoas portadoras de necessidades especiais com prejuízos de locomoção. No entanto, alguns aspectos devem ser avaliados com maior profundidade. O autor pondera que o teletrabalho pode desqualificar o trabalho humano e sobrecarregar ainda mais o indivíduo, sem uma separação clara entre as esferas laboral e pessoal, tecnologias que misturam diversão e trabalho. Nas palavras de Martins[4]: "na sociedade da informação, ocorreu a flexibilização temporal e espacial, e o teletrabalho acabou invadindo a intimidade do trabalhador, não importando o local e o horário".

Algo ainda de extrema relevância para as relações de trabalho atuais refere-se à denominada *hustle culture*, termo do inglês que significa "cultura da agitação". Representa a ideia do trabalho constante, com ampliação da jornada de trabalho. Cada vez mais comum na lógica das empresas, da mídia e das redes sociais, o discurso de glorificação do trabalho excessivo. Talvez simplificada pela máxima "trabalhe enquanto eles dormem". Com a invasão das novas tecnologias, aliada à ampliação do teletrabalho, existem cada vez mais meios e possibilidades para se trabalhar constantemente, independentemente do local e do momento do dia[1].

A sociedade contemporânea passa a ser marcada pela autoexploração, de modo que todo o tempo disponível seja transformado em mercadoria, realidade ainda mais impactante quando se considera a crescente competitividade do mundo laboral, além das incertezas e das inseguranças geradas pela realidade pandêmica dos últimos anos. O filósofo Byung[5,6] reflete sobre a pressão para o trabalho também do ponto de vista individual; segundo o autor, "o que causa a depressão do esgotamento não é o imperativo de obedecer apenas a si mesmo, mas a pressão de desempenho. Vista a partir daqui, a síndrome de *burnout* não expressa a si mesmo esgotado, mas antes a alma consumida"[5,6].

Von Randow et al.[1] ainda refletem sobre outras situações de precarização da relação laboral, como a baixa remuneração e a incerteza de vínculo, gerando exploração e competição, além de diminuir a mobilização coletiva. Além disso, o contexto de pandemia acelerou a crise econômica e gerou mudanças nas relações entre empregado/empregador. Ainda é importante destacar que, em significativa parcela da população, as responsabilidades do trabalho no modelo *home office* somam-se às demais, em especial para os cuidadores, como as famílias que possuem filhos pequenos, pais idosos ou pessoas com necessidades especiais[7]. Desse modo, a depender do contexto social em que o trabalhador se encaixa, o ambiente laboral pode não se apresentar favoravelmente, algo de extrema relevância também no âmbito da saúde mental. Na perspectiva da pandemia pelo novo coronavírus, somam-se a isso as preocupações com a possibilidade de doença, a perda de um ente querido ou o fato de não estar presente e disponível para auxiliar seus familiares. São fatores que resultam em elevados níveis de estresse a ansiedade, os quais estão intimamente relacionados com o desenvolvimento da síndrome de *burnout*[2,3,8].

No livro *Sociedade do cansaço*, o filósofo e escritor sul coreano Byung-Chul Han relata que o trabalho contemporâneo passou a valorizar o indivíduo hiperativo e as múltiplas tarefas. As pessoas se veem obrigadas a estarem sempre produzindo como sinônimo de sucesso, mesmo queixando-se de cansaço. Em suas aulas na Universidade de Berlim, ele costuma usar o termo "violência neuronal" para explicar o resultado dos conflitos da sociedade contemporânea com o sofrimento psíquico. Ele afirma que todas as pessoas vivem numa sociedade do esgotamento, que é consequência direta do modo de trabalho do capitalismo contemporâneo. Segundo Byung-Chul Han, a todo momento há bombardeios de mensagens de que as pessoas devem estar sempre se superando e produzindo. Exemplifica com o *slogan* da campanha do Barack Obama na corrida pela presidência dos EUA, que dizia "Sim. Nós podemos" ("*Yes, we can*"). Esta legenda dá a falsa sensação de liberdade e de poder, mas que nas entrelinhas faz com que você acredite que necessita produzir cada vez mais, sem liberdade de escolha. No filme *Cisne negro*[9], a personagem bailarina chamada Nina é um exemplo desse trabalhor contemporâneo. Ela precisa estar sempre se superando mesmo trazendo consequências físicas e mentais. Ela é uma bailarina dedicada, mas não se sente valorizada pelo dono da companhia de balé e ainda busca um reconhecimento de sua mãe. Nina recebe a oportunidade de realizar um papel difícil, mas que ela considera a ocasião de sua vida. Nina passa a ser dominada pelo perfeccionismo e treina os seus movimentos à exaustão. Quem nunca se deparou com essa situação em sua vida de trabalho? Afinal, *Yes, we can.*

Anteriormente, o indivíduo para realizar as suas atividades laborativas precisava se deslocar até o local de trabalho, período em que era bem delimitado local/horário de trabalho das outras funções de sua vida. O homem achava que era escravizado pela máquina, porque precisava ir até ela. Até que veio a era digital, com sua falsa sensação de liberdade, porque poderia realizar algumas atividades laborativas longe do escritório, passou a ser escravizado sem se dar conta do feito.

Os dispositivos móveis passam a ligar você ao trabalho em qualquer momento ou local. Todo lugar e todo o tempo podem se transformar em trabalho com o disfarce de liberdade de comunicação. A pandemia do Covid-19 acelerou processos que já vinham surgindo no mercado de trabalho, como o trabalho remoto. O que era uma tendência torna-se realidade de um instante a outro, o *home office* passa a ser oficial para que a empresa produza e não haja demissão. Sabe qual é a diferença de trabalho remoto e *home office*? Este último implica trabalhar em casa e é um tipo de trabalho remoto. O trabalho remoto é um sentido mais amplo, que permite ao profissional escolher o local em que irá trabalhar. Existem diversas possibilidades, como: em um espaço de *coworking*; uma biblioteca ou um café, no escritório-sede da empresa ou até em casa.

No trabalho remoto, o profissional tem a possibilidade de escolher a forma que mais se adequa a sua agenda do dia. Por exemplo, nesse dia, terá uma reunião com um novo cliente e pode optar pelo encontro num *coworking*. No *home office*, o ideal seria o profissional ter um ambiente próprio e adaptado como escritório em sua casa para trabalhar. Na prática, sabe-se que ocorre um ajuste de um cômodo da casa, como a sala ou o quarto. A maioria das pessoas em regime de *home office* por falta de ajuda financeira ou de espaço físico acaba trabalhando em ambientes desconfortáveis, como na cama, na mesa de jantar ou no sofá de casa. Essa é uma das diferenças entre o *home office* e o trabalho remoto.

Trabalhar em *home office* diariamente, sem estrutura adequada, como internet e cadeira apropriada, torna-se um problema. Os escritórios de empresas são planejados com iluminação, mesas e cadeiras ergométricas para melhor rendimento do profissional. Não é por acaso que ultimamente muitas empresas têm optado pelo *anywhere office* – o funcionário escolhe se trabalha em *home office* ou em escritórios de *coworking*, conforme o seu conforto. Outra diferença é que, em *home office*, o trabalho é isolado, já em trabalho remoto pode haver encontro de colaboradores de forma presencial. Além de que no *coworking* a pessoa também pode fazer novas amizades e *networking*. Há inúmeras vantagens e desvantagens (Quadro 1).

Com o isolamento social imposto pela pandemia, as empresas precisaram rapidamente se organizar, e a maioria adotou o *home office*. Houve muito aprendizado dessa forma de trabalho tanto pelo funcionário como pela empresa. Inicialmente, as empresas tiveram medo de que os seus empregados não fossem trabalhar, mas o resultado foi justamente o contrário. Os funcionários estavam agradecidos de não estarem expostos ao vírus do Covid-19 e, com muito receio do desemprego, trabalharam por horas como uma compensação por estarem seguros e poderem manter o emprego. Depois, apareceram muitos artigos e reportagens nas redes sociais de que era imperativo equilíbrio entre o trabalho em casa e a vida pessoal. Houve interesse em melhorar o ambiente em casa para o trabalho com um aumento na compra de cadeiras, luminárias, pequenas obras para melhor privacidade, mudanças definitivas ou temporárias por casas mais amplas etc. Enquanto as empresas devolveram salas ou até prédios pela ausência de necessidade, aumentando as finanças por redução de custos.

Com a imunização contra o vírus, a maioria das empresas que tinham adotado o *home office* mudou para o modelo híbrido. Pesquisas realizadas em 2021 na USP mostraram que 70% das pessoas que aderiram ao *home office* queriam continuar com essa modalidade de trabalho. Houve destaque pelo tempo ganho por não precisar se deslocar até o local de trabalho.

Uma outra pesquisa realizada pela Microsoft mostrou que 715 profissionais entrevistados estavam mais preocupados com a qualidade de vida do que antes da pandemia. A Fundação Instituto de Administração (FIA) mostrou em pesquisa que 50% das empresas entrevistadas afirmavam que o regime de *home office* superou as expectativas e que 29% dessas empresas planejam manter parcial ou total essa modalidade de trabalho.

QUADRO 1

Vantagens do *home office*
▪ Redução do estresse com o trânsito
▪ Ganho de tempo sem o deslocamento até a empresa
▪ Maior proximidade com a família
▪ Maior flexibilidade/independência – soneca, almoçar com a família, tempo para atividade física
▪ Maior privacidade desde que bem esquematizado
▪ Economia para a empresa, que não precisa arcar com grande estrutura de trabalho
▪ Aumento da produtividade, já que o profissional pode trabalhar no horário mais conveniente
▪ Favorece o empoderamento do funcionário, pois tem maior liberdade
▪ Redução dos poluentes do meio ambiente pela redução do deslocamento das pessoas
Desvantagens do *home office*
▪ Sensação de isolamento
▪ Dificuldade para estabelecer uma rotina de trabalho
▪ Maior quantidade de distrações – filhos, visitas, compromissos da manutenção da casa
▪ Ausência de local silencioso
▪ Falta de suporte imediato, como problemas com a internet ou de programas do sistema
▪ Ausência de horários fixos para as refeições
▪ Dificuldade para sanar dúvidas com colegas e de trocar experiências
▪ Perda da vida pessoal
▪ Possibilidade de excesso de trabalho
▪ Indefinição de horário de início e término do expediente
▪ Falta de atualização profissional
▪ Ambiente profissional confinado

Trabalho híbrido

O modelo de trabalho híbrido é a associação do formato presencial com o *home office*. A empresa autoriza a flexibilidade para o funcionário trabalhar em casa em determinados dias. É criada uma escala dos dias em que o empregado poderá atuar de casa e dos dias nos quais precisará estar fisicamente na empresa. O modelo híbrido parece ser a forma mais equilibrada de agradar a todos. Um grupo de pessoas se adaptou muito bem ao *home office*.

Esses funcionários conseguiram se planejar, criaram um espaço físico adequado e privado, limitaram bem os horários de trabalho e conseguiram aproveitar bem o convívio familiar, como refeições com todos em casa juntos. Ganharam muito tempo para realizar interesses da vida pessoal sem o deslocamento diário do trabalho/casa e casa/trabalho. Esse grupo não queria retornar ao trabalho presencial.

O outro grupo de funcionários era dos que desejavam o trabalho presencial a todo momento. Foi formado em sua maioria por pessoas que não conseguiram privacidade para trabalhar ou por dificuldades de espaço físico ou por morar com familiares que invadiam esse espaço ou que não conseguiram limitar os horários de expediente. Diversos exemplos foram vistos na internet: crianças ou animais de estimação que invadiram reuniões virtuais e até uma mulher enrolada na toalha que passou pelo vídeo durante uma *live*.

Há uma complexidade de vetores envolvidos que parecem desandar. O grupo de funcionários que trabalhavam em *home office* com muita privacidade viu a sua produtividade cair no trabalho presencial. Reclamavam de barulhos que os distraiam e das interrupções de seus colegas de trabalho. Precisaram se readaptar, alguns passaram a usar fones de ouvido e a pedirem aos colegas para falarem um pouco mais baixo. Foi necessário reaprender a ressocializar, como almoçar novamente com os colegas.

O grupo que queria muito o presencial também precisou se adequar. Fatores do cotidiano que não causavam estresse passaram a incomodá-los depois do período longo de *home office*. Passaram a se queixar de muito cansaço com noção do tempo perdido no deslocamento até a empresa. Assim como também reaprender a trabalhar em equipe e a dividir o espaço com colegas. Também há funcionários que reclamam do trabalho híbrido, por acreditarem que, quando estão em casa, perdem oportunidades de carreira, afinal "quem não é visto não é lembrado".

A empresa de consultoria Gartner, em outubro de 2021, entrevistou mais de 3.500 funcionários em todo o mundo. Sessenta e cinco por cento contaram que a pandemia os fez refletir sobre o lugar que o trabalho tem em suas vidas. Cerca de 39% dos trabalhadores pensavam em trocar de emprego caso o gestor o obrigasse a retornar ao trabalho presencial *full time*. Apesar desses dados, ainda há organizações e alguns líderes que ignoram os fatos e insistem em manter o passado. Há o exemplo recente de junho de 2022, quando Elon Musk criticou o regime de *home office* e ordenou que todos os funcionários voltassem a trabalhar presencialmente em seus escritórios. Ainda disse que o *home office* era fingir estar trabalhando.

Na literatura científica, diversas estratégias individuais mostraram-se efetivas em melhorar a resiliência do trabalhador e em prevenir e/ou reduzir os sintomas da síndrome de *burnout*. Destacam-se: leitura, *mindfulness* e redução do tempo gasto em redes sociais. De acordo com Stip et al.[10], a leitura recreativa de romances, poesias, biografias ou ficções melhora a concentração e reduz a ansiedade. Além disso, auxilia a canalizar o pensamento em um único elemento, a história e seu enredo. Segundo estudo conduzido por Marchalik et al.[11], o hábito de leitura de literatura não médica por profissionais da saúde associa-se à redução significativa de desenvolvimento de *burnout*, inclusive apresentando efeito protetor contra sintomas de despersonalização. Em relação ao *mindfulness*, diversos estudos na literatura revelam seus efeitos positivos em reduzir sintomas associados ao *burnout*. No contexto do trabalho, a aplicação de técnicas de *mindfulness* permite a aproximação positiva com as circunstâncias desafiadoras, podendo, inclusive, aumentar a própria satisfação do trabalhador[12]. As mídias sociais, apesar de relevantes em conectar os indivíduos e reduzir os sentimentos de solidão[3], podem representar importante fator no desenvolvimento da síndrome de *burnout*. Além de poder estimular comportamentos de vício, também podem influenciar negativamente por meio da comparação social. Diversos estudos apontam que a redução do tempo gasto em mídias sociais melhora a sensação de bem-estar, estimula um estilo de vida mais saudável e reduz sintomas depressivos[3].

Tudo é muito novo e ainda muitas pesquisas precisam ser realizadas para avaliar a melhor forma de trabalho. Com a vivência de uma pandemia, o que tem se observado no mundo é que o funcionário de hoje busca investir na sua qualidade de vida, o que consiste no equilíbrio entre vida pessoal e sucesso profissional. Pesquisa realizada pela Gartner mostra que os líderes cada vez mais terão responsabilidades para conduzir acessos aos quatro diferentes modos de trabalho de acordo com o setor e a funcionário, visando a melhores benefícios para a empresa e seus funcionários.

O TRABALHO CONTEMPORÂNEO NA ALTA *PERFORMANCE*

Profissão atleta: os desafios do *burnout* esportivo na atualidade

Nos últimos tempos, tratando-se de esportes, campeonatos e jogos olímpicos, um dos assuntos mais comentados foi a saúde mental. Essa preocupação não é defasada, muito pelo contrário, finalmente o meio esportivo percebeu que trabalhar a mente do atleta deve ser prioridade tanto quanto trabalhar o corpo, sua *performance*, sua condição física.

De forma intrigante, uma questão de saúde que vem tomando a luz do conhecimento pelas notícias é a síndrome de *burnout* – caracterizada como uma condição ocupacional de estresse crônico levando ao esgotamento mental e físico, resultando na interrupção do indivíduo em suas tarefas.

Essa síndrome pode ser considerada uma disposição que se manifesta após um longo momento de estresse constante, seja físico ou mental. Quem sofre dessa doença sente que não possui mais forças para enfrentar tal situação desgastante, consequentemente sentindo indiferença nos relacionamentos e queda no rendimento, acompanhada por culpa pelo baixo desempenho. Deve-se levar em consideração que o *burnout*, o extremo esgotamento, é o precursor do abandono, enquanto o ato de abandonar a prática esportiva, a desistência definitiva da atividade, é o *dropout*[13].

A síndrome vem despertando o interesse de pesquisadores desde a década de 1970, sendo que a sua descrição foi primeiramente realizada por Freudenbergh em 1974 e, cada vez mais, surgem novos estudos e dados a respeito dela. Porém, mesmo com esse grande arcabouço de pesquisas, ainda é pequena a sua observação na área esportiva. Segundo Chiminazzo e Montagner[13], a síndrome de *burnout* sempre esteve presente nas mais variadas profissões, portanto sempre esteve presente também no contexto esportivo; porém, é muito pouco explorada e a carência de estudos resultou na impossibilidade de se possuírem subsídios para se tentar amenizar esse esgotamento de atletas em suas carreiras esportivas (p. 217).

Para a ciência do esporte, esses casos são alertas do quanto atletas, times e equipes, técnicos e comissões técnicas precisam de cuidados e é um incentivo para se resgatar os profissionais e praticantes de exercício físico em conflito com a sua própria modalidade. Fato também que promove o exercício físico como um produtor de bem-estar, saúde e qualidade de vida, previne que a mente e o corpo possam ser comprometidos por enfermidades.

Como no meio organizacional, o *burnout* leva o trabalhador ao esgotamento psíquico e físico, no meio esportivo não poderia ser diferente. Sendo uma das causas de desistências da carreira (*dropout*), lesões recorrentes, desistências de competições e adoecimento. De acordo com Becker Junior[15] (p. 23), 47% das crianças experimentaram esgotamento (*burnout*) durante a sua vida esportiva.

O atleta inicia a construção de sua carreira ainda muito novo em idade. A maior parte das atividades esportivas requer que o atleta decida por construir sua carreira em alto desempenho a partir dos 12 anos de idade, sem contar os anos anteriores que já demandavam dedicação acirrada ao esporte[16]).

A iniciação de carreira de um desporto profissional já é um processo de "seleção natural", no qual cada um tem de lutar para conquistar seu espaço no pódio. Para um atleta conseguir um lugar em um time, muitos tiveram de ser deixados para trás, desclassificados e/ou dispensados do centro de treinamento (CT). É nesse processo que a busca incansável por resultados para se manter em um time se torna um adoecimento gradual.

Isso pode ser acompanhado desde a tenra idade, o atleta mirim, que busca já na sua infância construir uma carreira. Lidar com cobranças, pressões, algumas vezes sonhos que não são seus – muitas vezes, os pais impõem à criança sua participação sem ser consultada –, a inibição do desenvolvimento do seu emocional e do seu próprio corpo e até a atravancar o seu papel social são alguns fatores que levam o jovem esportista a adoecer. De acordo com Becker Júnior e Telöken[15], muitos pais sempre desejaram participar de um esporte e projetam em seus filhos a realização desses sonhos.

As cobranças podem levar várias crianças a atingirem níveis extraordinários de rendimento, pelas suas qualidades psicofísicas, mas, ao atingir tais marcas, algumas delas podem mostrar desmotivação, tristeza e depressão, que contribuem para o abandono precoce das atividades esportivas[15] (p. 19).

Relaciona-se também a adultização precoce – muitos atletas infantojuvenis se tornam os responsáveis pelas contas da casa. Além de sofrer as pressões da busca constante de resultados superiores nas competições, são envolvidos na engrenagem profissional como se fossem adultos[15] (p. 23) e lutam para se manter na atividade esportiva. Esses elementos fazem com que a construção da carreira dos atletas tenha significado de investimento intenso, uma vez que há desejo de sucesso, muita concorrência e pouca ascendência. O efeito colateral da abdicação da vivência social, familiar e afetiva fora dos treinos é a maturação imposta[16] (17, p. 31). Para evitar tal catástrofe emocional na vida de jovens atletas em construção, é necessário que os clubes ofereçam departamentos de saúde mental dentro da instituição. Um trabalho multiprofissional com psicólogos, assistentes sociais, médicos, fisioterapeutas, colaborando junto com a comissão técnica para promover o bem-estar dentro da equipe e acompanhando seus atletas. Tal repartição é mais do que gastos e privilégios, é uma força fundamental do próprio clube em se preocupar com a saúde de seus atletas e da sua comissão técnica.

Você pode perguntar: antes não se falava sobre adoecimento no mundo esportivo, o que houve? Os atletas estão ficando cada vez mais "sensíveis", não estão aguentando a pressão?

Para responder a essas perguntas, deve-se entender que de geração em geração o esporte profissional ficou cada vez mais competitivo, mais tecnológico, mais lucrativo, mais visível. Não só em jogos, torneios, campeonatos e diversas competições, mas também em manter a carreira, lutar e buscar patrocínios, manter suas bolsas, tratamento de lesões, adaptação de novos equipamentos, horários extensos de treinamento, tudo isso esforçando-se para cumprir com as demandas da vida pessoal, as exigências dos treinadores, familiares, torcida, do clube e até de patrocinadores e empresários.

Não se pode esquecer dos aspectos biopsicossociais da pessoa. Quando se pensa em adoecimento psicológico sofrido por atletas, a psicologia do esporte não pode deixar de considerar o avanço e espetacularização do esporte, em todo o contexto sociocultural contemporâneo[17]. Fatores como a privação do sono, a má alimentação – e nisso não só o que se está comendo, mas como está comendo –, a desorganização das tarefas do cotidiano, as relações problemáticas com as pessoas do seu convívio esportivo e a superexposição perante as mídias são favoráveis para o adoecimento psíquico.

O acompanhamento do amadurecimento do atleta no esporte feito por profissionais especializados contribui para o seu desenvolvimento sadio e a estruturação da sua personalidade e caráter, trazendo benefícios para toda a sua vida. Para o clube, cuidar da saúde de seus esportistas é sinal de se preocupar com seus ocupantes, uma vitória contra as doenças mentais.

O acompanhamento psicológico tanto no alto quanto no baixo rendimento esportivo auxilia na preparação mental e permite que os atletas aproveitem ao máximo de seu arsenal de habilidades cognitivas e emocionais com maestria no decorrer de treinos e competições, além de contribuir para o aprimoramento de sua *performance*, estabelecendo objetivos e metas possíveis.

Com o auxílio do psicólogo do esporte dentro de CT, o atleta tem uma ferramenta poderosa para o seu aperfeiçoamento de desempenho: o treinamento mental. Segundo Samulski[18], uma das principais tarefas do psicólogo do esporte é ajudar treinadores e atletas a transformarem seus conceitos subjetivos irrealistas em conceitos objetivos realistas.

Com o treinamento de habilidades psicológicas (THP) realizado constantemente, o indivíduo pode enfrentar situações estressantes no decorrer da sua vida, em seus treinos e competições.

O THP passa por etapas de anamneses, entrevistas individuais e em equipe, testes e a observação e aborda diversas faculdades sensoriais humanas, como visual, auditiva, emocional e cinestésica. Para ter uma regulação psicológica que prepare a ação, é necessário que esse indivíduo trabalhe a sua mente sistematicamente. O THP é como o treinamento físico, para alcançar a excelência, é preciso que ser realizado com consistência e seriedade diariamente.

O psicólogo carregado dessas ferramentas pode trabalhar diversas demandas de seus atletas, equipes e comissão técnica que proporcionam vantagens substanciais, como concentrar-se no que está acontecendo no momento presente, equilibrar e filtrar as emoções envolvidas, reconhecer e controlar os pensamentos durante a prática esportiva, focar no presente e ser objetivo a sua *performance*, enfrentar situações de estresse nas quais precisa pensar rapidamente e tomar a decisão correta, proporciona o treinamento de visualização mental em que o atleta simula em sua mente os movimentos necessários e planeja para a ação, mantém o esportista relaxado em vez de ansioso no momento que deveria ficar calmo e ativamente preparado no momento exato de sua participação; segundo Franco[19], diminui a carga física do atleta, o que previne desgaste maior, diminui a carga psíquica, evita lesões, diminui o tempo gasto (economia de tempo de ação).

Essas ferramentas tornam-se ótimas armas para a prevenção e o enfrentamento de doenças, transtornos e o *burnout* e precisam ser usufruídas desde a iniciação esportiva profissional do ser humano. Ter um olhar focado na saúde humana pode prevenir consequências desastrosas na carreira, as quais, se não tratadas, podem levar ao *dropout* ou ao adoecimento grave. Entender que o que está em jogo é a mente e o corpo dentro de campo pode ser mais que uma questão de vencer ou perder, é preciso salientar que a maior vitória é a conquista sadia de seus objetivos.

É imprescindível que a prevenção impeça que esses males atravanquem a carreira dos atletas.

A queda de rendimento pode ser um sinal de que o atleta está sendo acometido pela síndrome do *burnout* em sua fase inicial, e isso agrava ainda mais a pressão sobre ele. Muitas vezes, ele precisa vencer para continuar a competir ou precisa realizar a jogada correta, porém a impossibilidade de concretizá-la só aumenta a tensão, os resultados positivos não aparecem, seu rendimento começa a cair, seus treinos passam a ser desmotivantes e instala-se a síndrome do *burnout*[14].

Profissionais de saúde, médicos do esporte, psicólogos do esporte, fisioterapeutas, são uma linha de frente. Equilibrar pensamentos, comportamentos e emoções requer uma força que dependerá do momento em que você está aplicando a técnica mental. Seria inútil executar tanto esforço, quando a mente não estiver preparada, e o cognitivo não estiver se encaixado com a ação.

REFERÊNCIAS BIBLIOGRÁFICAS

1. Von Randow GLF, et al. Teletrabalho, hustle culture e burnout: a saúde mental do trabalhador na pandemia e a necessidade do direito à desconexão. 16 Noite Acadêmica, Centro Universitário UNIFACIG; 2021. Disponível em: http://www.pensaracademico.facig.edu.br/index.php/noiteacademica/article/view/2684. (Acesso em 17 ago 2022.)
2. Hayes S, Priestley JL, Ishmakhametov N, Ray HE. Perceived stress and work-related burnout before and during COVID-19: An examination of workers in the United States. 2020;11(4).
3. Pereira DS, Ribeiro FS. The imminent fall of home-office workers during COVID-19 outbreak: suggestions to cope with burnout. Front Psychol. 6 de abril de 2022.
4. Martins MM. A empresa e o valor do trabalho humano. 2.ed. São Paulo: Ale-mida, 2015. p.76.
5. Byung-Chul H. Sociedade do cansaço. Petrópolis: Vozes: 2019. p.27.
6. Byung-Chul H. Sociedade do cansaço. Kindle edição. 2015.
7. Eddleston KA, Mulki J. Toward understanding remote workers' management of work-family boundaries: the complexity of workplace embeddedness. Group Org Manag. 2017;42:346-87.
8. Koutsimani P, Montgomery A, Georganta K. The relationship between burnout, depression, and anxiety: a systematic review and metanalysis. Front Psychol. 2019;10:1-19.
9. Cisne Negro. <Filme americano de 2010, dirigido por Darren Aronnofsky.>

10. Stip E, Östlundh L, Abdel Aziz K. Bibliotherapy: reading OVID during COVID. Front Psychiatry. 2020;11:567539.
11. Marchalik D, Rodriguez A, Namath A, Krasnow R, Obara S, Padmore J, et al. The impact of non-medical reading on clinician burnout: a national survey of palliative care providers. Ann Palliat Med. 2019;8:381-9.
12. Hülsheger UR, Alberts HJ, Feinholdt A, Lang JW. Benefits of mindfulness at work: the role of mindfulness in emotion regulation, emotional exhaustion, and job satisfaction. J Appl Psychol. 2013;98:310-25.
13. Chiminazzo JGC, Montagner PC. Síndrome de burnout e esporte: a visão dos técnicos de tênis de campo. J Physical Education. 2009;20(2):217-23.
14. Chiminazzo JGC, Montagner PC. Treinamento esportivo e burnout: reflexões teóricas. 2004;78. Disponível em: https://efdeportes.com/efd78/burnout.htm. (Acesso em: 17 de agosto de 2022.)
15. Becker JRB, Telöken E. A criança no esporte. Machado AA. Especialização esportiva precoce: perspectivas atuais da psicologia do esporte. Jundiaí: Fontoura. 2008. p.17-34.
16. Carvalho JMF, Selvati TSG, Campos RC, Silva LV, Silva GR. Escolha ou imposição? Estudo de caso sobre o abandono da carreira de atleta. Revista Didática Sistêmica. 2017;19(2):29-40.
17. Frades LJ, Oliveira ESA, Varoli BM, Carneiro CMC. Adoecimento psíquico em atletas de alto rendimento: a importância da psicologia do esporte. Revista Educação, Psicologia e Interfaces. 2020;4(3):9.
18. Samulski D. Psicologia do esporte: conceitos e novas perspectivas. 2.ed. Barueri: Manole; 2009. p.23.
19. Franco, GS. Psicologia no Esporte e na Atividade Física. São Paulo: Manole; 2000.
20. Aquino, Jacques, Denize, Oscar. História das sociedades das sociedades modernas às sociedades atuais. Rio de Janeiro, 2010.
21. Benevides-Pereira AMT. Burnout: quando o trabalho ameaça o bem-estar do trabalhador. São Paulo: Casa do Psicólogo; 2002.
22. Delgado de Carvalho C. História geral: idade contemporânea. Rio de Janeiro: INEP MEC, 1996.
23. ICICT; Fiocruz. Pesquisa analisa o impacto da pandemia na saúde mental de trabalhadores essenciais. Disponível em: https://portal.fiocruz.br/noticia/pesquisa-analisa-o-impacto-da-pandemia-na-saude-mental-de-trabalhadores-essenciais. (Acesso em 17 de agosto de 2022.)
24. Época Negócios. Coronavírus: estudo da USP vai mapear o impacto da pandemia na saúde mental dos brasileiros. Disponível em: https://epocanegocios.globo.com/Podcast/Negnews/noticia/2020/07/coronavirus-estudo-da-usp-vai-mapear-o-impacto-da-pandemia-na-saude-mental-dos-brasileiros.html. (Acesso em 17 de agosto de 2022.)
25. Murcho NAC, Neves de Jesus S, Palma Pacheco JE. A relação entre a depressão em contexto laboral e o burnout: um estudo empírico com enfermeiros. Psicologia, Saúde e Doenças. 2010;11(1):29-40. Sociedade Portuguesa de Psicologia da Saúde Lisboa, Portugal.
26. Mallar SC, Capitão CG. Burnout e hardiness: um estudo de evidência de validade. PsicoUSF. 2004;9(1):19-29.
27. Organização Mundial da Saúde (OMS). ICD Revision Process: Beta Phase and Finalization. Genebra: WHO, 2013. Disponível em: https://www.who.int/classifications/icd/revision/icdrevisionprocess.pdf.
28. Organização Mundial da Saúde (OMS). CID-11 Application Programming Interface (API). Genebra: OMS, 2021. Disponível em: https://icd.who.int/icdapi/.
29. Panagioti M, Panagopoulou E, Bower P, et al. Controlled interventions to reduce burnout in physicians: a systematic review and meta-analysis. JAMA Intern Med. 2017;177
30. Possidente E. Síndrome de burnout (esgotamento emocional). 2021. Disponível em: www.possidente.org.
31. Possidente E. O que muda com a nova classificação de Burnout na CID-11? 2021. Disponível em: www.possidente.org.

32. Rotenstein LS, Melnick ER, Sinsky CA. A learning health system agenda for organizational approaches to enhancing occupational well-being among clinicians. JAMA. 2022.
33. Trigo TR, Teng CT, Hallak JEC. Síndrome de burnout ou estafa profissional e os transtornos psiquiátricos. Rev Psiq Clín. 2007;34(5):223-33.
34. Mikolajczak M, Raes M, Avalosse H, Roskam I. Exhausted parents: sociodemographic, child-related, parent-related, parenting and family functioning correlates of parental burnout. J Child Fam Stud. 2018;27:602-14.
35. Dall'ara J. Modelo híbrido de trabalho chegou para fica. Disponível em: https://jornal.usp.br/atualidades/modelo-hibrido-de-trabalho-chegou-para-ficar/. (Acesso em: 17 de agosto de 2022.)

11

Saúde mental no trabalho durante e no pós-pandemia de Covid-19

Ana Paula Lopes Carvalho

INTRODUÇÃO

A pandemia de Covid-19 trouxe uma série de desafios e a necessidade de adaptação imediata a uma nova realidade, somado ao desconhecimento da doença, sobrecarga do sistema de saúde, medo da população, luto pela perda de entes queridos e a falta de perspectiva do fim desse período, gerando grande sobrecarga e estresse.

Neste capítulo, serão abordados como a pandemia mudou o trabalho e a relação com ele, os riscos para o desenvolvimento do *burnout* e as intervenções propostas na literatura médica.

PANDEMIA – "TEMPESTADE PERFEITA" PARA O *BURNOUT*

Foi em março de 2020 que a Organização Mundial da Saúde (OMS) declarou que o planeta estava em meio a uma pandemia. A Covid-19 (*Coronavirus Disease* – 2019) é a doença desenvolvida pela infecção por um subtipo do coronavírus, o SARS-CoV-2[1]. O quadro clínico apresentado varia a cada paciente e pode cursar com síndrome do sofrimento respiratório agudo, tempestade de citocinas, estado de hipercoagulação e/ou disfunção autonômica. O primeiro caso descrito data de dezembro de 2019 em Wuhan, China. O primeiro caso no Brasil ocorreu em 26 de fevereiro de 2020 e até o momento foram registrados 32.434.063 casos e 671.700 óbitos, segundo o Ministério da Saúde do Brasil (Coronavírus Brasil saude.gov.br).

A partir de então uma série de medidas foram adotadas com a finalidade de diminuir a disseminação do vírus, proteger a população e evitar a sobrecarga ou colapso do sistema de saúde: isolamento social, fechamento de lugares públicos em que pudesse ocorrer aglomeração (incluindo escolas, restaurantes, bares, parques, casas de shows), orientação para permanecer em casa e, em casos extremos, o *lockdown*. Mas não foi só isso...

Por ser algo recente e pouco conhecido por todos – cientistas, profissionais de saúde e população em geral – a Covid-19 fez ressurgir um fenômeno chamado infodemia, que se somou aos diversos outros estressores na pandemia. É definida como superabundância de informações – algumas precisas e outras não – que ocorre durante uma epidemia. Ela se espalha por meio de sistemas de informação digitais e físicos, tornando difícil encontrar fontes e orientações confiáveis quando necessário[3]; gera incerteza, a população fica assustada e despreparada para enfrentar a crise[3].

O rápido aumento do número de casos, a avalanche de notícias a respeito e a adoção de leis para enfrentar a pandemia geraram um sentimento de ansiedade na população, cuja vida cotidiana mudou de forma drástica e sem aviso prévio[4]. Formou-se uma "tempestade" perfeita para tornar a população vulnerável ao *burnout*: estresse crônico, persistente, intenso, sem data para terminar, sobrecarga e esgotamento pela necessidade de adaptar-se ao desconhecido somados ao medo do adoecimento, de perder um ente querido e/ou de passar por dificuldades econômicas.

Ficar em casa, encerrar atividades, diminuir a capacidade produtiva, postergar promoções e demissões resultaram em insegurança socioeconômica, o que também aumentou níveis de ansiedade e pressão[5].

Na volta ao trabalho presencial e atividades sociais surge a necessidade de adaptação de empresas e empregados ao chamado "novo normal". Apesar de alguns profissionais em funções de liderança exigirem cada vez mais a presença de seus funcionários na empresa, uma pesquisa mostrou que a maior parte deles prefere o modelo híbrido ou em *home office*[5]. Esse certamente será o desafio: não criar mais razões para estresse e sofrimento para ambas as partes e tentar encontrar soluções intermediárias, entendendo que o retorno deve ser gradual e não apressado e sem preparo (como foi necessário durante o início da pandemia).

Saúde mental na pandemia

Segundo um consórcio de pesquisadores de diferentes universidades americanas[1], "os aspectos de saúde e doença mental da Covid-19 estão entre os efeitos colaterais mais importantes desta pandemia e requerem um plano nacional de prevenção, diagnóstico e tratamento".

Em momentos de crise e/ou eventos traumáticos ocorrem impactos emocionais e possibilidade de desenvolvimento ou piora de quadros psiquiátricos pré-existentes[6]. Não será diferente agora, e os efeitos da pandemia sobre a saúde mental serão profundos e prolongados[7]. A vulnerabilidade ao adoecimento psiquiátrico aumenta com as medidas de isolamento social, e a descontinuidade de alguns serviços de saúde e a escassez de acesso a medicamentos são apontadas[6].

Soma-se a isso a perda de alguns dos fatores protetores à saúde mental:

- aumento do comportamento sedentário.
- piora da qualidade do sono e da dieta.
- aumento dos índices de solidão.
- mudança no consumo de álcool (maior em frequência e quantidade).

Já é conhecida a relação entre piora do estilo de vida e presença ou início de sintomas depressivos e/ou ansiosos[8,9], assim como menor resiliência e/ou diminuição de recursos internos de adaptação a fatores estressores, aumentando a vulnerabilidade ao *burnout*.

No Brasil, o estado mental e emocional da população foi divulgado através de pesquisa da Organização Pan-americana de Saúde (OPAS)[10] que encontrou os seguintes sintomas/queixas:

1. Nervosismo, ansiedade ou "estar no limite".
2. Problemas para adormecer.
3. Problemas para relaxar.
4. Preocupação excessiva.
5. Irritabilidade.
6. Medo, como se algo terrível pudesse acontecer.
7. Incapacidade de suprimir ou controlar as preocupações.

Um estudo italiano[11] demonstrou ainda uma associação entre a situação de trabalho e a sintomatologia depressiva. E pessoas com diagnósticos psiquiátricos são mais vulneráveis ao estresse e a desenvolverem o *burnout*[4].

AMBIENTE PROFISSIONAL DURANTE A PANDEMIA

No momento da declaração da OMS de uma pandemia, dois cenários de trabalho possíveis se formaram[12]: (1) os que ficaram trabalhando de suas casas (em *home office*) e (2) os que foram para a linha de frente de enfrentamento ao vírus ou se tornaram expostos por fazerem parte dos serviços ditos essenciais.

Houve ainda os que perderam seus empregos; só no Brasil foram 14 milhões de pessoas desempregadas (Instituto Brasileiro de Geografia e Estatística – IBGE).

Trabalhando de casa, os profissionais[13,14]:

- tiveram que cuidar dos afazeres do lar.
- estiveram com seus filhos 24 horas, 7 dias por semana, sem folga.
- lidaram com o *home schooling* ao mesmo tempo em que trabalhavam.
- trabalharam cerca de 3 horas a mais por dia.
- estiveram em frente a telas em videoconferências.
- perderam recursos de apoio social, como amigos e familiares.
- ficaram impossibilitados de socializar, interagir com outras pessoas, podendo resultar em sintomas de "ansiedade de separação"[4].
- em algumas famílias, um dos membros podia ter perdido o emprego, causando sobrecarga naquele que continuava empregado, sendo a fonte de renda que não poderia ser perdida.

Somado a todos esses fatores estressores não havia tempo ou opções para o lazer. Sendo assim, a realidade era a resultante do aumento da demanda e diminuição das possibilidades de lidar com ela. Estavam proibidas atividades da vida cotidiana e não havia descanso[13]. Pesquisadores mostraram que pessoas que passam mais de 10 dias em quarentena têm maior chance de relatar sintomas de estresse pós-traumático[4].

E o que os profissionais da chamada linha de frente (p.ex., médicos, enfermeiros) e outros profissionais de serviços essenciais enfrentaram[15]?

- Medo de se contaminarem.
- Medo de contaminar familiares.
- Excesso de turnos trabalhados; a demanda de profissionais era maior que a oferta.
- Esgotamento e cansaço.
- Falta de materiais de proteção.
- Falta de conhecimento a respeito da doença.
- Necessidade de se afastar de familiares e amigos.

A partir dessas duas realidades, alguns fenômenos foram surgindo e constructos criados a fim de entender melhor como as pessoas, trabalhadores e familiares foram afetados. Aqui algumas delas serão discutidas: *Zoom exhaustion and fatigue*; *burnout* parental[13,14]. Serão ainda aprofundados o *burnout* em professores e profissionais de saúde.

Zoom exhaustion and fatigue[16]

A correlação entre o uso de dispositivos inteligentes, estresse e *burnout* já era um tópico investigado antes mesmo da pandemia[4]. A exposição a telas de computador e *smartphones* é associada a um número grande de sintomas relacionados ao estresse, como: prejuízos sociais e psicológicos; lesões musculoesqueléticas; impacto na qualidade de vida e funções cotidianas dos indivíduos. Estudos mostraram diminuição do tempo e qualidade do sono, aumento da ansiedade, do estresse, *burnout* e até mesmo depressão. Há também impacto para a saúde física: dor na coluna cervical; estiramento de ligamentos, músculos e tendões da coluna vertebral[4].

E foi com a finalidade de manter a atividade profissional o mais próximo do "normal" durante a pandemia que a ferramenta mais usada pelos profissionais em *home office* foi a videoconferência. Enquanto em fevereiro de 2020 cerca de 8,2% das pessoas trabalhavam de casa, em maio do mesmo ano o número pulou para cerca de 35% (Figura 1).

O termo *Zoom fatigue* surgiu durante a pandemia. Não tem relação com o uso de telas, isso já era feito antes, mas com a complexidade da interação humana nessa dinâmica, que demanda um esforço cognitivo adicional para interagir com outros em videoconferências.

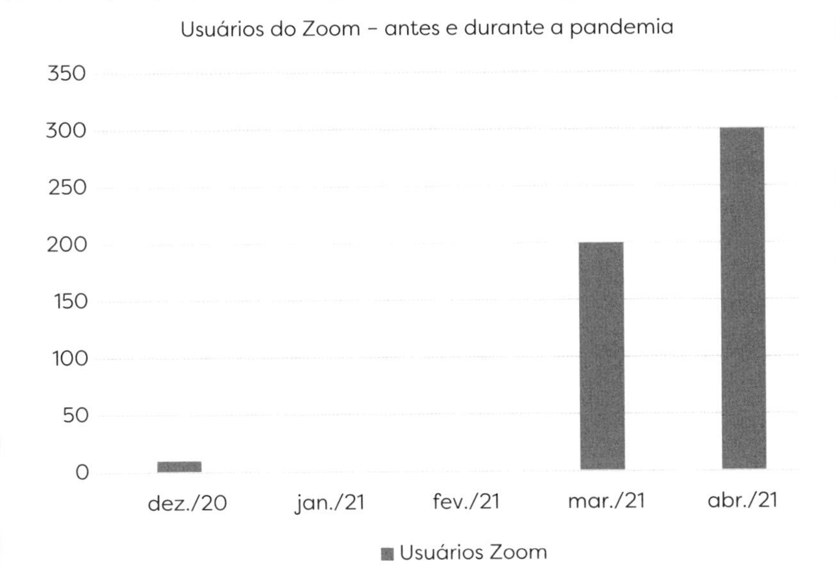

FIGURA 1 O número de usuários da plataforma Zoom em milhões. Em dezembro de 2019 eram 10 milhões.[16]

As causas da *Zoom fatigue* seriam:

1. Necessidade de contato visual constante, pois há excitação fisiológica semelhante ao estresse com aumento de demanda de energia.
2. Perda da espontaneidade da comunicação não verbal, causando sobrecarga cognitiva.
3. O vídeo funciona como um espelho, que leva à autoavaliação constante, podendo gerar ansiedade social, afeto negativo e até depressão.
4. O movimento faz parte do aprendizado e da criatividade. A gesticulação até acontece durante a interação por vídeo, mas em menor intensidade e frequência.

A partir da constatação desses fatores, uma equipe de pesquisadores desenvolveu uma escala (disponível para uso gratuito) para medir o grau de fadiga entre os usuários de plataformas de videoconferências. Os constructos utilizados foram:

- Redução da motivação.
- Redução da atividade.
- Fadiga cognitiva.
- Fadiga generalizada.
- Fadiga física.

As dimensões avaliadas:

- Fadiga social.
- Fadiga emocional.
- Fadiga vocal.
- Fadiga visual.

Quanto mais longa a videoconferência maior o nível de fadiga e os sentimentos negativos em relação à ferramenta. Os pesquisadores reforçam o fato que esse tipo de trabalho vai continuar e que foi crucial para manutenção das conexões sociais. Porém destaca que o surgimento de novas tecnologias precisa ser compreendido para mitigar os danos e maximizar seus benefícios. O Quadro 1 apresenta a escala desenvolvida pelos pesquisadores (está em inglês pois não foi validada para o português).

QUADRO 1 *Zoom Exhaustion and Fatigue Scale*[16]

Constructs	Questions
General fatigue	How tired do you feel after video conferencing?
	How exhausted do you feel after video conferencing
	How mentally drained do you feel after video conferencing?
Visual fatigue	How blurred does your vision get after video conferencing?
	How irritated do your eyes feel after video conferencing?
	How much do your eyes hurt after video conferencing?
Social fatigue	How much do you tend to avoid social situations after video conferencing?
	How much do you want to be alone after video conferencing?
	How much do you need time by yourself after video conferencing?
Motivational fatigue	How much do you dread having to do things after video conferencing?
	How often do you feel like doing nothing after video conferencing?
	How often do you feel too tired to do other things after video conferencing?
Emotional fatigue	How emotionally drained do you feel after video conferencing?
	How irritable do you feel after video conferencing?
	How moody do you feel after video conferencing?

BURNOUT PARENTAL E MAUS-TRATOS CONTRA A CRIANÇA[13,14]

O *burnout* parental é definido como a percepção de um descompasso entre as demandas relativas à parentalidade, incluindo expectativas dos pais sobre si mesmos e suas responsabilidades e à disponibilidade de recursos para atendê-las.

Entre as 74 milhões de crianças americanas 90,8% têm um dos pais trabalhando fora e 63% destes com os dois pais. No pós-pandemia houve 28% de perda do emprego e 33% de diminuição de renda. Associado a isso 53% dos americanos com filhos não tinham economias para cobrir suas despesas. Diante dessa realidade outros fatores de risco estão associados ao *burnout* parental e se agravaram com a pandemia:

1. Aumento da demanda: filhos em casa, sem apoio de familiares e amigos, *home schooling* (aulas em casa em videoconferência) e crianças sob estresse intenso.
2. Desemprego dos pais.
3. Insegurança socioeconômica.
4. Falta de tempo para o lazer.
5. Com o fechamento das escolas, as refeições com preço reduzido ou gratuitas foram perdidas.
6. Dificuldade em conseguir recursos financeiros referentes ao desemprego, devido ao aumento de demanda e fechamento dos serviços públicos.

Estudos mostram que o bem-estar dos pais depende em grande parte do apoio social e que o frequente contato com avós diminui os riscos de os pais desenvolverem o *burnout*. Em associação, os pais que trabalhavam de casa chegaram a trabalhar até 3 horas a mais por dia quando comparado ao tempo na pré-pandemia. As características individuais também relacionam o perfeccionismo como um fator de risco.

Efeitos do *burnout* parental:

- Risco aumentado de pensamento e/ou ideação suicida.
- Conflitos entre os pais, afastamento emocional e falta de apoio entre eles.
- Aumento do envolvimento em negligência e abuso infantil (mesmo em pais que não apresentam histórico), independentemente do nível escolar, socioeconômico ou uso abusivo de substâncias psicoativas.

As implicações na prática clínica incluem o conhecimento, por parte de especialistas que cuidam ou estão em contato com crianças, do constructo a fim de considerar essas possibilidades de intervenções ao avaliar famílias e crianças. Existe uma escala para uso clínico, a *Parental Burnout Assessment* (PBA), e que está disponível para uso livre.

São propostas duas formas de intervenção: (1) direta – pesquisar ativamente o que está acontecendo, perguntando abertamente sobre o *burnout* e queixas associadas; (2) não diretivas – ouvindo ativamente pais e crianças e verificando se surgem relatos que levem **à** hipótese do *burnout* parental.

BURNOUT EM PROFESSORES[17]

Os professores já vinham sofrendo de transtornos mentais, como ansiedade e depressão, mesmo antes da pandemia, com o estresse relacionado ao trabalho. Os fatores associados eram a pressão e a perda de *status*. Com a pandemia isso se intensificou e os professores relataram se sentir confusos com as mudanças da dinâmica de ensino e pelo distanciamento social.

Diferentes fatores explicam a sintomatologia. A mudança abrupta de ensino presencial para o ambiente virtual, com perda do contato próximo com alunos, e a necessidade de reestruturação do planejamento didático. Professores não preparados para o ensino virtual também se mostraram assustados e sob grande estresse. Além disso, o *e-learning* emergencial trouxe mudanças na carga de trabalho dos professores, diminuindo a motivação para o trabalho. A alta taxa de divórcio e violência doméstica também afetou a capacidade de adaptação ao novo esquema de ensino.

No caso do ensino primário, as mulheres representam a maioria do corpo docente, e elas muitas vezes cuidam de seus filhos e parentes idosos, o que trouxe sobrecarga ainda maior.

Na volta às aulas, professores tinham que se responsabilizar, além do ensino, pela necessidade de evitar o contágio entre os alunos e lidar com o ensino híbrido. Uma metanálise que investigou oito estudos conduzidos durante a pandemia achou os seguintes dados: 17% de professores relatando níveis de ansiedade, 19% depressão e 30% estresse.

Os autores propõem apoio psicossocial e emocional aos professores, entre eles *wokshops* e palestras, a fim de aumentar os recursos socioemocionais e a habilidade em lidar com fatores estressores.

BURNOUT EM PROFISSIONAIS DE SAÚDE

O grupo de trabalhadores mais estudado, com maior número de publicações, foi o dos profissionais de saúde na linha de frente (PSLF). Na plataforma Pubmed (consulta em 20/07/2022), a pesquisa por "*burnout healthcare workers Covid-19*" resultou em 1.000 estudos, enquanto "*teachers burnout Covid-19*" gerou 55 estudos (Figura 2).

Uma hipótese que relaciona o foco das pesquisas estar em sua maioria nos PSLF é a de que eles estavam em contato direto com o risco de contaminação, na linha de frente de cuidados aos pacientes com Covid-19 e em condições desfavoráveis[18-20]. A qualidade de vida de médicos, enfermeiros e profissionais de apoio trabalhando nos centros de saúde em que ocorriam os atendimentos sofreu um impacto sem precedentes, com aumento da pressão psicológica que levou à diminuição da autocompaixão, sentimento de solidão, diminuição da esperança e desenvolvimento de sintomas psicológicos e psiquiátricos. Os níveis de estresse pós-traumático subiram de 9,6% para 51%, e os de ansiedade, de 20% para 75%, comparando o período pré-pandêmico[19].

Os fatores de risco, ou aqueles que mostraram relação positiva com o *burnout*, foram ansiedade e depressão, insônia e o risco de danos morais, assim como, estresse e falta de equipamentos de proteção individual. Os fatores protetores, ou aqueles cuja presença estava relacionada a níveis mais baixos de *burnout*, incluíram resiliência, suporte social e qualidade de vida.

Outros fatores relacionados ao risco aumentado de estresse durante a pandemia nos PSLF foram:

- Contexto de trabalho: falta de acesso a equipamento de proteção adequado, exaustão resultante do uso equipamentos de proteção ao longo da jornada de trabalho, sensação de ter suporte inadequado, longas jornadas de trabalho e mudanças inesperadas no tipo de trabalho, preocupação sobre perder ou infectar seus parentes, abandonar suas casas para evitar infectar suas famílias, falta de acesso a informações atualizadas sobre padrões de ação, incerteza sobre a contenção da doença e preocupações sobre ver pacientes morrer[19].
- Fadiga de compaixão: estado de capacidade reduzida de compaixão como consequência da exaustão causada por contato com o sofrimento alheio. Testemunhar o sofrimento dos pacientes sem ser capaz de aliviar seu desconforto tem um alto custo emocional para os profissionais de saúde[19].
- Sofrimento moral: sofrimento psicológico que surge em uma situação em que alguém é impedido de seguir o caminho certo de ação, por exemplo, um dilema moral ou incerteza moral. O sofrimento moral está associado a uma série de sequelas negativas, incluindo menor satisfação no trabalho, maior intenção de deixar a profissão, redução do empoderamento psicológico e autonomia, e sentimentos negativos que incluem raiva, culpa e impotência[18].
- Dano moral: eventos psicológicos, comportamentais, interpessoais e existenciais que surgem após violações percebidas de crenças morais profundas por si mesmo ou por outros indivíduos de confiança; essas experiências potencialmente prejudiciais podem envolver perpetuar, deixar de prevenir, testemunhar ou aprender sobre ações que transgridam crenças morais profundamente arraigadas[18].

Os profissionais de saúde descreveram uma série de emoções relacionadas ao sofrimento moral e ao dano moral, incluindo ansiedade, medo, culpa, vergonha, esgotamento, raiva e desamparo. As circunstâncias associadas a problemas "morais" e que trazem sofrimento e mudança na qualidade do trabalho foram[18]:

- Risco de contrair ou transmitir Covid-19.
- Incapacidade técnica de trabalhar na linha de frente.
- Prestação de cuidados subótimos.

- Como priorizar atendimento e alocação de recursos (quais seriam os pacientes escolhidos quando faltassem recursos).
- Falta de apoio percebida e tratamento injusto por parte de sua organização.
- Estigma, discriminação e abuso.

O *burnout* dos profissionais de saúde já é um velho conhecido, com despersonalização e exaustão emocional sendo as principais características[19]. A importância de reconhecer esses dados, já tão antigos, e agir rapidamente é que além do impacto e sofrimento desses indivíduos, há um impacto nos serviços de saúde e qualidade dos cuidados prestados em saúde como um todo. Vale ressaltar que os fatores de risco e os fatores de proteção não mudaram em comparação com os achados anteriores, o que significa que já há o conhecimento científico necessário para implementar intervenções com a finalidade de mitigar o esgotamento empático de nossos profissionais de saúde.

Aqui serão discutidas as intervenções que foram estudadas durante a pandemia para os PSLF:

1. Intervenções corpo-mente (*mind-body interventions*): prática de saúde que combina foco mental, respiração controlada e movimentos corporais para ajudar a relaxar o corpo e a mente. Incluem meditação, ioga e treinamento de atenção plena (*mindfulness*), e foram considerados úteis em doenças relacionadas ao estresse, promovendo a resiliência por meio do autocuidado. Pesquisadores publicaram uma revisão sistemática a fim de estudar essas técnicas[21] e essas intervenções mostraram-se eficazes em diminuir a percepção de estresse dos profissionais de saúde. Além disso, algumas técnicas específicas tiveram efeitos positivos significativos sobre trauma psicológico, *burnout*, insônia, ansiedade, depressão, autocompaixão, *mindfulness*, qualidade de vida, resiliência e bem-estar; mostraram-se ineficazes apenas para trauma psicológico e autoeficácia dos profissionais de saúde. A ioga e as terapias baseadas em música foram as que tiveram maior impacto entre todas as técnicas estudadas. Uma vez que a realidade desses profissionais é de falta de tempo e, em alguns casos, de recursos, esse grupo de pesquisadores propõe incluir aplicativos de celular, arquivos de áudio guiados e videoconferências. Além disso, integrar essas técnicas ao ambiente de trabalho.
2. Lideranças que apoiem sua equipe de saúde: essa intervenção proposta por pesquisadores brasileiros partiu dos dados alarmantes de que nossos médicos atingiram limiares de exautão e desligamento do *burnout* em 85,9% e 83,5%, respectivamente. Propõe que seja trabalhada a relação entre supervisores e equipe de saúde. O embasamento surgiu de pesquisas que demonstraram que lideranças que oferecem apoio a seus subordinados podem ser eficazes

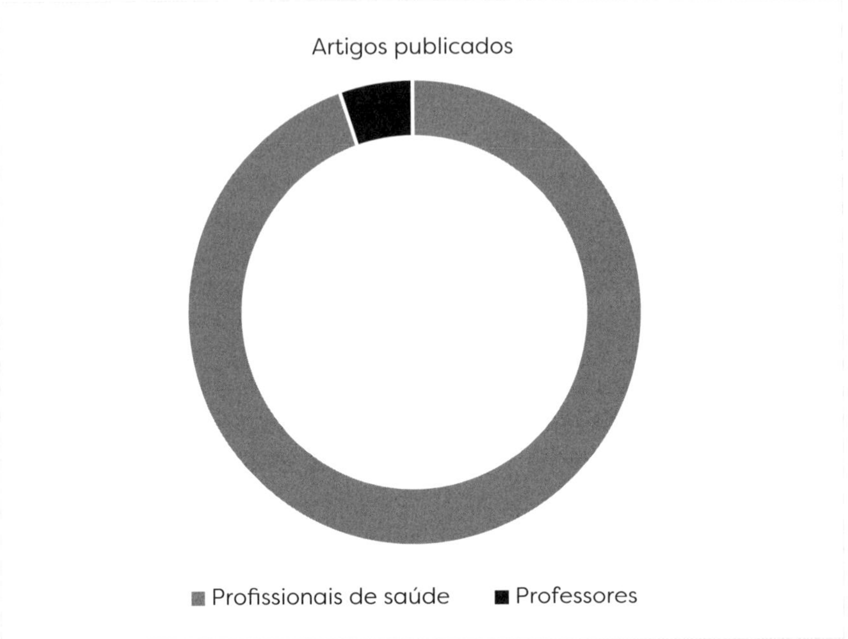

FIGURA 2 Número de artigos publicados associando *burnout* em profissionais de saúde e em professores.

no enfrentamento e nas chances de aparecimento do *burnout*. São considerados fonte de apoio social e de recursos, ajudando a equipe a lidar melhor com demandas de trabalho, com estressores do ambiente laboral e com os custos fisiológicos e psicológicos associados. Criar um ambiente favorável à construção de relações positivas de trabalho, baseadas na confiança e no respeito mútuos, seria essencial para diminuir as síndromes psicológicas prejudiciais nas equipes de saúde[22].

ESTRATÉGIAS DE ENFRENTAMENTO

Para enfrentar o *burnout*, algumas medidas e ações foram sugeridas na literatura. Ao longo do capítulo já foram citadas algumas possibilidades de intervenção, mais específicas para algumas circunstâncias ou profissões. Nesta seção serão abordadas outras, que se adequam a um perfil mais amplo de trabalhos.

- Leitura: é uma boa alternativa para escapar das demandas da vida diária. Ler livros como novelas, poesia, biografia ou ficção melhora a concentração, reduz a ansiedade e foca a energia em apenas um elemento – a história a frente do leitor. Ler é uma estratégia protetiva contra o *burnout*, contra a despersonalização, ajuda a organizar a mente em meio ao caos e melhora as habilidades sociais. Um estudo mostrou que ler ao menos 30 minutos por dia aumenta a capacidade cognitiva e aumenta a expectativa de vida[12].

- Atenção plena ou *mindfulness*: é definida como a consciência que resulta da atenção dirigida, com um propósito, aos nossos pensamentos, sem julgamento, e estando presente em cada momento vivido. Ajuda a prevenir e lidar com o *burnout*, provavelmente por diminuir vieses, percepções negativas, ou melhorar a avaliação dos eventos. No contexto do trabalho, pessoas que praticam a atenção plena lidam melhor com os desafios. Para começar, 15 minutos por dia já trazem respostas visíveis após um mês[12].
- Reduzir o tempo em mídias sociais: há um risco de dependência e uso abusivo ao se passar muito tempo em redes sociais, assim como o desenvolvimento de *burnout* por comparações sociais. Outros riscos são perda da qualidade do sono, ansiedade, depressão, e aumento da sobrecarga de trabalho. A literatura demonstrou que a redução do tempo em mídias sociais melhorou o bem-estar, o estilo de vida saudável, reduziu níveis de depressão e, em consequência, reduziu as chances de *burnout*. O tempo máximo sugerido é de 30 minutos por dia nas mídias sociais[12].
- Educar sobre o *burnout* e estresse: o conhecimento e a psicoeducação ajudam a dar ferramentas e principalmente a instrumentalizar a pessoa a procurar ajuda após identificar o fenômeno em si ou em colegas[4].
- Fazer intervalos durante o trabalho remoto: aumenta o interesse no trabalho, reduz a fadiga ocular e evita problemas de atenção e foco[4].
- Fazer campanhas de bem-estar: dar ferramentas para que o funcionário aprenda a ter autocuidado com ações assertivas e efetivas[4].
- Estimular exercício físico, meditação e ioga: intervenções de estilo de vida que impactam na saúde física e mental e diminuem as chances de *burnout*[4]. Veja mais no Capítulo A medicina do estilo de vida aplicada ao *burnout*.
- Levantamentos e pesquisas frequentes com os funcionários: avaliar as necessidades. O clima organizacional e os níveis de sofrimento, assim como as necessidades de cada funcionário. Assim as diretrizes adotadas serão mais eficazes.
- Cuidar das necessidades básicas: alimentação saudável, hidratação, sono regular e suficiente.
- Manter a conectividade: estar em contato com familiares, amigos e ter alguma socialização com os colegas de trabalho.
- Fazer intervalos: ter um ritmo de paradas para relaxar, fazer algo que goste ou que seja divertido.

- Evitar os mecanismos deletérios de enfrentamento: fumar, consumir alimentos industrializados, abusar de bebidas alcoólicas, cafeína, açúcar e outras drogas.

RETORNO AO TRABALHO PRESENCIAL

A volta ao trabalho presencial é um grande desafio para empresas, líderes e trabalhadores. O medo de contaminação, a readaptação depois de meses em *home office*, a insegurança relacionada à estabilidade no emprego são alguns dos desafios enfrentados nessa nova fase.

O Ministério da Infraestrutura[23] do Brasil publicou:

> A SPOA (Secretaria Executiva, a Subsecretaria de Planejamento, Orçamento e Administração) destaca a importância da continuidade das medidas necessárias para proteção dos servidores, empregados públicos, estagiários e colaboradores deste Ministério ao retornarem para o trabalho presencial. Para tanto, as unidades deverão se organizar para viabilizar o retorno seguro, de acordo com as possibilidades específicas de cada espaço físico. Cabe lembrar que as orientações e recomendações emanadas pelo Ministério da Saúde devem ser seguidas, em especial as orientações gerais, as medidas de cuidado e proteção individual, a organização do trabalho, e as medidas em relação aos casos suspeitos e confirmados do coronavírus (Covid-19).

O Colégio Americano de Medicina Ocupacional e Ambiental publicou um *guideline* – Safely Returning America to Work – para orientar empresas, indústrias e empregadores em geral para que a volta seja mais segura e tranquila, causando o menor impacto possível em seus funcionários[24]. Dentre as orientações, estão: permanecer em modo híbrido o máximo de tempo possível; manter a ergonomia no trabalho em casa (fornecendo móveis e orientações de postura); utilizar a área de comunicação da empresa para deixar clara a política utilizada a partir do momento da volta e quais as medidas tomadas para tornar o ambiente seguro; cuidar da saúde mental dos funcionários – oferecendo orientações, aconselhamento, acesso a profissionais, horários de descanso, creches, cuidados para idosos. E ainda levanta a questão da síndrome pós-Covid-19 (aquela em que sintomas residuais de Covid-19 se apresentam em intensidade diversas, podendo resultar em perda da funcionalidade e necessidade de cuidados mais intensivos), que deve ser considerada uma patologia crônica ainda de evolução desconhecida e que vai exigir apoio por parte dos empregadores.

Já a Academia Americana de Médicos de Família publicou um artigo em que destaca que a solidão e o isolamento já eram uma realidade antes da pandemia e que uma pessoa acreditar que conseguirá resolver questões profissionais sozinha e sem ajuda em equipe só irá aumentar o isolamento e gerar ainda mais *burnout*. A partir daí sugere criar um ambiente que proporcione conexões entre os profissionais. Foi conduzida uma pesquisa em que cada indivíduo separasse 90 segundos por semana para perguntar aos colegas como eles estão e interagir de alguma forma; e 90 minutos por mês para conexões mais profundas. E ainda que a cada 90 dias (3 meses) fizessem um apanhado dos últimos meses, e os participantes foram questionados sobre como estava o bem-estar depois desse período. Ao final, os participantes disseram estar com o sentimento de renovação, descompressão e alegria renovados.

Estudiosos[25,26] dizem que a natureza peculiar da saúde e do trabalho, a vulnerabilidade individual a doenças, a suscetibilidade a riscos ambientais, a necessidade de flexibilidade e modificação no trabalho e as diferenças no estilo de trabalho, o suporte organizacional, assim como o capital social, formam os desafios do retorno ao trabalho presencial. Já os fatores a serem considerados e avaliados para um retorno mais adequado e seguro seriam: relacionados ao trabalhador (estado de saúde, idade, nível de autocuidado); sociais (estado econômico, se tem papel de cuidador de algum familiar, suporte social); psicológicos (prejuízo percebido, nível de estresse laboral, medo da piora das condições de saúde); e relacionados ao local de trabalho (suporte do supervisor, capacidade de acomodar, demanda física). E recomendam[25,26] que o empregador, para reabertura do local de trabalho, identifique as circunstâncias individuais do trabalhador que afetarão as atitudes e o comportamento e que políticas que exigem conformidade uniforme podem ser insustentáveis ou irreais. Devem ser consideradas as características físicas, psicológicas e sociais em diferentes ambientes de trabalho.

CONCLUSÃO

O *burnout* é um tema complexo e que demanda conhecimento não só dos profissionais de saúde, mas também envolve a participação de administradores, do setor de recursos humanos, de empresários, líderes, políticos (especialmente os que decidem políticas públicas relacionadas ao trabalho); dos serviços sociais; de como a sociedade enxerga o papel do trabalho; e ainda da cultura organizacional de cada empresa. Especialmente nesse momento da história, em que uma tragédia humanitária e sem precedentes na história recente assolou o planeta, o risco de adoecimento mental e emocional e o impacto nos trabalhadores aumenta em muito o risco do desenvolvimento do *burnout*. Aliar cuidados individualizados assim como institucionais é uma medida necessária e urgente.

REFERÊNCIAS BIBLIOGRÁFICAS

1. Yamamoto V, Bolanos J, et al. COVID-19: Review of a 21st Century Pandemic. Journal of Alzheimer's Disease. 2020;77:459-504.
2. Orso D, Federici N, Copetti R, Vetrugno L, Bove T. Infodemic and the spread of fake news in the COVID-19-era. Eur J Emerg Med. 2020 Oct;27(5):327-8.
3. Tangcharoensathien et al. Framework for Managing the COVID-19 Infodemic: Methods and Results of an Online, Crowdsourced WHO Technical Consultation. J Med Internet Res. 2020;22(6).
4. Mheidly N, Fares MY, Fares J. Coping with stress and burnout associated with telecommunication and online learning. Front Public Health. 2020;8:574969.
5. Modelos de trabalho pós-pandemia. Disponível em: https://www.pwc.com.br/pt/estudos/preocupacoes-ceos/mais-temas/2022/modelos-de-trabalho-pos-pandemia.html. Acesso em 20/07/2022.
6. Antiporta DA, Bruni A. Emerging mental health challenges, strategies, and opportunities in the context of the COVID-19 pandemic: perspectives from South American decision-makers. Rev Panam Salud Publica. 2020;44:e15.
7. Mental health and COVID-19: change the conversation. Lancet Psychiatry. 2020;7(6):463.
8. Falkner J, et al. Physical activity, mental health and well-being of adults during initial COVID-19 containment strategies: A multi-country cross-sectional analysis. Journal of Science and Medicine in Sport. 2021;24:320-6.
9. Martinez VB, et al. The assessment of lifestyle changes during the COVID-19 pandemic using a multidimensional scale. Revista de Psiquiatría y Salud Mental. 2021;14(1):16-26.
10. OPAS/OMS. Uso de álcool durante a pandemia de COVID-19 na América Latina e no Caribe, 2020. Disponível em: https://iris.paho.org/handle/10665.2/52936. Acesso em 02/07/2022.
11. Garre-Olmo J, et al. Changes in lifestyle resulting from confinement due to COVID-19 and depressive symptomatology: A cross-sectional a population-based study. Comprehensive Psychiatry, 2021;104:152214.
12. Pereira DS, Ribeiro FS. The iminente fall of home office workers during COVID-19 outbreak: suggestions to cope with burnout. Front Psychol. 2022;13:647418.
13. Griffith AK. Parental Burnout and Child Maltreatment During the COVID-19 Pandemic. Journal of Family Violence. 2022;37:725-31.
14. Skjerdingstad N, et al. Parental burnout during the COVID-19 pandemic. Family Process. 2021;00:1-15.
15. Queen D, Harding K. Societal pandemic burnout: A COVID legacy. Int Wound J. 2020;17:873-4.
16. Fauville G et al. Zoom Exhaustion & Fatigue Scale. Computers in Human Behavior Reports. 2021;41:100119.
17. Ozamiz-Etxebarria N, et al. Prevalence of Anxiety, Depression, and Stress among Teachers during the COVID-19 Pandemic: A Rapid Systematic Review with Meta-Analysis. Brain Sci. 2021;11:1172.
18. Xue Y, et al. Potential Circumstances Associated With Moral Injury and Moral Distress in Healthcare Workers and Public Safety Personnel Across the Globe During COVID-19: A Scoping Review. Front Psychiatry. 2022;13:863232.
19. Lluch C, Galiana L, Doménech P, Sansó N. The Impact of the COVID-19 Pandemic on Burnout, Compassion Fatigue, and Compassion Satisfaction in Healthcare Personnel: A Systematic Review of the Literature Published during the First Year of the Pandemic. Healthcare. 2022; 10:364.
20. Xiong N, et al. The psychological impact of COVID 19 on Chinese healthcare workers: a systematic review and meta analysis. Social Psychiatry and Psychiatric Epidemiology. 2022;57:1515-29.
21. Kwon C-Y, Lee B. Systematic Review of Mind-Body Modalities to Manage the Mental Health of Healthcare Workers during the COVID-19 Era. Healthcare. 2022; 10:1027.

22. Moura EC, Furtado L, Sobral F. Epidemia de burnout durante a pandemia de COVID-19: o papel da LMX na redução do burnout dos médicos. Revista de Administração de Empresas FGV EAESP. 2020;60(6):426-36.
23. Ministério da Infra-estrutura. Orientações Sobre Retorno ao Trabalho Presencial — Português (Brasil). Disponível em: https://www.gov.br/infraestrutura/pt-br/servicos/gestao-de-pessoas/noticias-cogep/orientacoes-sobre-retorno-ao-trabalho-presencial. Acesso em 22/07/2022.
24. Taylor et al. Safely Returning America to Work Part I: General Guidance for Employers. JOEM. 2020;62(9):771-9.
25. Shaw WS. Opening the Workplace After COVID 19: What Lessons Can be Learned from Return to Work Research? Journal of Occupational Rehabilitation. 2020;30:299-302.
26. Godeau D. Return-to-work, disabilities and occupational health in the age of COVID-19. Scand J Work Environ Health. 2021;47(5):408-9.
27. Sallis R, et al. Physical inactivity is associated with a higher risk for severe COVID-19 outcomes: a study in 48 440 adult patients. Br J Sports Med. 2021;0:1-8.
28. IASC. Mental Health and Psychosocial Support - Resources for COVID-19. Disponível em: https://interagencystandingcommittee.org/mental-health-and-psychosocial-support-resources-covid-19. Acesso 19 de agosto de 2022.
29. Henter R, Nastasa LE. Parents' Emotion Management for Personal Well-Being When Challenged by Their Online Work and Their Children's Online School. Front. Psychol. 2021;12:751153.
30. Penttinen MA, Virtanen J, Laaksonen M, Erkkola M, Vepsäläinen H, Kautiainen H, et al. The Association between Healthy Diet and Burnout Symptoms among Finnish Municipal Employees. Nutrients. 2021;13:2393.
31. Restauri N, Sheridan AD. Burnout and Posttraumatic Stress Disorder in the Coronavirus Disease 2019 (COVID-19) Pandemic: Intersection, Impact, and Interventions. J Am Coll Radiol. 2020;17:921-6.
32. Bezak E, Carson-Chahhoud KV, Marcu LG, Stoeva M, Lhotska L, Barabino GA, et al. The Biggest Challenges Resulting from the COVID-19 Pandemic on Gender-Related Work from Home in Biomedical Fields – World-Wide Qualitative Survey Analysis. Int J Environ Res Public Health. 2022;19:3109.
33. Tronco Hernández YA, Parente F, Faghy MA, Roscoe CMP, Maratos FA. Influence of the COVID-19 Lockdown on the Physical and Psychosocial Well-being and Work Productivity of Remote Workers: Cross-sectional Correlational Study JMIRx Med. 2021;2(4):e30708.
34. Burdorf A, Porru F, Rugulies R. The COVID-19 pandemic: one year later – an occupational perspective. Scand J Work Environ Health. 2021;47(4):245-7.
35. Koohsari MJ, Nakaya T, McCormack GR, Shibata A, Ishii K, Oka K. Changes in Workers' Sedentary and Physical Activity Behaviors in Response to the COVID-19 Pandemic and Their Relationships With Fatigue: Longitudinal Online Study JMIR Public Health Surveill. 2021;7(3):e26293.
36. Wunsch K, Kienberger K, Niessner C. Changes in Physical Activity Patterns Due to the Covid-19 Pandemic: A Systematic Review and Meta-Analysis. Int J Environ Res Public Health. 2022;19:2250.
37. Burdorf A, Porru F, Rugulies R. The COVID-19 (Coronavirus) pandemic: consequences for occupational health. Scand J Work Environ Health. 2020;46(3):229-30.
38. Greenawald M. Creating intencional professional connections to reduce loneliness, isolation, and burnout. Fam Pract Manag. 2020 Sep/Oct;27(5):20-4.
39. Carvalho APL, Lafer B, Schuch F. Psiquiatria do estilo de vida – Guia Prático Baseado em Evidências. Santana de Parnaíba: Manole; 2021.

12

Burnout em estudantes e profissionais da área de saúde

Arthur Hirschfeld Danila
Sergio Baldassin

INTRODUÇÃO

A discussão sobre bem-estar na literatura científica está em crescente evolução, graças à sua complexidade e importância em uma sociedade cada vez mais preocupada com qualidade de vida, ao passo que apresenta cada vez maiores cobranças em termos de agilidade e performance. Bem-estar é um conceito que busca capturar a natureza complexa e multifacetada das características físicas, mentais e emocionais necessárias para uma experiência vivencial prazerosa, satisfatória e com significado.

Embora o valor intrínseco da qualidade vocacional da prática profissional médica de procurar "salvar vidas" seja inequívoca, muitas pesquisas relatam intenso sofrimento ou problemas de saúde de estudantes e profissionais da saúde relacionados ao *burnout* – quando os indivíduos se sentem emocionalmente sobrecarregados pelas demandas de seu trabalho, evoluindo com exaustão e distanciamento emocional, fadiga, depressão, ansiedade, suicídio, prejuízo ou abuso de substâncias.

Diante da prevalência de *burnout* e da possibilidade de graves consequências, são necessárias ações de prevenção entre os profissionais da saúde em formação e de ajuda para aqueles que estão com dificuldades para obter os cuidados necessários. Neste capítulo, apresentamos uma visão geral sobre os fatores mais relacionados e a extensão do *burnout*, suas consequências profissionais, pessoais e de saúde pública e privada, e a melhor maneira de lidar. Também discutimos e identificamos áreas críticas que precisam de mais pesquisas para melhor informar as estratégias de intervenção.

Para a análise de estudos envolvendo estudantes e profissionais de saúde, toma-se como paradigma o cenário encontrado em estudantes de medicina e profissionais médicos. Isso se justifica pelo fato de tal população-alvo ser objeto do maior número de estudos na área, permitindo análise mais consistente e melhor contextualização dos dados publicados na literatura científica. Sempre que possível, os dados foram acompanhados de artigos com enfoque em outras áreas da saúde, como enfermagem, odontologia, psicologia, entre outros.

TRABALHO E A RELAÇÃO COM A SAÚDE MENTAL DOS PROFISSIONAIS DE SAÚDE

A identidade humana é um traço característico individual que permite distinguir cada pessoa de outra[1], e é desenvolvida ao longo da vida por meio da relação das percepções individuais em comparação com o mundo exterior, tendo como base os códigos de um conhecimento complexo, concebendo, inseparavelmente, a dialógica da unidade e da diversidade humanas[2]. É justamente o exercício da dialogia – o processo de contato com o outro em busca de semelhanças e de diferenças – que permite a construção da imagem de si, sua personalidade e singularidade em meio a diferenças do coletivo, da sociedade do entorno.

Nesse sentido, o trabalho, ao possibilitar o confronto entre o mundo externo e interno do trabalhador, desempenha um papel importante na formação da identidade pessoal. Ele aparece como o mediador central do desenvolvimento da identidade e vida psíquica, ao confrontar o mundo objetivo – com suas lógicas, desafios, regras e valores – com o mundo subjetivo – com suas características pessoais únicas, singulares –, gerando interações, em sua maioria saudáveis e geradoras de crescimento pessoal, mas potencialmente em muitas situações também geradoras de sofrimento psíquico.

É importante frisar que o trabalho também exerce influência em outras esferas da existência do trabalhador. No contexto dos profissionais da saúde, tal situação se apresenta costumeiramente marcante, uma vez que a experiência laboral costuma, na maior parte das vezes, ultrapassar o tempo em serviço e ocupar a centralidade na vida pessoal e no repertório social e interpessoal dos trabalhadores da saúde[3].

As instituições de ensino superior em saúde, os programas de residência e de pós-graduação, senso lato e estrito, procuram entregar uma formação adequada para que os futuros profissionais estejam bem-preparados para oferecer atendimento de alta qualidade centrado no paciente, defender os ideais das profissões de saúde, serem líderes e bons pesquisadores em seus campos de atuação nos sistemas de saúde, que permanecem em constante evolução.

O processo de se tornar um profissional de saúde, no entanto, pode ser uma experiência desafiadora e nem sempre promotora da própria saúde e do treinamento para o constante autocuidado. Se, por um lado, a vocação para lidar com a saúde das pessoas costuma ser estimulante e recompensadora, e acompanhada de satisfação com a escolha de carreira e otimismo sobre o futuro da saúde e com o mercado de trabalho, por outro lado, o cotidiano de aprendizagem e prática não reflete a leveza da vocação e expectativa de atuação profissional. Ao final de sua graduação todos se formam com o compromisso de cuidar das pessoas, mas esquecem de honrar o compromisso consigo, além de desconhecer a importância dessa questão e as consequências de não a executar ativamente.

Muito da ambivalência vivenciada por estudantes e profissionais de saúde acaba sendo gerada pela cultura de alta performance e sucesso profissional projetada socialmente e reforçada por educadores. Além disso, a implementação de currículos que levam os estudantes a procurar atingir tais perspectivas muitas vezes acaba incorrendo em um impacto frequentemente não intencional, mas potencialmente prejudicial na saúde mental dos estudantes, já que a realidade pragmática da atuação profissional e o tempo de maturação do profissional no mercado de trabalho não necessariamente acompanham as expectativas geradas antes e reforçadas durante os cursos de graduação. Daí a importância de sistemas de acreditação das instituições de ensino em saúde que avaliem também a qualidade de vida durante a formação[4].

A qualidade afetiva do trabalho dos profissionais da saúde é potencialmente geradora de estresse, em função do fator empático que pressupõe o cuidado em saúde. Para acomodar de maneira saudável a expectativa do cuidar empático do paciente pelo profissional, há que se desenvolver estratégias adequadas de enfrentamento, autoeficácia, autocuidado e autocompaixão, o que nem sempre é devidamente ressaltado e valorizado[5].

O treinamento e a prática em saúde podem ser muito estressantes, considerando a responsabilidade intrínseca à prática profissional envolvendo vidas humanas. Para muitos, as habilidades de enfrentamento adequadas e o suporte institucional disponível na faculdade e na prática profissional podem contribuir para um bom gerenciamento do estresse e facilitar o crescimento pessoal, a realização e o envolvimento profissional. Para outros, os desafios do estresse persistente na escola ou no local de trabalho podem sobrecarregar os recursos pessoais, resultando potencialmente em angústia crônica, insatisfação com o papel e esgotamento, e mantidos por mecanismos imaturos e parcial ou totalmente ineficazes de enfrentamento do estresse. Estes, por sua vez, podem levar a sérios prejuízos psicológicos, interpessoais, ocupacionais, sociais, de saúde pessoal e até mesmo exacerbar comportamentos suicidas já desde o início da formação[6,7].

Considerando a natureza dialógica da relação interpessoal do trabalho e utilizando-se da concepção transacional/interacionista do estresse, este tem sido descrito como um fator importante que pode levar à fadiga compassiva nas profissões da saúde. A fadiga por compaixão, inicialmente descrita por Joinson[8], é definida como a carga emocional e física derivada da exposição a situações traumáticas e exigentes, ou seja, a resposta do corpo e da mente do indivíduo a essas experiências[9].

A fadiga por compaixão, embora não formalmente descrita em manuais diagnósticos, é relevante como entidade clinicamente observável ao levar a alterações de humor, tristeza, dor, queixas, distanciamento, apatia ou isolamento emocional, entre outros[10]. Nesses quadros, o sentimento de compaixão pelo sofrimento alheio diminui nos profissionais, que também sentem que seu desenvolvimento profissional e bem-estar emocional estão sendo afetados[11], o que pode potencialmente afetar também a qualidade do cuidado que os profissionais prestam[12]. É talvez por esta razão que os efeitos físicos e emocionais resultantes do trabalho estão ganhando cada vez mais atenção dentre a comunidade de profissionais da saúde[13].

É importante também contextualizar o aumento da prevalência de *burnout* entre estudantes e profissionais da saúde como resultado provável em uma sociedade cada vez mais intolerante às falhas humanas e exigente com garantias e resultados em saúde. Torna-se cada vez mais oneroso o enfrentamento das adversidades inerentes à prática profissional em saúde – passível de erros, naturalmente, mas que acabam sendo tratados de maneira personalista, em cuja ocorrência incide individualmente a responsabilidade profissional pelos atos realizados, sob cada vez mais rigorosa legislação e punição por conselhos federais de ética e prática profissional.

Tal pressão individualíssima somada à tendência individualista da sociedade contemporânea torna o cenário ainda mais favorável para o surgimento do *burnout*. Sofre laboralmente cada vez mais solitário o profissional de saúde em um contexto atual de falência das estratégias coletivas de defesa contra o sofrimento no trabalho – que passariam pela cooperação entre os profissionais contra o sofrimento produzido naturalmente pelas circunstâncias do trabalho em saúde, no qual são reais e possíveis os sentimentos de medo de se acidentar e das agressões dos clientes, da precarização das garantias trabalhistas ou da demissão; da angústia de não seguir os limites de tempo impostos; do sofrimento proveniente da repetição contínua e do aborrecimento; do receio da dominação e da autoridade exercida pela hierarquia, entre tantos outros[14].

Como consequência desse processo histórica e socialmente determinado, é fundamental inferir que não são as estruturas psíquicas individuais que estão mais frágeis do que outrora, mas é a erosão das estratégias coletivas de defesa que constitui uma perda considerável de recursos para a saúde do profissional. Afinal, a proteção da saúde mental não depende apenas do talento de cada profissional, por meio de suas defesas maleáveis e eficientes; essa proteção passa também por estratégias coletivas de defesa, que visam garantir resistência aos efeitos psiquicamente desestabilizadores do trabalho, e auxiliar as estratégias intrapsíquicas de enfrentamento ao estresse. A recente pandemia do SARS-CoV-2 foi exemplo claro desse processo e merece enfoque especial, adiante neste capítulo.

CONCEITOS DE ESTRESSE E *BURNOUT* NOS ESTUDANTES E PROFISSIONAIS DE SAÚDE

Uma alta proporção de estudantes, residentes, pós-graduandos e profissionais de saúde experimentam estresse e *burnout* graves relacionados ao trabalho[15,16]. Segundo o modelo biológico de estresse de Hans Selye[17], ele constitui um estado de ameaça da homeostase desencadeado por forças adversas intrínsecas ou extrínsecas – ou seja, estressores – e é contrariado por um intrincado repertório de respostas fisiológicas e comportamentais visando manter e restabelecer o equilíbrio corporal ideal, ou seja, a eustase. Já segundo o modelo transacional/interacionista de Lazarus e Folkman, estresse se caracteriza por uma relação entre a pessoa e o ambiente que represente um desafio que ultrapasse suas capacidades, possibilidades e recursos para enfrentá-lo[18].

Diante de qualquer definição de estresse, quando este se torna crônico e o indivíduo perde a capacidade de enfrentá-lo de maneira eficaz e positiva para a saúde, impactando sua qualidade de vida, pode-se suspeitar da presença de um estado de *burnout*. A síndrome de *burnout*, como já definida anteriormente, é um quadro complexo e multifacetado descrito em 1981 por Christina Maslach[19] de estresse crônico em profissionais cujas atividades exigem alto grau de contato com pessoas e se caracteriza por acometimento em vários graus de três dimensões inter-relacionadas: exaustão emocional (perda de entusiasmo pelo trabalho, acompanhado de sentimentos de desamparo, impotência e derrota), ineficiência ou baixo senso de realização pessoal (desvalorização pessoal com questionamentos sobre a trajetória pessoal e profissional, e consequente afastamento do indivíduo das responsabilidades e distanciamento do trabalho) e despersonalização (alteração qualitativa da personalidade com redução da capacidade empática, indiferença, distanciamento ou insensibilidade em relação aos pacientes e, em alguns casos, cinismo e atitude negativa em relação aos colegas e à profissão)[20].

O *burnout* pode prejudicar o desenvolvimento profissional durante a formação, colocar os pacientes em risco e contribuir para uma variedade de consequências pessoais, incluindo ideação suicida e abuso de substâncias[21]. Embora existam vários tipos de questionários atualmente disponíveis e validados para o português do Brasil (Tabela 1), o Maslach Burnout Inventory (MBI) é o questionário mais utilizado em pesquisas sobre *burnout*, inclui 22 itens que mensuram todas as três dimensões do *burnout* e é frequentemente apontado como o padrão ouro para identificação de *burnout* na literatura de pesquisa médica[20].

TABELA 1 Questionários disponíveis e validados para o Brasil

Questionários	Vantagens	Desvantagens
Maslach Burnout Inventory, General Survey	▪ Mais amplamente utilizado/conhecido ▪ Três dimensões ▪ Principalmente utilizados em serviços humanos, mas concebidos para uso geral ▪ Há versão para estudantes	▪ Todos os itens com frases negativas ▪ Maior ênfase no aspecto da exaustão emocional do *burnout* ▪ Direitos autorais distribuídos por uma editora comercial
Oldenburg Burnout Inventory	▪ Itens com mistura de frases positivas e negativas ▪ Abrange aspectos físicos e cognitivos do *burnout* ▪ Uso gratuito	▪ Apenas duas dimensões do *burnout* (eficácia profissional não está incluída, embora muitos considerem isso um construto mais fraco)
Copenhagen Burnout Inventory	▪ Além do aspecto pessoal do esgotamento emocional, os aspectos do trabalho também são avaliados ▪ Uso gratuito	▪ Dimensão única (apenas exaustão emocional)

Fonte: adaptada de Rothenberger[22].

Burnout é uma síndrome observada em trabalhos exigentes e em pessoas que cuidam de outras pessoas, como assistentes sociais, professores e profissionais de saúde[24]. Os profissionais de saúde, principalmente os médicos, estão expostos a altos níveis de sofrimento no trabalho. A tensão persistente pode levar à exaustão, sofrimento psicológico e/ou físico. Além disso, a síndrome de *burnout* pode aumentar o risco de erros médicos e diminuir a satisfação no trabalho, o que pode inclusive incitar a aposentadoria precoce[25-27].

EVIDÊNCIAS DE *BURNOUT* EM ESTUDANTES DA ÁREA DA SAÚDE

A população de estudantes de medicina, aqui representando os demais estudantes das áreas da saúde, apresentam piores escores de saúde mental quando comparados à população geral pareada por idade, sexo e nível educacional. Apesar de mais investigada do que as outras áreas da saúde, na medicina ainda são poucos os estudos nacionais sobre *burnout*, quando comparados à literatura internacional. Este é um ponto importante, já que os aspectos ambientais e socioculturais são relevantes no surgimento e manutenção da síndrome de *burnout*.

A metanálise mais recente sobre o tema apresentou a prevalência acumulada de *burnout* em discentes de escolas médicas brasileiras de 17% (IC 95% = 0,12-0,23; n = 3.613; I2 = 95%)[28].

Uma metanálise brasileira anterior, mais abrangente, envolvendo outras análises para além do *burnout*, com 59 estudos e 18.015 estudantes de medicina brasileiros, encontrou prevalência de *burnout* de 13,1%, 30,6% de depressão, 32,9% de dependência de álcool, 32,9% de transtornos de ansiedade, 49,9% de estresse patológico, 51,5% de baixa qualidade de sono, 46,1% de sonolência diurna excessiva e 10% de transtornos alimentares (17% em mulheres *versus* 2,6% em homens) [29].

Um estudo brasileiro envolvendo 399 estudantes de Medicina de todo o curso de graduação revelou uma prevalência de 12% nos três domínios do *burnout*, com pontuações altas em exaustão emocional (63,2%)[30]. Outro estudo transversal realizado em 2015, com 121 estudantes de medicina nos anos de internato médico, encontrou taxas de *burnout* de 57,5% nos três domínios, com alta exaustão emocional em 33,1%, alta despersonalização em 45,7% e baixa realização pessoal em 36,2% dos participantes[31]. Tais análises permitem a hipótese de que o estresse percebido durante a faculdade de medicina aumenta durante a jornada acadêmica, com maior intensidade e impacto nos anos finais da formação.

Com o objetivo de comparar a saúde mental e a ocorrência de *burnout* em estudantes de medicina no Brasil e nos Estados Unidos, um estudo com 138 estudantes brasileiros e 73 americanos encontrou maiores taxas de sintomas depressivos e níveis mais elevados de estresse – mas maior desempenho físico e qualidade de vida – em estudantes brasileiros quando comparados com os americanos.

Outros estudos internacionais constatam alta proporção de estudantes com *burnout*, como é o caso da metanálise mais recente sobre o tema que encontrou prevalência de 7 a 75,2%, dependendo de fatores específicos do país, instrumentos aplicados e critérios de corte para a sintomatologia[32].

Um grande estudo norte-americano sobre o tema enfocando estudantes de medicina, médicos residentes e em início de carreira encontrou prevalência

Estudo	Prevalência	EP	Importância	IV, Random, 95% IC
Aguiar; Aguiar; Merces, 2018	0,196	0,0316	7,9%	0,20 [0,13, 0,26]
Almeida et al., 2016	0,149	0,0184	8,6%	0,15 [0,11, 0,19]
Barbosa et al., 2018	0,12	0,0163	8,7%	0,12 [0,09, 0,15]
Boni et al., 2018	0,264	0,027	8,2%	0,26 [0,21, 0,32]
Calcides et al., 2019	0,103	0,0224	8,4%	0,10 [0,06, 0,15]
Chagas et al., 2016	0,114	0,0173	8,7%	0,11 [0,08, 0,15]
Costa et al., 2012	0,103	0,0163	8,7%	0,10 [0,07, 0,13]
Dantas et al., 2020	0,2	0,0352	7,7%	0,20 [0,13, 0,27]
Farias et al., 2019	0,125	0,0158	8,7%	0,13 [0,09, 0,16]
Fontana et al., 2020	0,575	0,0449	7,1%	0,57 [0,49, 0,66]
Maia et al., 2012	0	0		Não estimável
Mori; Valente; Nascimento, 2012	0,204	0,027	8,2%	0,20 [0,15, 0,26]
Nagime et al., 2020	0,033	0,0097	8,9%	0,03 [0,01, 0,05]
Total (95% IC)	**Prevalência combinada**		**100,0%**	**0,17 [0,12, 0,23]**

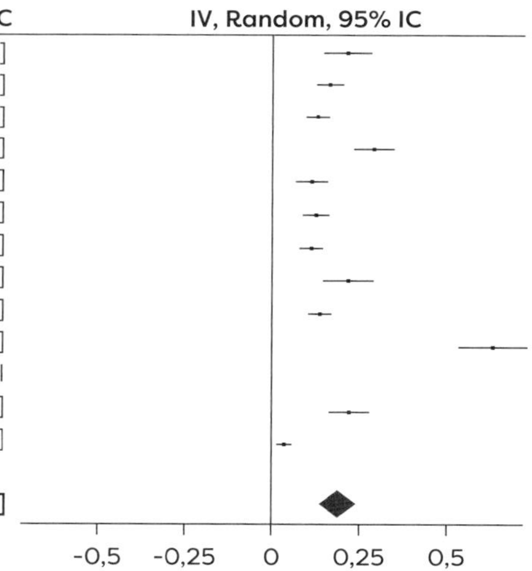

Heterogeneidade: $Tau^2 = 0,01$; $Chi^2 = 234,70$, df = 11 (P < 0,00001); $I^2 = 95\%$
Teste para efeito geral: Z = 6,77 (P < 0,00001)

Legendas: 95% IC: intervalo de confiança de 95%; EP: erro padrão

FIGURA 1 Metanálise das prevalências da síndrome de *burnout* em estudantes de medicina.

de *burnout* com grave acometimento em pelo menos um dos três domínios de 55,9% para estudantes de medicina, 60,3% em médicos residentes e 51,4% para médicos nos primeiros 5 anos de prática. Estudantes apresentaram altas taxas de exaustão emocional em 44,6%, baixa realização pessoal em 35,8% e altas taxas de despersonalização em 37,9% dos casos, com prevalência de *burnout* maior para estudantes em anos mais avançados de formação. Para médicos residentes, respectivamente, encontrou-se 44,4%, 22% e 50,7% e em médicos de início de carreira, 39,6%, 18,2% e 37,7%.[15]

Para complementar os dados anteriores, uma revisão narrativa trouxe que 35 a 45% dos estudantes de medicina apresentavam alta exaustão emocional, 26 a 38% alta despersonalização e 45 a 56% sintomas sugestivos de *burnout* (definidos por alta exaustão emocional ou alta despersonalização)[21]. A maior parte desse aumento parece resultar de aumento na experiência de despersonalização. Isso é particularmente preocupante porque a despersonalização, um aspecto do *burnout* que se manifesta principalmente como insensibilidade ou distanciamento em relação aos pacientes, está mais fortemente associada a efeitos negativos sobre o profissionalismo e denota gravidade do *burnout*[21]. Tais resultados revelam a importância de se abordar o assunto desde o início da graduação, uma vez que essa prevalência costuma se agravar ao longo da trajetória acadêmica e jornada profissional.

Em médicos residentes, uma metanálise internacional recente encontrou prevalência geral de *burnout* para todas as especialidades de 35,1% (IC 95%: 26,8-43,5%), considerando 26 estudos com 4.664 médicos residentes (Figura 2). Dentre as especialidades analisadas, esse estudo diferenciou três grupos com relação às prevalências de *burnout* durante a residência: um grupo com alta prevalência (42,5%) composto por cirurgia geral, anestesiologia, obstetrícia e ginecologia, e ortopedia; um grupo com prevalência moderada de (29,4%) formado por clínica médica, cirurgia plástica e pediatria; e um grupo com mais baixa prevalência (23,5%), incluindo otorrinolaringologia e neurologia[33].

No Brasil, um grande estudo recente encontrou importante prevalência de sintomas depressivos (19%), ansiedade (16%) e estresse patológico (17,7%) e alta taxas de *burnout* (63%) associadas a baixa qualidade de vida em diversos domínios, em médicos residentes de um grande centro formador[34]. Tais evidências ressaltam a importância do tema e a necessidade de tomada de ações para essas populações.

LITERATURA DE *BURNOUT* EM PROFISSIONAIS DA ÁREA DA SAÚDE

Trabalhar na área da saúde é estressante para muitos profissionais. Pesquisas documentam consistentemente que os profissionais trabalham muitas horas,

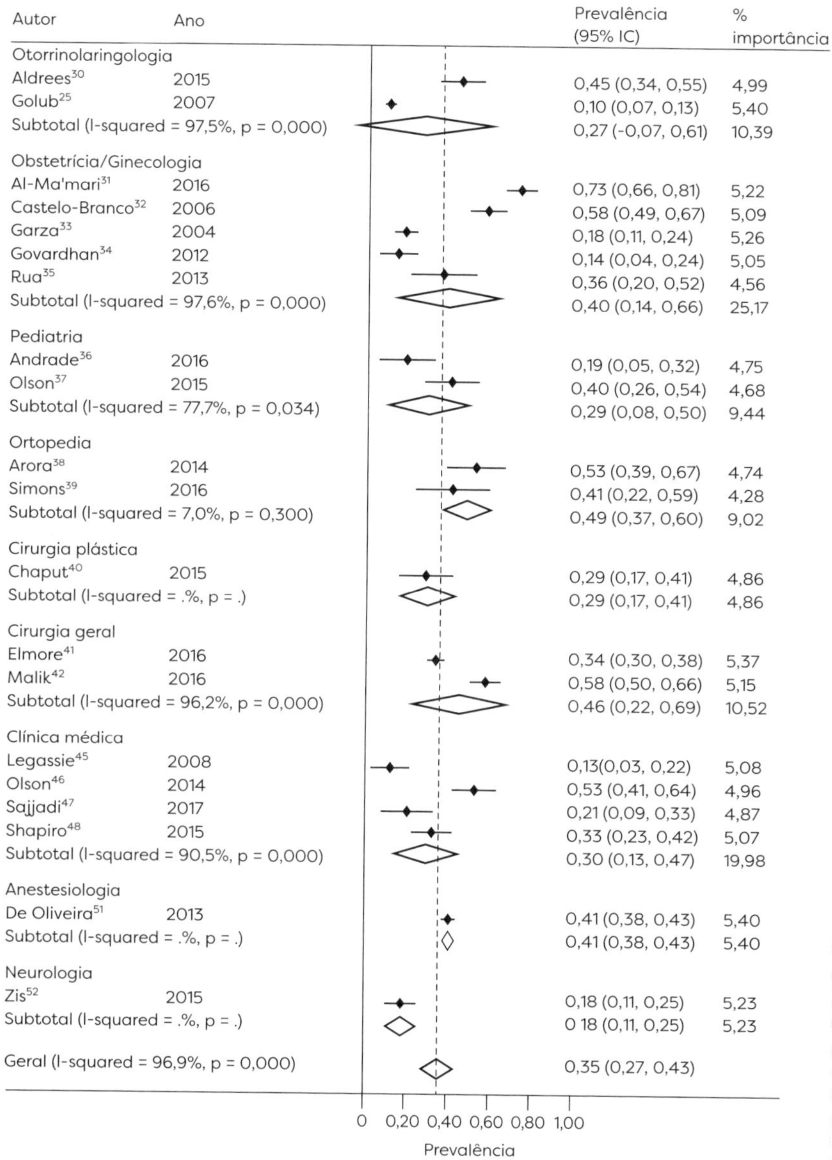

FIGURA 2 *Forest plot* de prevalência da síndrome de *burnout* entre residentes de medicina e cirurgia.[33]

com médicos apresentando carga horária em média de 50 a 60 horas semanais[35]. Embebidos em um estilo de vida precário, a deterioração de saúde dos profissionais acaba sendo uma consequência previsível[36], com prevalência de 53% de estresse moderado a grave, 35% de quase/total inatividade física, 34% de privação de sono com 6 ou menos horas por noite, 13% de uso de tranquilizantes e 7% de depressão[37]. Esse estado de funcionamento estressante, em sobrejornada, e não sustentável no longo prazo acaba por aumentar a incidência de *burnout*, afetando mais da metade dos médicos em atividade[38-40] e atingindo até 75% em alguns estudos[41].

A alta prevalência de *burnout* entre os profissionais de saúde destaca-se como grande preocupação para gestores de sistemas de saúde e formuladores de políticas em todo o mundo[42]. Isso ocorre, pois o *burnout* representa graves consequências para os profissionais de saúde, para os pacientes e para as organizações de saúde, como negligência[41,43], afastamentos, absenteísmo, aposentadoria antecipada, rotatividade de pessoal[44], abuso de álcool, tranquilizantes, analgésicos e indutores do sono[45-47], depressão, ansiedade e ideação suicida[48-50]. Além disso, a presença de *burnout* em profissionais da saúde pode prejudicar os principais domínios da prestação de cuidados de saúde, incluindo aumento de risco à segurança do paciente mensurado em 66,4%[51] quando comparado a trabalhadores saudáveis, além de maior risco de piora da qualidade do atendimento e insatisfação do paciente, impactando significativamente os custos do sistema de saúde[39,52].

Embora seja um campo de grande investigação científica, ainda são poucas as pesquisas sobre *burnout* entre profissionais de saúde em países de baixa e média renda, como é o caso do Brasil. Embora a maior parte dos estudos tenha investigado médicos ou enfermeiros em hospitais e ambientes de atenção primária em países de alta renda[53-55], as prevalências em todo o mundo são preocupantes e sinalizam crescimento nos últimos anos. Pelo menos um sintoma de *burnout foi relatado por* 45,8% dos médicos norte-americanos [15]. Da mesma forma, o estudo do European General Practice Research Network Burnout Study Group, que incluiu 1.400 médicos de família em 12 países europeus, revelou prevalência de 43% de escores altos para exaustão emocional, 35% para despersonalização e 32% para baixo nível de realização pessoal, enquanto 12% dos participantes sofreram de *burnout* em todas as três dimensões[47]. Outro estudo que incluiu mais de 500 médicos no Reino Unido demonstrou que pelo menos um terço dos médicos revelou características de *burnout*[56].

Um estudo norte-americano recente encontrou alta exaustão emocional, despersonalização e pelo menos um dos três conjuntos de sintomas de *burnout* em 38,8%, 27,4% e 44% dos participantes, respectivamente, com relação dose-resposta entre carga de tarefas do médico e *burnout*[57].

BURNOUT EM ESTUDANTES E PROFISSIONAIS DA SAÚDE NA PANDEMIA DE COVID-19

A pandemia do Covid-19 desafiou a estabilidade acadêmica e psicológica dos estudantes, levando a altas taxas de *burnout*, para todas as áreas, não sendo diferente para as faculdades dos cursos de graduação em saúde. Foi um período em que a experiência educacional dos alunos passou a ser muito diferente do que eles esperavam e talvez o que eles queriam, com sobrecarga em telas e pouca prática em campo.

Os vários desafios do ensino remoto impostos pelo distanciamento físico de maneira açodada, associados aos dilemas pessoais com receio de danos à própria saúde e de familiares pelo risco de contágio, às dificuldades de domínio das ferramentas virtuais por docentes das instituições de ensino e aos impasses das prefeituras, governos estaduais e federais e ou dos seus governantes, certamente acrescentaram tensão e frustração nos estudantes e profissionais, em todos os níveis de formação e campos de prática nas várias profissões da saúde.

Contra todos esses medos imperou a necessidade desses estudantes, professores e profissionais tomarem a frente de batalha da pandemia, procurando o exercício de suas atividades com qualidade e demonstrando o exemplo da vocação e essência altruísta das profissões em saúde. No entanto, tais medidas não foram acompanhadas de tempo de reflexão e preparo para o enfrentamento das situações calamitosas de saúde, o que os colocou ainda mais propensos ao estresse.

Especialmente, uma combinação de alunos sem aulas práticas presenciais e receosos de ficar com formação precária, com alguns de seus mestres sob dificuldades ou recusando-se a dominar ou utilizar os instrumentos de ensino *online*, ou até, algumas vezes, todos sem aparelhagem e recursos físicos e digitais adequadas, aumentou muito a discussão sobre promoção de saúde física e mental, como um importante objetivo pedagógico, mas ainda pessoal e institucional[58,59].

Em um estudo norte-americano recente, apresentado na Conferência Anual de 2022 da American Psychiatric Association (APA)[60], pesquisadores entrevistaram 613 estudantes de medicina representando todos os anos de um programa de Medicina dos Estados Unidos durante a última semana do semestre da primavera de 2021. Com base no inventário de *burnout* de Maslach (*Maslach Burnout Inventory-Student Survey* – MBI-SS), mais da metade (54%) dos estudantes apresentarou sintomas de *burnout*, dos quais 80% pontuaram alto em exaustão emocional, 57% pontuaram alto em cinismo e 36% tiveram pontuação baixa em eficácia acadêmica. E em comparação com estudantes do sexo masculino, as estudantes de Medicina do sexo feminino foram mais propensas a apresentar sinais de *burnout* (60% *vs.* 44%), exaustão emocional (80% *vs.* 73%) e cinismo (62% *vs.* 49%).

O tabagismo e a morte de um membro da família por Covid-19 também aumentaram o risco de *burnout*. Essas altas taxas de *burnout* foram também pesquisadas com relação a outras comorbidades psiquiátricas[61], com 80,56% endossando sintomas de ansiedade e 68% sintomas depressivos, dos quais 18,34% também tendo relatado ideação suicida. Apenas 49,5% dos estudantes de Medicina que endossaram ansiedade ou sintomas depressivos procuraram ajuda de um profissional de saúde mental, enquanto 20% endossaram o uso de substâncias para lidar com o estresse.

Um levantamento realizado em uma instituição de saúde no norte da Itália com 330 profissionais de saúde encontrou 31,9% com grave sintomatologia de exaustão emocional, 34,3% com grave redução da realização pessoal e 12,1% com altas taxas de despersonalização[62].

Um estudo transversal norte-americano com profissionais de saúde de seis hospitais universitários que cuidavam de pacientes com Covid-19 relatou 50,1% dos participantes com alta pontuação no eixo exaustão emocional, 85,5% com alta pontuação no eixo realização pessoal e 13,2% com alta pontuação no eixo de despersonalização[63].

Com base nesses indicadores, torna-se clara a importância das instituições de ensino oferecerem discussão e ensino em autocuidado, mas também várias possibilidades de encaminhamento, acolhimento e atendimento de fácil acesso, seja na própria instituição de ensino superior[64] ou por meio de canais de referências pré-estruturados e bem divulgados, capazes de conectar rapidamente o estudante em crise a algum serviço ou profissional de apoio disponível, na instituição ou em uma rede conveniada, e já fornecendo anteriormente uma R.O.P. (*Requested Organizacional Practice*) para seus professores e funcionários de como abordar com segurança casos de desgaste emocional ou até de intenção ou tentativa de suicídio e, nestes casos, de facilitar o imediato contato com profissionais experientes em pósvenção sem os riscos comuns da improvisação.

Muito provavelmente, as mudanças geradas pela pandemia não serão temporárias, mas talvez permanentes e irreversíveis[65]. De forma geral, para os profissionais em formação que não puderam ter, por dois anos, atividades presenciais com pacientes e a presença física de professores e colegas nas instituições, muito do que foi perdido provavelmente não será recuperado, seja no conhecimento ou no treinamento, e será algo a se observar nos próximos anos.

BURNOUT NOS PROFISSIONAIS DA SAÚDE NA CID-11

Nos cenários de formação[28,32,57,66], residência[33,64,67] e prática médica[68], as medidas de pesquisas de *burnout* são citadas como frequente e significativamente mais altas e utilizando questionários consagrados, validados e com bom poder de comparação entre populações diferentes. E entre estudantes de Medicina, médicos residentes e médicos, os índices de *burnout*, considerando pesquisas nas últimas décadas realizadas com instrumentos adequados, raramente a frequência da síndrome de *burnout* está abaixo de 50%[15].

Desde sua descrição em 1981 por Christina Maslach[19], muito do conceito de *burnout* vem sendo questionado, desenvolvido e aperfeiçoado. Se para alguns pesquisadores o *burnout* não é um construto sindrômico *per se*, mas uma apresentação de quadro psicopatológico clássico – como a depressão –, ocorrendo no contexto do trabalho, muita discussão de natureza teórica e classificatória tem ocorrido, sobretudo com a decisão da Organização Mundial da Saúde de formalizar o conceito de *burnout* como doença ocupacional com a publicação da 11ª Classificação Internacional de Doenças (CID-11)[69], com início de vigência em 1º de janeiro de 2022.

Na nova classificação, a síndrome de *burnout* aparece no Capítulo 24, na seção "Problemas relacionados com o emprego ou o desemprego", na qual recebe o código QD85 e é definida como "síndrome concebida como resultante do estresse crônico no contexto laboral que não foi efetivamente administrado. Caracteriza-se por três dimensões: 1) sensação de exaustão ou esgotamento de energia; 2) maior distanciamento mental da atividade laboral ou negativismo ou cinismo em relação ao trabalho; e 3) sensação de ineficácia e falta de realização. O termo *burnout* se refere especificamente a fenômenos no contexto ocupacional e não deve ser usado para descrever experiências em outras áreas da vida".

Dada a íntima relação com o trabalho, de acordo com a CID-11, o diagnóstico da síndrome ocupacional de *burnout* ganhou maior especificidade e complexidade nos cenários da saúde ocupacional, trabalhista e pericial. Passa, portanto, a pressupor protocolos que exijam visitas institucionais e estudo dos nexos causais. Se com a publicação da CID-11 algumas dúvidas clínicas ficaram mais bem esclarecidas, pois foi formalizada a ocorrência do *burnout* como fenômeno que corresponde a um diagnóstico médico, exige-se agora maiores cuidados de especialistas por envolver possíveis e frequentes questões processuais cíveis e trabalhistas, e financeiras por afastamento laboral.

Outra mudança decorrente da nova classificação é que as pessoas diagnosticadas com síndrome do esgotamento profissional passarão a ter os mesmos direitos trabalhistas e previdenciários garantidos a outras doenças ocupacionais, como direito a licença médica de até 15 dias remunerada pelo empregador e auxílio-doença acidentário, pago pelo Instituto Nacional do Seguro Social (INSS), se o afastamento for superior a 15 dias. Há também estabilidade por 12 meses após o fim desse benefício. Em casos mais graves, o indivíduo poderá se aposentar por invalidez atestada por uma perícia médica do INSS.

No que tange ao contexto dos profissionais da saúde, estar no lado de portador de *burnout*, eventualmente precisando de afastamento, ter a CID-11 formalizando essa previsão é algo positivo, mas não suficientemente importante para relevar a necessidade de práticas preventivas, individuais e institucionais.

INTERVENÇÕES PARA A FORMAÇÃO E PRÁTICA PROFISSIONAL EM SAÚDE

As estratégias contra o *burnout* podem ser divididas em preventivas e terapêuticas. Na prevenção, as ações devem se concentrar nos fatores de risco citados e, assim, na modificação da estrutura organizacional e dos processos de trabalho, melhorias na relação entre o profissional e a organização e a promoção de comportamentos saudáveis nos profissionais da saúde, sobretudo no quesito resiliência[70].

No que diz respeito às estratégias terapêuticas, uma revisão sistemática de 2018 de 13 estudos resume os resultados da pesquisa para propor treinamentos de maneira contínua, desde a graduação, em estratégias de enfrentamento, habilidades interpessoais, gerenciamento de emoções negativas e técnicas de relaxamento[71].

Uma recente revisão sistemática e metanálise examinou estudos que investigaram a eficácia de intervenções baseadas em meditação do tipo *mindfulness* para gerenciamento do estresse, melhoria da autocompaixão e atenção plena em profissionais de saúde. Na análise da variável estresse, constatou-se efeito positivo com tamanho de efeito moderado dos programas de intervenção com *mindfulness* em relação ao grupo-controle, indicando melhora no estresse percebido; e com relação à variável atenção plena, resultados positivos com tamanho de efeito global significativo.[72]

Implementar tais propostas de intervenção do ponto de vista torna-se, portanto, uma missão fundamental das instituições de ensino e assistência em saúde e um desafio importante de sensibilização dos estudantes e profissionais da saúde, desde o início da formação e de maneira constante ao longo da trajetória profissional, de maneira a incorporá-las consciente e consistentemente em seu cotidiano.

REFERÊNCIAS BIBLIOGRÁFICAS

1. Martinazzo C. Identidade Humana: Unidade e Diversidade Enquanto Desafios para uma Educação Planetária. Revista Contexto & Educação. 2010;25(84):31-50.
2. Morin E. O Enigma Do Homem: Para Uma Nova Antropologia. São Paulo: Zahar Editores; 1975.
3. Danila AH. A saúde mental do médico jovem. In: Cordeiro Q, Razzouk D, Lima MGA, eds. Trabalho e Saúde Mental Dos Profissionais Da Saúde. Conselho Regional de Medicina do Estado de São Paulo; 2015:89-104.

4. Conselho Federal de Medicina. Disponível em: https://saeme.org.br/portugues/instrumento-de-avaliacao.
5. Dyrbye LN, Leep Hunderfund AN, Winters RC, et al. The Relationship Between Burnout and Help-Seeking Behaviors, Concerns, and Attitudes of Residents. Academic Medicine. 2021;96(5):701-8.
6. Baldassin S. Anxiety and Depression in Medical Students: a Review of Brazilian Studies. Revista Brasileira de Educação Médica. 2010;6:19-26.
7. Mayer FB, Santos IS, Silveira PSP, et al. Factors associated to depression and anxiety in medical students: a multicenter study. BMC Medical Education. 2016;16(1):282.
8. Zhang Y, Zhang C, Han XR, Li W, Wang Y lei. Determinants of compassion satisfaction, compassion fatigue and burn out in nursing. Medicine. 2018;97(26):e11086.
9. Cocker F, Joss N. Compassion fatigue among healthcare, emergency and community service workers: A systematic review. Int J Environ Res Public Health. 2016;13(6):618.
10. Fernanda B, Cabrera D, Sadosty A, et al. Compassion Fatigue is Similar in Emergency Medicine Residents Compared to other Medical and Surgical Specialties. Western Journal of Emergency Medicine. 2014;15(6):629-35.
11. Kelly L, Runge J, Spencer C. Predictors of Compassion Fatigue and Compassion Satisfaction in Acute Care Nurses. Journal of Nursing Scholarship. 2015;47(6):522-8.
12. O'Mahony S, Ziadni M, Hoerger M, Levine S, Baron A, Gerhart J. Compassion Fatigue Among Palliative Care Clinicians: Findings on Personality Factors and Years of Service. American Journal of Hospice and Palliative Medicine. 2018;35(2):343-7.
13. El-bar N, Levy A, Wald HS, Biderman A. Compassion fatigue, burnout and compassion satisfaction among family physicians in the Negev area - a cross-sectional study. Israel Journal of Health Policy Research. 2013;2(1):31.
14. Arendt H. As Origens Do Totalitarismo. Rio de Janeiro: Companhia das Letras; 2013.
15. Dyrbye LN, West CP, Satele D, et al. Burnout Among U.S. Medical Students, Residents, and Early Career Physicians Relative to the General U.S. Population. Academic Medicine. 2014;89(3):443-51.
16. Prins JT, Gazendam-Donofrio SM, Tubben BJ, van der Heijden FMMA, van de Wiel HBM, Hoekstra-Weebers JEHM. Burnout in medical residents: a review. Medical Education. 2007;41(8):788-800.
17. Selye H. Stress: A Tensão da Vida. IBRASA; 1959.
18. Lazarus RS. Stress and Emotion: A New Synthesis. Springer Publishing Company; 2006.
19. Maslach C, Jackson SE. The measurement of experienced burnout. Journal of Organizational Behavior. 1981;2(2):99-113.
20. Maslach C, Jackson SE, Leiter MP. The Maslach Burnout Inventory Manual. 3.ed. Consulting Psychologists Press; 1996.
21. Dyrbye L, Shanafelt T. A narrative review on burnout experienced by medical students and residents. Medical Education. 2016;50(1):132-49.
22. Rothenberger DA. Physician Burnout and Well-Being: A Systematic Review and Framework for Action. Diseases of the Colon & Rectum. 2017;60(6):567-76.
23. Lee Y, Medford A, Halim A. Burnout in physicians. Journal of the Royal College of Physicians of Edinburgh. 2015;45(2):104-7.
24. Romani M, Ashkar K. Burnout among physicians. Libyan Journal of Medicine. 2014;9(1):23556.
25. Maslach C, Schaufeli WB, Leiter MP. Job Burnout. Annual Review of Psychology. 2001;52(1):397-422.
26. Shanafelt TD, Balch CM, Bechamps G, et al. Burnout and Medical Errors Among American Surgeons. Annals of Surgery. 2010;251(6):995-1000.
27. Dyrbye LN, Thomas MR, Massie FS, et al. Burnout and Suicidal Ideation among U.S. Medical Students. Annals of Internal Medicine. 2008;149(5):334.

28. Silvestre R, da Cruz MS, Carvalho e Silva MJ, Mello THT, Cesco YP, Guerra PH. Metanálise das prevalências da Síndrome de Burnout em discentes de escolas medicas brasileiras. Revista Psicologia, Diversidade e Saúde. 2021;10(3):522-31.
29. Pacheco JP, Giacomin HT, Tam WW, et al. Mental health problems among medical students in Brazil: a systematic review and meta-analysis. Revista Brasileira de Psiquiatria. 2017;39(4):369-78.
30. Barbosa ML, Ferreira BLR, Vargas TN, et al. Burnout Prevalence and Associated Factors Among Brazilian Medical Students. Clinical Practice & Epidemiology in Mental Health. 2018;14(1):188-95.
31. Fontana MCP, Generoso IP, Sizilio A, Bivanco-Lima D. Burnout syndrome, extracurricular activities and social support among Brazilian internship medical students: a cross-sectional analysis. BMC Medical Education. 2020;20(1):81.
32. Erschens R, Keifenheim KE, Herrmann-Werner A, et al. Professional burnout among medical students: Systematic literature review and meta-analysis. Medical Teacher. 2019;41(2):172-83.
33. Rodrigues H, Cobucci R, Oliveira A, et al. Burnout syndrome among medical residents: A systematic review and meta-analysis. PLOS ONE. 2018;13(11):e0206840.
34. Pasqualucci PL, Damaso LLM, Danila AH, Fatori D, Lotufo Neto F, Koch VHK. Prevalence and correlates of depression, anxiety, and stress in medical residents of a Brazilian academic health system. BMC Medical Education. 2019;19(1):193.
35. Williams ES, Rondeau K v, Xiao Q, Francescutti LH. Heavy physician workloads: impact on physician attitudes and outcomes. Health Services Management Research. 2007;20(4):261-9.
36. Silva N, Martins da Silva AS, Galvão LP, et al. Depression and Anxiety Symptoms among General Hospital Employees in need of Mental Health Treatment. medRxiv. 2021:2021.06.08.21258530.
37. Bazargan M, Makar M, Bazargan-Hejazi S, Ani C, Wolf KE. Preventive, Lifestyle, and Personal Health Behaviors Among Physicians. Academic Psychiatry. 2009;33(4):289-95.
38. Goitein L, Shanafelt TD, Wipf JE, Slatore CG, Back AL. The Effects of Work-Hour Limitations on Resident Well-being, Patient Care, and Education in an Internal Medicine Residency Program. Archives of Internal Medicine. 2005;165(22):2601.
39. Epstein RM, Privitera MR. Doing something about physician burnout. The Lancet. 2016;388(10057):2216-7.
40. Bianchi R, Schonfeld IS, Laurent E. Physician burnout is better conceptualised as depression. The Lancet. 2017;389(10077):1397-8.
41. Fahrenkopf AM, Sectish TC, Barger LK, et al. Rates of medication errors among depressed and burnt out residents: prospective cohort study. BMJ. 2008;336(7642):488-91.
42. Woo T, Ho R, Tang A, Tam W. Global prevalence of burnout symptoms among nurses: A systematic review and meta-analysis. Journal of Psychiatric Research. 2020;123:9-20.
43. van Bogaert P, Timmermans O, Weeks SM, van Heusden D, Wouters K, Franck E. Nursing unit teams matter: Impact of unit-level nurse practice environment, nurse work characteristics, and burnout on nurse reported job outcomes, and quality of care, and patient adverse events—A cross-sectional survey. International Journal of Nursing Studies. 2014;51(8):1123-34.
44. Suñer-Soler R, Grau-Martín A, Flichtentrei D, et al. The consequences of burnout syndrome among healthcare professionals in Spain and Spanish speaking Latin American countries. Burnout Research. 2014;1(2):82-9.
45. Alexandrova-Karamanova A, Todorova I, Montgomery A, et al. Burnout and health behaviors in health professionals from seven European countries. International Archives of Occupational and Environmental Health. 2016;89(7):1059-75.
46. Martins LF, Laport TJ, Menezes V de P, Medeiros PB, Ronzani TM. Esgotamento entre profissionais da Atenção Primária à Saúde. Ciência & Saúde Coletiva. 2014;19(12):4739-50.
47. Soler JK, Yaman H, Esteva M, et al. Burnout in European family doctors: the EGPRN study. Family Practice. 2008;25(4):245-65.

48. Naidoo T, Tomita A, Paruk S. Burnout, anxiety and depression risk in medical doctors working in KwaZulu-Natal Province, South Africa: Evidence from a multi-site study of resource-constrained government hospitals in a generalised HIV epidemic setting. PLOS ONE. 2020;15(10):e0239753.
49. Tomás-Sábado J, Maynegre-Santaulària M, Pérez-Bartolomé M, Alsina-Rodríguez M, Quinta-Barbero R, Granell-Navas S. Síndrome de burnout y riesgo suicida en enfermeras de atención primaria. Enfermería Clínica. 2010;20(3):173-8.
50. Ahola K, Hakanen J. Job strain, burnout, and depressive symptoms: A prospective study among dentists. Journal of Affective Disorders. 2007;104(1-3):103-10.
51. Garcia C, Abreu L, Ramos J, et al. Influence of Burnout on Patient Safety: Systematic Review and Meta-Analysis. Medicina (B Aires). 2019;55(9):553.
52. Rabatin J, Williams E, Baier Manwell L, Schwartz MD, Brown RL, Linzer M. Predictors and Outcomes of Burnout in Primary Care Physicians. Journal of Primary Care & Community Health. 2016;7(1):41-3.
53. Kansoun Z, Boyer L, Hodgkinson M, Villes V, Lançon C, Fond G. Burnout in French physicians: A systematic review and meta-analysis. Journal of Affective Disorders. 2019;246:132-47.
54. Adriaenssens J, de Gucht V, Maes S. Determinants and prevalence of burnout in emergency nurses: A systematic review of 25 years of research. International Journal of Nursing Studies. 2015;52(2):649-61.
55. Houkes I, Winants Y, Twellaar M, Verdonk P. Development of burnout over time and the causal order of the three dimensions of burnout among male and female GPs. A three-wave panel study. BMC Public Health. 2011;11(1):240.
56. Sharma A, Sharp DM, Walker LG, Monson JRT. Stress and burnout in colorectal and vascular surgical consultants working in the UK National Health Service. Psycho-Oncology. 2008;17(6):570-6.
57. Harry E, Sinsky C, Dyrbye LN, et al. Physician Task Load and the Risk of Burnout Among US Physicians in a National Survey. The Joint Commission Journal on Quality and Patient Safety. 2021;47(2):76-85.
58. Baldassin SP, Espin Neto J, Dagostino SB, et al. I Fórum Paulista de Serviços de Apoio ao Estudante de Medicina — Forsa Paulista — "A Carta de Marília." Revista Brasileira de Educação Médica. 2016;40(4):537-9.
59. The Royal College of Physicians and Surgeons of Canada. Disponível em: https://www.royalcollege.ca/rcsite/canmeds/canmeds-framework-e.
60. Jezzini-Martínez S, Gil Flores L, Elizondo-Omana RE, Zarate-Garza PP. Assessment of Burnout Syndrome and Associated Factors Among Medical Students During COVID-19 Pandemic: A Cross-Sectional Study. In: Pôster P1-069. APA; 2022.
61. Angal S, Sampathi B. Impact of the COVID-19 Pandemic on the Mental Health of Medical Students. In: Pôster P3-086. APA; 2022.
62. Giusti EM, Pedroli E, D'Aniello GE, et al. The Psychological Impact of the COVID-19 Outbreak on Health Professionals: A Cross-Sectional Study. Frontiers in Psychology. 2020;11.
63. Jalili M, Niroomand M, Hadavand F, Zeinali K, Fotouhi A. Burnout among healthcare professionals during COVID-19 pandemic: a cross-sectional study. International Archives of Occupational and Environmental Health. 2021;94(6):1345-52.
64. Danila AH, Humes E de C, Tess BH, et al. Elaboration of a Flowchart to Deal with Acute and Severe Mental Health Situations of Medical Students of a Brazilian Faculty of Medicine; 2018.
65. ten Cate O, Schultz K, Frank JR, et al. Questioning medical competence: Should the Covid-19 crisis affect the goals of medical education? Medical Teacher. 2021;43(7):817-23.
66. Dyrbye LN, Satele D, West CP. Association of Characteristics of the Learning Environment and US Medical Student Burnout, Empathy, and Career Regret. JAMA Network Open. 2021;4(8):e2119110.
67. Dyrbye LN, West CP, Herrin J, et al. A Longitudinal Study Exploring Learning Environment Culture and Subsequent Risk of Burnout Among Resident Physicians Overall and by Gender. Mayo Clinic Proceedings. 2021;96(8):2168-83.

68. Yates SW. Physician Stress and Burnout. The American Journal of Medicine. 2020;133(2):160-4.
69. Organização Mundial da Saúde. Disponível em: https://www.who.int/news/item/28-05-2019-burn-out-an-occupational-phenomenon-international-classification-of-diseases.
70. Kumar S. Burnout and Doctors: Prevalence, Prevention and Intervention. Healthcare. 2016;4(3):37.
71. Wiederhold BK, Cipresso P, Pizzioli D, Wiederhold M, Riva G. Intervention for physician burnout: A systematic review. Open Medicine. 2018;13(1):253-63.
72. Ruiz-Fernández MD, Ortíz-Amo R, Ortega-Galán ÁM, Ibáñez-Masero O, Rodríguez-Salvador M del M, Ramos-Pichardo JD. Mindfulness therapies on health professionals. International Journal of Mental Health Nursing. 2020;29(2):127-40.

13

A Medicina do Estilo de Vida aplicada ao *burnout*

Aline Massami Nagai
Ana Paula Lopes Carvalho
Felipe Barreto Schuch

▶ POR QUE UM CAPÍTULO SOBRE MEDICINA DO ESTILO DE VIDA EM UM LIVRO SOBRE *BURNOUT*?

O trabalho pode ocupar grande parcela do tempo de cada indivíduo e do seu convívio em sociedade. Dejours (1992) afirmava que o trabalho nem sempre possibilita a realização profissional. Pode, ao contrário, causar problemas desde insatisfação até exaustão[1]. De forma bastante resumida, a saúde mental relacionada ao trabalho provém de um equilíbrio emocional entre as demandas internas pessoais – sejam necessidades de reconhecimento, segurança, remuneração etc. – e as exigências e vivências externas ao indivíduo – proporcionadas pela estrutura do trabalho (organização, condições e relações). Quando há desequilíbrio nessa balança, pode-se cursar com sofrimento e adoecimento

Em 1974, o termo *burnout* foi utilizado pela primeira vez pelo psicólogo estadunidense Hebert Freudenberger, que observava a insatisfação com o trabalho relacionada ao estresse laboral em sua própria equipe de atendimento em saúde mental. A expressão é derivada do inglês *to burn out*, que, em tradução literal, significa "queimar-se" ou "consumir-se". Segundo Maslach et al., o *burnout* é uma síndrome psicológica resultante de estressores interpessoais crônicos no trabalho e caracteriza-se por: exaustão emocional, despersonalização (ou ceticismo/cinismo) e diminuição da realização pessoal (ou eficácia profissional)[2], principalmente quando existem pressões excessivas, baixas recompensas emocionais e pouco reconhecimento[3]. E isso acontece quando há falha das estratégias de enfrentamento dessa tensão.

Trata-se de problema multidimensional e transcultural, atualmente considerado uma questão de saúde pública. A prevalência da síndrome de *burnout* ainda é incerta, mas dados sugerem que acomete um número significativo de indivíduos, variando de aproximadamente 4 a 85,7%, conforme a população estudada[1]. Especificamente em estudos de prevalência com profissionais de saúde, mostra-se taxas de *burnout* variando entre 30 e 47%. A taxa de *burnout* na população de trabalhadores da Finlândia chegou a 27,6%. No Brasil, a ocorrência se encontra na faixa de 10%[2].

Com base na possível etiologia sociopsicológica[4] da síndrome que se justifica a existência de um capítulo sobre Medicina do Estilo de Vida (MEV) em um livro dedicado ao *burnout*. As características do indivíduo associadas às do ambiente e do trabalho, assim como suas interrelações, propiciam o aparecimento e a manutenção dessa sintomatologia fundamentalmente emocional e é essencialmente sobre isso que trata a MEV: uma dinâmica complexa e maravilhosa entre fatores externos e internos que ditarão o desenvolvimento ou não de doenças. Portanto, uma ferramenta estratégica para prevenir e tratar a síndrome de *burnout* reside em intervenções na esfera individual, buscando a ressignificação do trabalho e do próprio viver, como será demonstrado a seguir, sem excluir, obviamente, a necessidade de olhar atentamente para questões relacionadas à organização (trabalho) e à nossa própria cultura.

▶ HÁBITOS E SUA CORRELAÇÃO COM SINTOMAS DE *BURNOUT*

Grande parte da literatura sobre *burnout* provém de estudos realizados com profissionais da saúde. Sabe-se que existem diversos fatores de risco para o adoecimento nessa área: longas jornadas de trabalho, turnos noturnos, contato próximo com adoecimento e morte, entre inúmeros outros, inclusive a expectativa da abdicação de sua vida pessoal em favor de sua vocação. Contudo, o aumento da carga de estresse relacionado ao trabalho não é exclusividade dessa categoria profissional e, ano após ano, essa questão surge como um tema fundamental para o mundo atual, uma vez que o trabalho ocupa grande parte do dia e pode influenciar a forma como se vive mesmo quando não se está trabalhando.

Quando se trata de estratégias individuais de prevenção, revisões sistemáticas destacaram principalmente a importância de mudanças de estilo de vida[5]. Especificamente em relação aos hábitos, há de se destacar o papel do comportamento sedentário e da atividade física[15], da alimentação[6], das técnicas de manejo do estresse[19] e do sono de qualidade[14]. Os dados sobre a relação entre *burnout* e o consumo abusivo de álcool e tabaco ainda são controversos[22]. Os detalhes de cada um desses pilares serão discutidos posteriormente neste capítulo.

Apesar das evidências científicas bastante favoráveis à existência da relação entre hábitos de vida e *burnout*, uma das dificuldades atuais ainda é a falta de consenso em relação a indicadores precisos de medição do estilo de vida e controle de estresse. Além do mais, pela falta de um critério diagnóstico bem estabelecido, muitos estudos utilizam-se da hipótese do adoecimento como um *continuum*, destacando cada sintoma, e não a síndrome propriamente dita.

O QUE É MEDICINA DO ESTILO DE VIDA? DEFINIÇÃO E PILARES

O conhecimento sobre o poder dos hábitos de vida na prática médica percorre milhares de anos. Hipócrates já dizia que "se pudéssemos dar a cada indivíduo a quantidade certa de nutrição e exercício, não muito pouco e não muito, teríamos encontrado o caminho mais seguro para a saúde". Consistentemente, a ciência vem demonstrando que ele estava correto em sua afirmação[7].

O termo *Lifestyle Medicine*, ou Medicina do Estilo de Vida (MEV) na tradução para o português, foi utilizada pela primeira vez em 1989, em um simpósio realizado na Europa sob o título "Cancer control and lifestyle medicine. Present and future of indoor air quality: proceedings of the Brussels Conference". Passou a ser utilizado e reconhecido apenas dez anos depois, com o lançamento do primeiro livro da especialidade, intitulado *Lifestyle Medicine*, pelo cardiologista James Ripple, da Harvard Medical School.

Somente em 2003 foi fundada a American College of Lifestyle Medicine (ACLM), instituição oficial que tem como objetivo a pesquisa e a disseminação dos conceitos relacionados à MEV, que estabeleceu a seguinte definição para a especialidade: "o uso de abordagens de estilo de vida, baseadas em evidências – como dieta predominantemente vegetal e com alimentos integrais, atividade física regular, sono restaurador, controle de estresse, prevenção do uso de substâncias tóxicas e conexão social positiva – como modalidades terapêuticas primárias para o tratamento, prevenção e, alguns casos, reversão de doenças crônicas"[8].

A partir de 2017, passou a se realizar anualmente a certificação internacional da especialidade, que atualmente acontece em todos os cinco continentes do mundo. Desde 2019, é possível, inclusive, realizar a prova de certificação em território brasileiro.

No Brasil, em 2018, foi fundado o Colégio Brasileiro de Medicina do Estilo de Vida (CBMEV). No mesmo ano, foi realizado o I Curso Brasileiro de Medicina do Estilo de Vida Aplicado à Clínica, que aconteceu no Instituto de Psiquiatria do Hospital das Clínicas da Faculdade de Medicina da Universidade de São Paulo, organizado pelo Grupo de Interconsultas.

Apesar de parecer instintiva a importância do tema, falar e estimular hábitos saudáveis nem sempre é algo fácil ou cotidiano, já que ainda se recebe pouco treinamento em técnicas de comunicação, além de escasso conhecimento teórico sobre saúde como bem-estar, e não apenas ausência de doença. Dessa forma, abordar esses temas pode ser algo sensível e dificultoso para a maioria dos profissionais. Tanto é verdade que, em estudo publicado em 2014, apenas 10% dos estudantes médicos sentiam-se aptos a falar sobre saúde com os pacientes[9].

A MEV utiliza abordagens e intervenções baseadas em seis pilares principais de saúde (Figura 1) – alimentação saudável, atividade física, sono adequado, controle de tóxicos, conectividade e manejo de estresse, todos relacionados com o desenvolvimento e manutenção de doenças crônicas não transmissíveis (DCNT), como doenças cardiovasculares, cânceres, transtornos psiquiátricos e outros. Cada um deles será abordado nos tópicos a seguir.

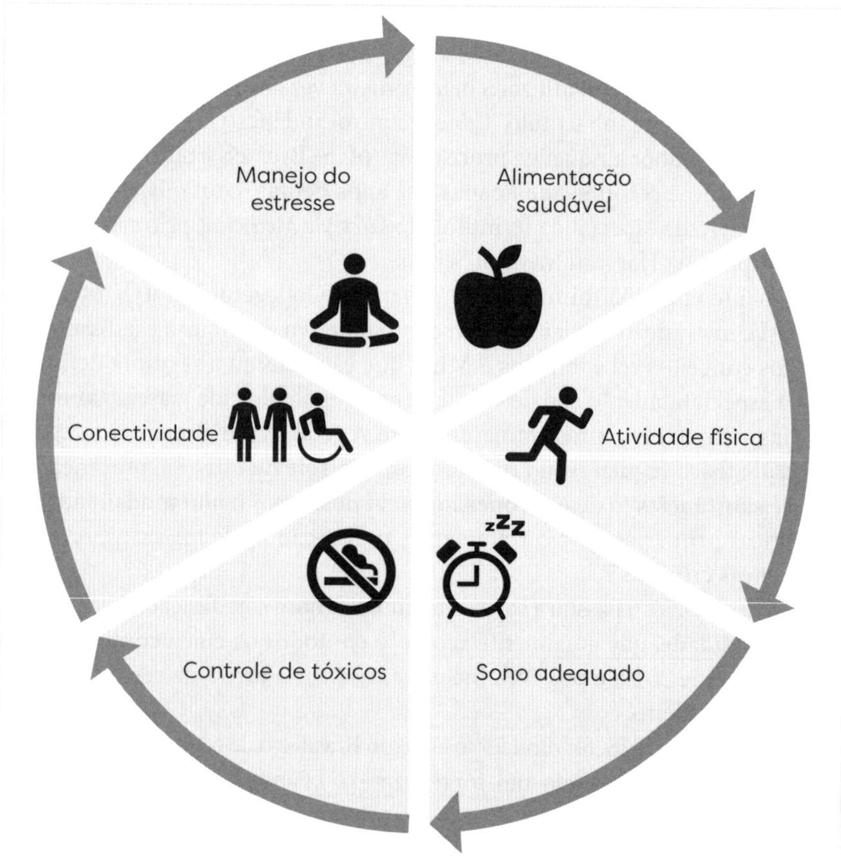

FIGURA 1 Pilares da MEV.

Todos os pilares da MEV são interconectados e têm influência uns sobre os outros. Quando se escolhe uma das frentes para iniciar um processo de mudança, sendo este bem-sucedido, aumenta-se a probabilidade de ocorrer paulatinamente a melhora de todos os outros, como em um círculo virtuoso de saúde.

A MEV é uma estratégia complementar à medicina tradicional, jamais uma proposta alternativa, que objetiva interferir positivamente nas consequências negativas à saúde relacionadas aos hábitos e à organização social atual, com crescente urbanização, globalização e industrialização. Por determinação, a MEV é interdisciplinar e baseada em evidências. Ela busca entender o indivíduo adoecido em seu contexto, nunca esquecendo da sua autonomia e responsabilidade sobre sua própria saúde. Na Tabela 1, constam algumas das principais diferenças entre as abordagens convencionais e aquelas baseada em MEV.

TABELA 1 Comparação entre características da medicina convencional e MEV

Medicina convencional	Medicina do estilo de vida
Paciente passivo – segue orientações	Paciente ativo – participa do processo decisório relativo à sua saúde
Foco no tratamento dos sintomas	Foco em mudanças dos hábitos de vida
Tratamento de curto prazo	Tratamento de longo prazo
Responsabilidade é da equipe de saúde	Responsabilidade é compartilhada com o paciente
Ênfase no diagnóstico e prescrição	Ênfase no estilo de vida; medicações devem ser prescritas quando necessárias

Fonte: Carvalho, 2019.[10]

Existem instrumentos validados e padronizados para avaliar individualmente cada um dos pilares da MEV. A principal ferramenta na investigação e avaliação dos hábitos diários e do estilo de vida ainda é a anamnese clínica. A intervenção adequada ocorrerá após a avaliação que levará em conta a fase de motivação, o contexto e o diagnóstico de cada indivíduo. O processo é lento e gradual, por isso, o tratamento é de longo prazo. Os profissionais que escolhem a MEV como sua base devem assumir uma postura acolhedora, empática e motivacional, porém sempre respeitando o ritmo do paciente.

Pilares e orientações práticas

Sono e *burnout*

O sono é um estado fisiológico essencial ao organismo e desempenha uma função biológica na recuperação, conservação e sobrevivência do ser humano, impactando de forma direta sua saúde física e mental. A perda de qualidade do sono está relacionada com o aumento de risco para patologias cardiovasculares, metabólicas e psiquiátricas[11]. Considera-se em privação de sono aquele indivíduo que não supre a qualidade e/ou quantidade dessa necessidade básica, seja por hábitos inadequados, organização problemática de sua rotina ou transtornos do sono. A relação entre a privação do sono e o *burnout* já é bem estabelecida e foi comprovada por uma série de estudos. Por exemplo, um estudo brasileiro mostrou correlação negativa entre duração adequada de sono e exaustão emocional, e positiva entre má qualidade de sono, exaustão emocional e despersonalização[12].

As consequências da privação do sono são similares àquelas encontradas na síndrome de *burnout*, sendo elas físicas e mentais, como alterações de humor, excesso de sonolência, fadiga, irritabilidade, dificuldade de concentração e outras[13]. Um estudo que avaliava insônia e *burnout* mostrou a interconexão entre ambos ao longo do tempo, sugerindo, inclusive, que um seria fator de risco para o outro[14]. Os mecanismos fisiológicos envolvidos, provavelmente, relacionam-se à ativação excessiva e mantida do eixo hipotálamo-hipófise-adrenal, desencadeando alterações hormonais, metabólicas e imunológicas ao organismo.

Detecção e tratamento precoces devem ser o foco das intervenções desse pilar e devem ocorrer em nível individual e organizacional. Profissionais que sabidamente têm maiores riscos para *burnout*, como profissionais da saúde, da educação e policiais[12], devem ser ativamente questionados sobre sua rotina de sono e possíveis transtornos do sono. Intervenções educativas comportamentais como aumento da atividade física, higiene do sono, diário de sono e terapia cognitivo-comportamental para insônia são ferramentas preconizadas pela MEV.

Atividade física e *burnout*

Como dito anteriormente, a síndrome de *burnout* baseia-se no tripé: exaustão, cinismo e insatisfação profissional. Contudo, é consenso que a exaustão, física e mental, é o componente principal dessa condição[15]. Apesar dos poucos estudos de qualidade correlacionando a prática da atividade física com a redução do *burnout*, um estudo de revisão sistemática, que incluía estudos longitudinais e de intervenção, mostrou evidências estatisticamente significativas da relação negativa entre o componente "exaustão" e a atividade física[15]. Ou seja, indivíduos que praticam exercício físico de forma regular tendem a apresentar menos exaustão e, por isso, menores taxas de *burnout*.

Existem mecanismos fisiológicos e emocionais que, provavelmente, promovem essa intersecção. A atividade física regular pode induzir a produção de neurotransmissores e neuromoduladores que agem positivamente no humor, em especial na depressão e ansiedade, e na disposição e energia. Além disso, pessoas que praticam atividade física tendem a ter maior autoeficácia e tolerância física ao estresse[15].

Apesar das evidências positivas, ainda não há especificação sobre qual e quanto de exercício seria necessário para impactar positivamente no desenvolvimento da síndrome. De forma geral, a MEV preconiza as orientações da OMS, atualizadas em 2020, para atividade física para uma vida saudável: 150 a 300 minutos de atividade física moderada semanal para adultos[16], além de evitar o comportamento sedentário no dia a dia e acrescentar a prática de exercícios de resistência e o alongamento algumas vezes por semana para benefícios adicionais.

Uma ferramenta útil para estímulo e acompanhamento desse pilar é a criação de metas inteligentes, ou SMART *goals*[17], método mnemônico que auxilia na criação de uma meta específica (*specific*), mensurável (*measurable*), alcançáveis (*attainable*), realista (*realistic*) e com cronograma (*time bound*). É importante frisar, no entanto, que a mera redução do tempo gasto em comportamento sedentário já pode estar associada com menor risco de sintomas de *burnout*[18].

Manejo do estresse e *burnout*

A síndrome de *burnout* é uma das possíveis consequências do estresse crônico e mantido relacionado ao ambiente de trabalho que se caracteriza por sintomas principalmente emocionais – exaustão emocional, despersonalização e insatisfação. Estresse crônico e *burnout* são conceitos muito próximos, sendo difícil delimitar quando o manejo do estresse termina e quando começa a prevenção ao esgotamento. Portanto, o foco da prevenção deveria ser primordialmente a otimização de habilidades de controle do estresse[19]. Uma pessoa submetida a elevado grau de estresse tende a apresentar piora do padrão alimentar, aumento do tempo gasto em comportamento sedentário, piora da qualidade de sono, altos índices de isolamento social e maior risco para uso de substâncias psicoativas[10].

Um estudo alemão, realizado em 2016, avaliou os resultados de um programa de intervenção com duração de três semanas, baseado em técnicas diversas de manejo de estresse em indivíduos com elevado risco para desenvolver *burnout*. O objetivo era reduzir a percepção do estresse a longo prazo. Os participantes foram avaliados em três tempos distintos: ao fim do programa, após três e seis meses de sua conclusão. Os indivíduos do grupo de intervenção referiam significativa melhora imediata da percepção de estresse, que caía após três meses da conclusão, mas se mantinha estável após mais três meses[19]. O grupo-controle, que não recebeu treinamento, manteve a percepção do estresse estável ao longo do tempo.

As ferramentas que podem ser utilizadas para o aperfeiçoamento do controle do estresse são treinamentos de comunicação, exercícios de relaxamento, técnicas de *mindfulness* e meditação, terapia cognitivo-comportamental (TCC) e outras.

Dentre estas, a TCC é que parece ser aquela com melhores resultados, mesmo quando comparada a intervenções combinadas[19].

Uso de substâncias e *burnout*

Estima-se que, globalmente, em 2019, cerca de 1,14 bilhão de indivíduos era tabagista[20]. Nesse mesmo ano, o tabagismo foi responsável por 7,69 milhões de mortes e 200 milhões de anos de vida ajustados por incapacidade, sendo o principal fator de risco para mortalidade entre os homens[20]. Os custos individuais e sociais relacionados a esse comportamento fazem com que a questão tenha se tornado uma prioridade da saúde pública mundial.

No que se refere ao consumo de álcool, em 2016, este era o sétimo mais importante fator de risco para mortalidade e anos de vida perdidos e ajustados por incapacidade, sendo responsável por 2,2% das mortes femininas e 6,8% das mortes masculinas ajustadas por idade[21]. Apesar da relevância desses dados, a crença relacionada ao efeito protetor do consumo moderado de álcool em algumas condições traz complexidade ao assunto.

Apesar da considerável carga socioeconômica relacionada ao abuso de substâncias psicoativas, nota-se aumento de sua prevalência. Muito provavelmente, essa tendência demonstra que tais comportamentos têm sido utilizados para administrar de forma disfuncional outros problemas, como: alterações de sono, estresse, exigências de maior produtividade, sintomas psiquiátricos, entre outros – condições relacionadas ao aparecimento e à manutenção do *burnout*.

Não há, contudo, correlação comprovada do consumo de tóxicos com o desenvolvimento da síndrome de *burnout* na literatura. No entanto, existem estudos demonstrando que o uso abusivo de tais substâncias, como álcool e tabaco, pode ser uma manifestação comportamental disfuncional de enfrentamento do estresse e da culpa relacionados ao trabalho[22].

Todo profissional de saúde, quando em contato com um paciente, deve investigar ativamente esse pilar, uma vez que intervenções nesse aspecto podem promover melhora em qualidade de vida e redução de morbimortalidade. Ferramentas essenciais para essa abordagem são: Modelo Transteórico de Mudança de Comportamento de Prochaska e Entrevista Motivacional para aqueles identificados em fase pré-contemplativa e contemplativa para a mudança.

Conectividade e *burnout*

A percepção do isolamento social ou da falta de conectividade, entendida aqui como relações interpessoais significativas, provoca a ativação do eixo hipotálamo-hipófise-adrenal e é uma das causas conhecidas do estresse crônico em adultos[23]. A conectividade social é um dos fatores de proteção individual contra a morte prematura[23]. A solidão é um fator de risco cardiovascular maior até mesmo que a obesidade[23]. É importante também ressaltar que o *burnout* é um dos grandes fatores de piora desse pilar de saúde fora do ambiente de trabalho, por gerar uma dificuldade crônica e mantida no controle do estresse. Mesmo que se esteja vivendo em uma era de intensa conexão tecnológica, as taxas de solidão aumentaram em 50% nos EUA desde 1980 – por volta de 40% dos adultos americanos sentiam-se solitários[24].

Quando se trata da prevenção e do tratamento da exaustão relacionada ao trabalho, a conectividade entre pares é uma poderosa ferramenta de suporte e encorajamento, já que se trata do compartilhamento entre pessoas que dividem as mesmas experiências. No ambiente de trabalho, solidão reduz a performance, limita a criatividade e prejudica outros aspectos da função cognitiva para a tomada de decisões[24]. Mesmo assim, tende-se a encarar o relacionamento profissional entre pares mais como um luxo do que como uma necessidade. Criar ambientes que estimulem a conectividade de maneira formal e informal é um dos grandes desafios dos gestores atuais.

Alimentação e *burnout*

Hábitos saudáveis podem não apenas evitar o adoecimento, mas também melhorar a qualidade de vida em condições crônicas não transmissíveis. Apesar da recomendação alimentar parecer simples – comida não industrializada ou ultraprocessada, fresca e preparada de forma caseira, ou "descascar mais, desembalar menos" –, ela esbarra em uma série de aspectos sociopolíticos complexos. Sabe-se que a urbanização e industrialização modificou sobremaneira os comportamentos alimentares, facilitando progressivamente o acesso a uma alimentação mais industrializada, rápida e, quase sempre, de pior qualidade nutricional. Preza-se aqui pelo trabalho multidisciplinar, uma vez que ainda há um déficit importante de aprendizado sobre a ciência nutricional, inclusive na formação médica, o que impacta no conhecimento, na habilidade e na confiança para implementar cuidados alimentares[25]. Para aprofundar orientações práticas em nutrição e *burnout*, veja o capítulo de Psiquiatria Nutricional no *burnout*.

MEDICINA DO ESTILO DE VIDA EM AÇÃO

Além dos aspectos relacionados à saúde e ao bem-estar descritos nos tópicos anteriores, é primordial atentar-se ao custo econômico relacionado ao adoecimento provocado e acelerado por fatores laborais. No Brasil, desde 1970, ganhou-se aproximadamente 18 anos a mais de expectativa de vida; contudo, passa-se a maior parte desses anos administrando e sofrendo com doenças e lesões. Ou seja, o envelhecimento da população ativa brasileira é acompanhado pelo também aumento das DCNT.

Um estudo realizado em 2014 mostrou que esse contexto de envelhecimento e adoecimento comprometia cerca de 2,4% do produto interno bruto (PIB) do país. E a previsão é de que esse custo aumente para 2,9% do PIB brasileiro até 2030[26]. Nesse valor, estão inclusas as perdas comprometidas por aposentadoria precoce, absenteísmo, presenteísmo, entre outros. Nos EUA, onde o custo anual com saúde gira em torno de 900 bilhões de dólares, estima-se que impressionantes 80% desse total sejam gastos com condições relacionadas a hábitos e que a perda de produtividade por essas questões alcancem 500 bilhões de dólares ao ano.

A importância do tema MEV em um livro sobre *burnout* nasce das evidências mostradas anteriormente de que ações relacionadas aos seus seis pilares de saúde têm impacto positivo direto sobre saúde, absenteísmo, foco, engajamento, energia, criatividade e produtividade, fatores que podem reduzir tais valores alarmantes perdidos com a falha na administração dos estressores relacionados ao ambiente de trabalho e estilo de vida não saudável tão presentes atualmente.

O desafio maior, ao se tratar de estruturas corporativas, é a criação e manutenção de ambientes que estimulem e propaguem uma cultura mais saudável a nível individual e coletivo. E, para isso, não há outra forma que não priorizar a saúde de cada um dos colaboradores, independentemente de sua função dento dessa estrutura complexa e viva. Além de melhorar o bem-estar do colaborador e reduzir os custos com saúde, pode-se melhorar dramaticamente a saúde organizacional.

Para um bom funcionamento da MEV no ambiente de trabalho é necessária a implantação de programas, ferramentas, serviços, benefícios e até mesmo estrutura física que favoreçam hábitos saudáveis durante e após expediente de trabalho. Além disso, parte fundamental dessa cultura de saúde são as pessoas – líderes que inspiram e pares engajados – que promovem encontros informais e formais com finalidade de aumentar conectividade e motivação.

Assim como a mudança de um comportamento individual, a reestruturação de "hábitos corporativos" é algo trabalhoso e demanda investimento de tempo e recursos, além de muita criatividade. Muitos desistem antes de poder colher seus frutos que, apesar da colheita tardia, podem gerar uma repercussão estimulante dentro e fora da vida laboral de cada uma das pessoas tocadas por uma vida mais saudável.

CONCLUSÃO

Ainda que o fenômeno ocupacional de esgotamento e estresse crônico apresente múltiplas facetas e esteja intrinsecamente relacionado ao ambiente em que o funcionário se encontra, os hábitos e o estilo de vida do indivíduo podem se caracterizar como potenciais formas de proteção ou aumento da vulnerabilidade. E para que haja uma mudança sustentável e eficaz, o envolvimento da liderança é indispensável.

Como demonstrado em inúmeros estudos, o ambiente influencia e impacta o comportamento através da infraestrutura oferecida e o nível socioeconômico da população[27-30]. A urbanização é um grande desafio para a saúde pública do século XXI, pois as populações urbanas estão aumentando rapidamente, mas as infraestruturas básicas são insuficientes e as iniquidades sociais e econômicas nas áreas urbanas resultaram em desigualdades significativas em saúde[27]. Nesse sentido, portanto, a urbanização, de forma semelhante à globalização, pode ser vista como um determinante social estrutural da saúde.

Há necessidade de repensar abordagens para a prevenção de doenças[28,29]. Uma equipe de pesquisadores identificou oito intervenções regionais e locais integradas que, quando combinadas, incentivam o uso de caminhada, ciclismo e transporte público, ao mesmo tempo em que reduzem o uso de veículos automotores privados[28], e demonstrou os impactos na saúde do planejamento urbano através de escolhas de modo de transporte. Foram eles: (1) acessibilidade de destino; (2) distribuição equitativa do emprego entre as cidades; (3) gerenciamento da demanda, reduzindo a disponibilidade e (4) aumentando o custo do estacionamento; (5) projetando redes de movimento amigáveis para pedestres e ciclistas; (6) alcançando níveis ideais de densidade residencial; (7) reduzindo a distância ao transporte público; e (8) aumentando a conveniência dos modos de viagem ativos (p.ex., criando bairros atraentes e seguros, acessíveis, e transporte público conveniente).

As comunidades criam condições para otimizar os resultados de saúde e bem-estar dos moradores, influenciando vários determinantes sociais da saúde, p.ex., a "caminhabilidade" da vizinhança e o acesso ao transporte público, espaço público aberto, comodidades locais e instalações sociais e comunitárias[29].

Esses são só alguns exemplos de como o planejamento do ambiente em que estamos inseridos reduz doenças não transmissíveis através da facilitação da escolha por hábitos saudáveis. Seria possível extrapolar esse impacto ao modificar o ambiente de trabalho? Na prática, observa-se que sim, mas pesquisas ainda são necessárias para que se tenha mais informações de como isso acontece.

REFERÊNCIAS BIBLIOGRÁFICAS

1. Trigo TR, Teng CT, Hallak JEC. Síndrome de burnout ou estafa profissional e os transtornos psiquiátricos. Rev Psiq Clín. 2007;34(5):223-33.
2. Vieira I, et al. Burnout na clínica psiquiátrica: relato de um caso. Revista de Psiquiatria do Rio Grande do Sul. 2006;28(3):352-6.
3. Harrison BJ. Are you to burn out? Fund Raising Management. 1999;30(3):25-8.

4. Murofuse NT, Abranches SS, Napoleão AA. Reflexões sobre estresse e Burnout e a relação com a enfermagem. Rev Latino-Am Enfermagem 2005;13(2):255-61.
5. Slabšinskienė E, Gorelik A, Kavaliauskienė A, Zaborskis A. Burnout, lifestyle and relaxation among dentists in Lithuania: a cross-sectional study. BMC Health Serv Res. 2021;21(1):1098.
6. Verhavert Y et al. The association between energy balance-related behavior and burn-out in adults: A systematic review. Nutrients. 2020;12(2):397.
7. Katz LD et al. Lifestyle as Medicine: The Case for a True Health Initiative. American Journal of Health Promotion. 2017;32(6):1452-8.
8. American College of Lifestyle Medicine. Lifestyle medicine. Disponível em: https://lifestylemedicine.org/Whats-is-Lifestyle-Medicine.
9. Ali NK, Ferguson RP, Mitha S, Hanlon A. Do medical trainees feel confident communicating with low health literacy patients? J Community Hosp Intern Med Perspect. 2014;4(2).
10. Carvalho AP. Medicina do Estilo de Vida. In: Katekawa A, Góis AFT, Naves B, Martinez D, Figliuolo FNF, Machado G, et al. Médicos na cozinha. São Paulo: Editora dos Editores; 2019.
11. Grander MA. Sleep, health, and Society. Sleep Med Clin. 2017;12(1):1-22.
12. Chaves MSRS, Shimizu IS. Burnout syndrome and sleep quality among military police officers in Piaui. Rev Bras Med Trab. 2018;16(4):436-41.
13. Stewart NH, Arora VM. The Impact of Sleep and Circadian Disorders on Physician Burnout. Chest. 2019;156(5):1022-30.
14. Armon G, Shirom A, Shapira I, Melamed S. On the nature of burnout-insomnia relationships: a prospective study of employed adults. J Psychosom Res. 2008;65(1):5-12.
15. Naczenski LM, Vries JD, Hooff MLMV, Kompier MAJ. Systematic review of the association between physical activity and burnout. J Occup Health. 2017;59(6):477-94.
16. World Health Organization. Guidelines on physical activity and sedentary behaviour. Geneva: World Health Organization; 2020.
17. Bauer KD, Liou D. Nutrition Counseling and Education Skill Development. 3.ed. Cengage Learning. 2016. p.19-24.
18. Morgan T, et al. Investigating demographics, physical activity intensity, and sedentary behaviour as predictors of burnout in first to fourth year medical students. Journal of Exercise, Movement, and Sport (SCAPPS refereed abstracts repository). 2019; 51(1):229.
19. Richardson KM, Rothstein HR. Effects of occupational stress man – agement intervention programs: a meta-analysis. J Occup Health Psych. 2008; 13:69-93.
20. GBD 2019. Tobacco Collaborators. Spatial, temporal, and demographic patterns in prevalence of smoking tobacco use and attributable disease burden in 204 countries and territories, 1990-2019: a systematic analysis from the Global Burden of Disease Study 2019. Lancet. 2021;397(10292): 2337-60.
21. GBD 2016 Alcohol Collaborators. Alcohol use and burden for 195 countries and territories, 1990-2016: a systematic analysis for the Global Burden of Disease Study 2016. Lancet. 2018;392(10152):1015-35.
22. Fernandes LS, Nitsche MJT, Godoy ID. Associação entre Síndrome de burnout, uso prejudicial de álcool e tabagismo na Enfermagem nas UTIs de um hospital universitário. Ciência & Saúde Coletiva. 2018;203-14.
23. GBD 2019 Risk Factors Collaborators. Global burden of 87 risk factors in 204 countries and territories, 1990-2019: a systematic analysis for the Global Burden of Disease Study 2019. Lancet. 2020;396:1223-49.
24. Murthy V. Work and the loneliness epidemic. Harvard Business Review. 2017.
25. Crowley J, Ball L, Hiddink GJ. Nutrition in medical education: a systematic review. Lancet Planet Health. 2019;3:379-89.
26. Sweeny K, Rasmussen B, Sheehan P. The Impact of Health on Worker Attendance and Productivity in Twelve Countries. Melbourne: Victoria University; 2015.

27. Aliyu AA, Amadu L. Urbanization, Cities, and Health: The Challenges to Nigeria – A Review. Ann Afr Med. 2017;16(4):149-58.
28. Gilles-Corti B, et al. City planning and population health: a global challenge. Lancet. 2016; 10;388(10062):2912-24.
29. Gilles-Corti B, et al. Reconnecting urban planning with health: a protocol for the development and validation of national liveability indicators associated with noncommunicable disease risk behaviours and health outcomes. Public Health Res Pract. 2014;25(1):e2511405.
30. Astell-Burt T, et al. Is More Area-Level Crime Associated With More Sitting and Less Physical Activity? Longitudinal Evidence From 37,162 Australians. Am J Epidemiol. 2016;184(12):913-21.

14

Psiquiatria Nutricional no *burnout*

Roberta Carbonari Muzy
Ana Paula Lopes Carvalho

INTRODUÇÃO

A Psiquiatria Nutricional é definida como "um novo campo de pesquisa focado no desenvolvimento de uma base de evidências abrangente, coesa e cientificamente rigorosa para apoiar uma mudança no pensamento sobre o papel da dieta e nutrição na saúde mental"[1].

O conhecimento na área tem sido exponencial. As investigações começaram com descobertas de correlação, seguiram para a causalidade e atualmente se focam, principalmente, em pesquisas de intervenção, sejam dietéticas, sejam com suplementos (p.ex., vitaminas, probióticos). Envolvem diferentes diagnósticos, desde depressão (o mais estudado) até esquizofrenia, transtornos do desenvolvimento e demências.

Isso não é diferente com o estresse crônico relacionado ao trabalho. Este capítulo traz alguns dos principais estudos na área e o que há de evidências até o momento.

PADRÃO ALIMENTAR E SAÚDE MENTAL

No intuito de reduzir a alta – e crescente – incidência e prevalência de *burnout*, intervenções no padrão alimentar, adequação de entrega de nutrientes e controle de estado nutricional também ganham destaque, não somente no intuito de estratégias de prevenção, mas também como tratamento adjuvante na redução dos sintomas.

Nos últimos anos, o papel da dieta na patogênese das doenças mentais tem sido amplamente estudado e substanciais evidências apontam a alimentação na influência da ocorrência de transtornos mentais[2,3]. Embora o padrão alimentar e o estado nutricional já tenham sido fortemente associados à saúde mental e à incidência de depressão[4,5], por exemplo, sua ligação com o *burnout* ainda é menos clara. No entanto, o *burnout* engloba muitos dos sintomas observados na depressão e, por essa razão, hipóteses de que é provável que vias relacionadas à alimentação estejam presentes nas duas condições e conjunto de sintomas são um caminho na elaboração de estratégias nutricionais.

MECANISMOS FISIOPATOLÓGICOS

A inflamação sistêmica de baixo grau ganhou destaque na relação entre dieta e saúde mental, uma vez que desempenha papel na patogênese de alterações psiquiátricas e sofre influência direta da alimentação[6,7]. Um estudo identificou que indivíduos com depressão apresentavam razões de ômega 6/ômega 3 significativamente mais altas que os controles, além de níveis mais altos de fatores de necrose tumoral (TNF-α) e interleucina 6 (IL-6), evidenciando um papel da inflamação nos sintomas depressivos e ansiosos[8]. Um padrão alimentar saudável é composto por um conjunto de componentes conhecidos por terem efeitos anti-inflamatórios no organismo[9], e é plausível o aumento de pesquisas que levantem a hipótese de que uma alimentação saudável e equilibrada possa ter impacto nos sintomas de *burnout* por mecanismos anti-inflamatórios que favorecem neuroproteção, assim como observado em outras condições.

Outra possibilidade pela qual a alimentação pode afetar o bem-estar mental é o seu impacto na microbiota intestinal[10]. O intestino e o sistema nervoso central (SNC) estão intimamente ligados por meio de uma rede denominada eixo intestino-cérebro, que consiste na comunicação bidirecional entre o SNC e o entérico, ligando os centros emocionais e cognitivos do cérebro com as funções intestinais periféricas[11].

A microbiota intestinal pode interferir na produção de neurotransmissores, como o ácido γ-aminobutírico (GABA), inibidor no SNC; noradrenalina[12] e triptofano, aminoácido essencial e precursor de neurotransmissores[12,13]. O eixo microbiota-intestino-cérebro também medeia vias inflamatórias. Os lipopolissacarídeos (LPS), presentes na parede celular de bactérias Gram-negativas intestinais, que extravasam do intestino para a corrente sanguínea em um cenário de aumento de permeabilidade intestinal, disbiose, levam a um quadro de endotoxemia metabólica, induzindo forte resposta do sistema imunológico e contribuindo para inflamação sistêmica de baixo grau[14]. Essa inflamação sistêmica crônica tem sido sugerida como um mecanismo biológico essencial em declínios da função física e mental e a alimentação participa ativamente da manutenção de equilíbrio da microbiota intestinal e consequente impacto na saúde mental[15,16].

Uma revisão de 2019[10] evidenciou propriedades anti-inflamatórias da fosfatase alcalina e as consequências metabólicas negativas de sua inibição. Essa enzima exerce papel importante na manutenção da integridade das células de junção do intestino e na função de barreira intestinal. A revisão também destacou a nutrição como uma potente aliada para o controle da inflamação pelo estímulo de fosfatase alcalina intestinal e evidenciou o potencial poder terapêutico do ômega 3[10].

Diversos transtornos psiquiátricos parecem sofrer o impacto direto do eixo intestino-cérebro e, nos últimos anos, pesquisas ressaltam a importância do equilíbrio da colonização bacteriana e da integridade da barreira intestinal na etiopatogenia de transtornos mentais[17-19].

DIETA OCIDENTAL × MEDITERRÂNEA × NUTRIENTES

Na última década, um número crescente de estudos epidemiológicos passou a investigar relações entre padrões alimentares e estados mentais, e estudos transversais e longitudinais demonstraram a relação da dieta ocidental, ou altamente processada, com maior risco de desenvolvimento de sintomas psiquiátricos, como depressão e ansiedade, bem como a relação da dieta no estilo mediterrâneo e o risco diminuído para declínio mental[20]. O padrão alimentar mediterrâneo é caracterizado pelo alto consumo de vegetais, frutas, leguminosas, sementes, grãos integrais, azeite de oliva e peixes e pelo baixo consumo de carnes vermelhas, carnes processadas, gorduras saturadas e industrializados[21].

Em 2017, um estudo investigou a melhora da saúde mental em adultos com depressão através de uma dieta baseada no padrão alimentar mediterrâneo e suplementação de ômega 3[8,22]. Os participantes receberam quinzenalmente cestas de alimentos e orientações culinárias durante 3 meses e foram suplementados com o óleo de peixe pelo período de 6 meses. A dieta mediterrânea foi capaz de reduzir sintomas depressivos e melhorar a qualidade de vida dos participantes em apenas 3 meses em comparação ao grupo que teve acesso apenas a grupos sociais pelo mesmo tempo. O aumento da diversidade de leguminosas, legumes e verduras esteve relacionado com a melhora do estado clínico de saúde mental dos participantes[23,24].

Outro estudo clínico randomizado também evidenciou que uma intervenção de 12 semanas com dieta mediterrânea melhorou o estado de saúde mental de indivíduos com depressão comparado ao grupo-controle[25].

Já é evidenciado que esse padrão alimentar está positivamente relacionado à neuroproteção, diminuindo sintomas[2,26-28], e embora haja escassez de estudos especificamente avaliando amostras clínicas de *burnout*, o padrão alimentar mediterrâneo está positivamente associado à saúde mental, e acredita-se que essa estratégia nutricional possa diminuir os riscos de *burnout*[29], especialmente pelo fato de a densidade de nutrientes desse padrão alimentar desempenhar um papel na redução de sintomas e prevenção do quadro, por exercer influência nos neurotransmissores, que se encontram alterados na patologia[30,31].

Não é surpreendente que exista uma relação entre consumo alimentar de vitaminas e saúde cognitiva, uma vez que vitaminas do complexo B são essenciais para a síntese de neurotransmissores críticos para o bem-estar psicológico; por exemplo, o folato (B9) e a cianocobalamina (B12) são necessários para o metabolismo de carbono único envolvido na síntese e metabolismo da serotonina[32]. A vitamina B6 é um cofator para a descarboxilase de L-aminoácidos aromáticos (AADC), uma enzima que catalisa a descarboxilação de uma variedade de L-aminoácidos aromáticos; converte L-DOPA em dopamina e hidroxitriptamina (5-HTP) em serotonina[33].

Níveis adequados de vitaminas e minerais são essenciais para o desempenho ideal de uma série de processos fisiológicos que têm tanto efeitos diretos (p.ex., síntese de neurotransmissores, ligação a receptores, função de bomba de íons de membrana) quanto indiretos (p.ex., metabolismo energético, suprimento sanguíneo cerebral) sobre a função cerebral[34].

Um estudo duplo-cego, randomizado e controlado por placebo, no qual foram avaliados personalidade, demandas de trabalho, humor, ansiedade e tensão, examinou a eficácia da administração de 3 meses de duas formas de altas doses de complexo de vitamina B no humor e tensão psicológica associada ao estresse crônico no trabalho (n = 60). As diferenças individuais na personalidade e demandas de trabalho foram controladas estatisticamente e os grupos de tratamento com complexo de vitamina B relataram tensão pessoal significativamente menor e redução na confusão e no humor deprimido/abatido após 12 semanas. Não houve mudanças relacionadas ao tratamento em outras medidas de humor e ansiedade[35].

O BDNF, fator neurotrófico derivado do cérebro, desempenha um papel essencial na saúde cerebral e metabólica, e níveis de BDNF são reduzidos em pessoas com *burnout*[36]. Uma revisão sistemática forneceu uma visão geral da relação entre vários fatores nutricionais e concentrações de BDNF em estudos controlados de intervenção humana[31].

A revisão considerou 48 artigos que examinaram os efeitos de padrões alimentares ou alimentos, dietas baseadas na ingestão de energia, vitaminas e minerais, polifenóis, ácidos graxos poli-insaturados ômega-3 de cadeia longa, probióticos e suplementos alimentares diversos. Os pesquisadores encontraram fortes indícios de que os polifenóis tendem a ter efeito positivo nas concentrações de BDNF. Quatro dos 11 estudos incluídos com intervenção de polifenóis mostraram aumento significativo nas concentrações de BDNF, e dois estudos mostraram tendência de aumento[31].

Chung e colaboradores avaliaram que uma dieta contendo grãos integrais pode ser benéfica para o desempenho cognitivo e aumento dos níveis plasmáticos de BDNF[37]; esse resultado também foi observado por outros pesquisadores que mostraram que o consumo de pão integral à base de grãos de centeio aumentou as concentrações plasmáticas de BDNF em indivíduos aparentemente saudáveis quando comparados com pão branco de controle à base de farinha de trigo[38].

Uma revisão sistemática sintetizou estudos que investigam a relação entre comportamento relacionado ao balanço energético e risco de *burnout*. Dez estudos experimentais foram identificados, destes, nove relataram que programas de exercícios foram eficazes na redução do risco de *burnout*. Quinze estudos observacionais também foram identificados, e destes, quatorze encontraram associação negativa entre atividade física e risco de *burnout*, enquanto um estudo não encontrou relação. Dois dos quinze estudos observacionais também mostraram que ser mais sedentário estava associado a maior risco de *burnout*, e dois outros estudos revelaram que uma dieta mais saudável estava relacionada a menor risco de *burnout*.

Cabe ressaltar que nos dois estudos que encontraram relação entre dieta e *burnout*, os pesquisadores não utilizaram métodos de avaliação validados para mensurar ambos os aspectos e consumo de *fast food* por uma única pergunta autoconstruída. Um estudo[39] avaliou a dieta perguntando quantas vezes por semana as pessoas comiam *fast food* e o outro[40] perguntando se os participantes se alimentavam de forma saudável durante os dias de trabalho (no entanto, "dietas saudáveis" não foram previamente definidas)[41].

Um estudo transversal[42] realizado em 2015 e publicado em 2021, com 630 funcionárias de 10 unidades de trabalho na Finlândia, investigou a relação entre dieta e risco de *burnout*. Os sintomas de *burnout* foram avaliados com o Bergen Burnout Indicator (BBI) e o consumo alimentar foi determinado por meio do questionário de frequência alimentar (QFA). Os principais grupos alimentares foram categorizados em alimentos saudáveis e não saudáveis com base nas Recomendações Nórdicas de Nutrição para uma alimentação saudável e equilibrada. Sendo considerados:

- Alimentos saudáveis: lácteos com baixo teor de gordura, sementes e oleaginosas sem adição de flavorizantes, leguminosas, legumes e verduras, frutas, cereais integrais, peixes, ovos e carnes brancas.
- Alimentos não saudáveis: carne vermelha, salsicha e outros embutidos, bebidas açucaradas, bolos/tortas, biscoito e doces industrializados, chocolate, batata *chips*, oleaginosas salgadas, salgadinhos, álcool, lácteos com alto teor de gordura e manteiga.

Na análise de regressão linear multivariada, o consumo de alimentos saudáveis teve relação inversa com a gravidade dos sintomas de *burnout* independentemente da idade, escolaridade, atividade física e sintomas depressivos. A análise detalhada revelou que os indivíduos com menor pontuação BBI consumiram com mais frequência produtos lácteos com baixo teor de gordura, leguminosas, frutas, legumes e verduras e carne branca. Ressalta-se que entre os participantes que não consumiram (ou consumiram raramente) alimentos saudáveis, a pontuação média do BBI foi de aproximadamente 40 (o valor de corte para *burnout* é 45). Assim, embora a maioria desses participantes esteja abaixo do ponto de corte, apresentaram maior risco de *burnout* em condições estressantes. É provável que uma série de nutrientes estejam envolvidos nessa relação, uma vez que nesse estudo a associação negativa foi mais forte quando todos os itens saudáveis foram incluídos de forma regular e diversificada na dieta. Esse resultado lança luz à importância de considerar o padrão alimentar diversificado e equilibrado como um todo, e não apenas nutrientes isolados[42].

▶ LIMITAÇÕES DOS ESTUDOS E DA APLICABILIDADE PRÁTICA

Como todos os estudos sobre alimentação e risco de *burnout*, até o momento, tiveram um desenho observacional, não é possível estabelecer conclusões causais, sendo possível identificar, no entanto, a causalidade reversa. Por exemplo, fatores sociais e psicológicos influenciam o comportamento alimentar[43].

É possível que o *burnout* leve a uma alimentação não saudável, uma vez que foi relatado que indivíduos com *burnout* ou estressados podem estar propensos ao comer emocional[44,45]. O comer emocional é mais frequentemente definido como comer (excessivamente) em resposta a afetos negativos, sem especificidade para estados de espírito ou emoções particulares[46]. Esses resultados indicam que o ambiente social ou psicológico estressante de longa duração pode levar ao aumento do consumo de alimentos não saudáveis. Assim, a associação entre sintomas de *burnout* e comportamento alimentar pode ser bidirecional. O gerenciamento do estresse mostrou moderar a relação entre o estresse e o consumo de alimentos não saudáveis[43], indicando que a introdução de atividades de gerenciamento de estresse provavelmente ajudará a fazer melhores escolhas alimentares.

Embora muitos estudos tenham examinado os efeitos de componentes ou alimentos nutricionais individuais no cérebro e no comportamento, a pesquisa nutricional está mudando o foco dos nutrientes ou suplementos únicos para a análise de padrões alimentares, o que tem extrema relevância, uma vez que, dentro do contexto alimentar, os nutrientes agem de forma sinérgica e as interações entre nutrientes afetam sua biodisponibilidade e efeito.

Mais pesquisas, que se concentrem em fatores alimentares e sua associação com a fisiopatologia dos transtornos psiquiátricos, são necessárias para que se possa, cada vez mais, elucidar e orientar o equilíbrio alimentar como fator indispensável na prevenção e tratamento de transtornos mentais. Pois, embora seja muito difícil o alcance de evidências entre estilo de dieta e saúde mental, novos índices alimentares surgiram na última década e foram validados para que essa abordagem permita aos pesquisadores examinarem as ligações entre hábitos alimentares específicos e saúde mental com maior robustez, como o Índice de Alimentação Saudável, Índice Inflamatório da Dieta, Índice de Adesão à Dieta Mediterrânea, que já trouxeram resultados surpreendentes quando aplicados os estudos clínicos e de intervenção.

Graças às justificativas biológicas plausíveis aqui descritas e referências confiáveis sobre dieta e saúde mental, é provável que a dieta e o comportamento alimentar impactem significativamente o risco e desenvolvimento do *burnout*. Portanto, é importante que mais estudos longitudinais e ensaios clínicos sejam desenhados para avaliar especificamente a alimentação e o risco de *burnout*. Alguns protocolos de ensaios clínicos referentes ao tema foram publicados[30] e os resultados devem, em breve, trazer informações valiosas sobre o impacto da dieta no *burnout*.

COMPORTAMENTO ALIMENTAR E *BURNOUT*

O aconselhamento nutricional e a terapia cognitivo-comportamental possuem fortes evidências para mudança de comportamento alimentar por abordarem o automonitoramento, como registros em diário alimentar, gerenciamento de estresse, resolução de problemas e reestruturação cognitiva[47].

Outra estratégia que tem se mostrado eficaz para redução do estresse é a meditação[48], e dentre as técnicas utilizadas no comportamento alimentar, a prática do *mindful eating* tem sido uma abordagem capaz de trazer aos indivíduos melhores escolhas alimentares através da percepção dos níveis de fome e saciedade, presença no momento do ato de se alimentar, observando respostas emocionais relacionadas à alimentação. Como previamente citado, indivíduos com *burnout*, principalmente mulheres, tendem a elevar os níveis do comer emocional e o *mindful eating* pode trazer efeitos[48]. Fundado pela pesquisadora Jean Kristeller, o programa de Consciência Alimentar baseado em *Mindfulness* (MB-EAT) é baseado em treinamentos de meditação consciente, prática que trabalha a capacidade de diminuir as reações automáticas e o autojulgamento negativo, permitindo observar como os gatilhos (p.ex., ansiedade) desencadeiam o desejo de comer, mesmo quando não há fome física[48].

CONCLUSÃO

Pesquisas em nutrição são complexas. Na maior parte das vezes, pessoas com alimentação saudável têm hábitos de vida mais saudáveis, exercitam-se mais, dormem melhor e não abusam de substâncias (importantes fatores confundidores).

A psiquiatria nutricional ainda está engatinhando, mas cresce rapidamente e há um esforço de vários pesquisadores de diferentes países trabalhando em conjunto.

Hoje, a ciência não coloca em questão a influência do padrão alimentar na saúde mental e emocional e, portanto, na capacidade de interferir na epidemiologia e prognóstico do *burnout*.

REFERÊNCIAS BIBLIOGRÁFICAS

1. Jacka FN. Nutritional Psychiatry: Where to Next? EBioMedicine. 2017 Mar;17:24-9.
2. Lassale C, Batty GD, Baghdadli A, Jacka F, Sánchez-Villegas A, Kivimäki M, et al. Healthy dietary indices and risk of depressive outcomes: a systematic review and meta-analysis of observational studies. Mol Psychiatry [Internet]. 2019;24(7):965-86.
3. Kang SS, Kurti A, Fair DA, Fryer JD. Dietary intervention rescues maternal obesity induced behavior deficits and neuroinflammation in offspring. J Neuroinflammation [Internet]. 2014;11(1):1-12.
4. Adan RAH, van der Beek EM, Buitelaar JK, Cryan JF, Hebebrand J, Higgs S, et al. Nutritional psychiatry: Towards improving mental health by what you eat. Eur Neuropsychopharmacol [Internet]. 2019;29(12):1321-32.
5. Tolkien K, Bradburn S, Murgatroyd C. An anti-inflammatory diet as a potential intervention for depressive disorders: A systematic review and meta-analysis. Clin Nutr [Internet]. 2019;38(5): 2045-52.
6. Tolkien K, Bradburn S, Murgatroyd C. An anti-inflammatory diet as a potential intervention for depressive disorders: A systematic review and meta-analysis. Clin Nutr. 2019 Oct 1;38(5):2045-52.
7. Marx W, Moseley G, Berk M, Jacka F. Nutritional psychiatry: The present state of the evidence. Proc Nutr Soc. 2017;76(4):427-36.
8. Kiecolt-Glaser JK, Belury MA, Porter K, Beversdorf DQ, Lemeshow S, Glaser R. Depressive symptoms, omega-6:omega-3 fatty acids, and inflammation in older adults. Psychosom Med. 2007;69(3):217-24.
9. Bosma-Den Boer MM, Van Wetten ML, Pruimboom L. Chronic inflammatory diseases are stimulated by current lifestyle: How diet, stress levels and medication prevent our body from recovering. Nutrition and Metabolism. 2012;9(1):32.
10. Lallès JP. Recent advances in intestinal alkaline phosphatase, inflammation, and nutrition. Nutr Rev. 2019;77(10):710-24.
11. Sherwin E, Rea K, Dinan TG, Cryan JF. A gut (microbiome) feeling about the brain. Curr Opin Gastroenterol. 2016;32(2):96-102.
12. Cryan JF, Dinan TG. Mind-altering microorganisms: The impact of the gut microbiota on brain and behaviour. Nat Rev Neurosci. 2012;13(10):701-12.
13. Desbonnet L, Garrett L, Clarke G, Kiely B, Cryan JF, Dinan TG. Effects of the probiotic Bifidobacterium infantis in the maternal separation model of depression. Neuroscience. 2010;170(4):1179-88.
14. Torres-Fuentes C, Schellekens H, Dinan TG, Cryan JF. The microbiota-gut-brain axis in obesity. Lancet Gastroenterol Hepatol. 2017;2(10):747-56.

15. Zhou L, Foster AJ. Psychobiotics and the gut-brain axis: in the pursuit of happiness. Neuropsychiatr Dis Treat. 2015;715-23.
16. Mörkl S, Wagner-Skacel J, Lahousen T, Lackner S, Holasek SJ, Bengesser SA, et al. The role of nutrition and the gut-brain axis in psychiatry: A review of the literature. Neuropsychobiology. 2020;79(1):80-8.
17. Castro-Nallar E, Bendall ML, Pérez-Losada M, Sabuncyan S, Severance EG, Dickerson FB, et al. Composition, taxonomy and functional diversity of the oropharynx microbiome in individuals with schizophrenia and controls. PeerJ. 2015;2015(8):1-21.
18. Müller N, Myint AM, Schwarz MJ. Inflammation in schizophrenia. Adv Protein Chem Struct Biol. 2012;88:49-68.
19. Berk M, Kapczinski F, Andreazza AC, Dean OM, Giorlando F, Maes M, et al. Pathways underlying neuroprogression in bipolar disorder: Focus on inflammation, oxidative stress and neurotrophic factors. Neurosci Biobehav Rev. 2011;35(3):804-17.
20. Jacka FN, Mykletun A, Berk M. Moving towards a population health approach to the primary prevention of common mental disorders. BMC Med. 2012;10.
21. Ángel Martínez-González M. The SUN cohort study (Seguimiento University of Navarra). Public Health Nutr. 2006;9(1a):127-31.
22. Chang JPC, Su KP, Mondelli V, Pariante CM. Omega-3 Polyunsaturated Fatty Acids in Youths with Attention Deficit Hyperactivity Disorder: A Systematic Review and Meta-Analysis of Clinical Trials and Biological Studies. Neuropsychopharmacology [Internet]. 2018;43(3):534-45.
23. Parletta N, Zarnowiecki D, Cho J, Wilson A, Bogomolova S, Villani A, et al. A Mediterranean--style dietary intervention supplemented with fish oil improves diet quality and mental health in people with depression: A randomized controlled trial (HELFIMED). Nutr Neurosci. 2019 Jul 3;22(7):474-87.
24. Jacka FN, O'Neil A, Opie R, Itsiopoulos C, Cotton S, Mohebbi M, et al. A randomised controlled trial of dietary improvement for adults with major depression (the "SMILES" trial). BMC Med. 2017 Jan 30;15(1).
25. Ventriglio A, Sancassiani F, Contu MP, Latorre M, Di Slavatore M, Fornaro M, et al. Mediterranean Diet and its Benefits on Health and Mental Health: A Literature Review. Clin Pract Epidemiol Ment Heal. 2020 Aug 4;16(1):156-64.
26. Bercik P, Denou E, Collins J, Jackson W, Lu J, Jury J, et al. The intestinal microbiota affect central levels of brain-derived neurotropic factor and behavior in mice. Gastroenterology. 2011;141(2): 599-609.
27. Maqsood R, Stone TW. The Gut-Brain Axis, BDNF, NMDA and CNS Disorders. Neurochem Res [Internet]. 2016;41(11):2819-35.
28. Wurtman J, Wurtman R. The Trajectory from Mood to Obesity. Current Obesity Reports. 2018; 7:1-5.
29. Stough C, Simpson T, Lomas J, McPhee G, Billings C, Myers S, et al. Reducing occupational stress with a B-vitamin focussed intervention: A randomized clinical trial: Study protocol. Nutr J. 2014;13(1).
30. Gravesteijn E, Mensink RP, Plat J. Effects of nutritional interventions on BDNF concentrations in humans: a systematic review. Nutr Neurosci [Internet]. 2021;0(0):1-12.
31. Firth J, Teasdale SB, Allott K, Siskind D, Marx W, Cotter J, et al. The efficacy and safety of nutrient supplements in the treatment of mental disorders: a meta-review of meta-analyses of randomized controlled trials. World Psychiatry. 2019;18(3):308-24.
32. Young LM, Pipingas A, White DJ, Gauci S, Scholey A. A systematic review and meta-analysis of b vitamin supplementation on depressive symptoms, anxiety, and stress: Effects on healthy and 'at-risk' individuals. Nutrients. 2019;11(9).
33. Haller J. Vitamins and brain function. In: Nutritional Neuroscience. Lieberman HR, Kanarek RB, Prasad C (eds.). Boca Raton: CRC Press; 2005.

34. Stough C, Scholey A, Lloyd J, Spong J, Myers S, Downey LA. The effect of 90 day administration of a high dose vitamin B-complex on work stress. Hum Psychopharmacol. 2011;28:470-6.
35. He SC, Zhang YY, Zhan JY, Wang C, Du XD, Yin GZ, et al. Burnout and cognitive impairment: Associated with serum BDNF in a Chinese Han population. Psychoneuroendocrinology. 2017;77:236-43.
36. Chung YC, Park CH, Kwon HK, Park YM, Kim YS, Doo JK, et al. Improved cognitive performance following supplementation with a mixed-grain diet in high school students: A randomized controlled trial. Nutrition. 2012;28(2):165-72.
37. Sandberg JC, Björck IME, Nilsson AC. Increased plasma brain-derived neurotrophic factor 10.5 h after intake of whole grain rye-based products in healthy subjects. Nutrients. 2018;10(8).
38. Alexandrova-Karamanova A, Todorova I, Montgomery A, Panagopoulou E, Costa P, Baban A, et al. Burnout and health behaviors in health professionals from seven European countries. Int Arch Occup Environ Health. 2016 Oct 1;89(7):1059-75.
39. Gorter RC, Eijkman MAJ, Hoogstraten J. Burnout and health among Dutch dentists. Eur J Oral Sci. 2000;108:261-7.
40. Verhavert Y, De Martelaer K, Van Hoof E, Van Der Linden E, Zinzen E, Deliens T. The association between energy balance-related behavior and burn-out in adults: A systematic review. Nutrients. MDPI AG; 2020;12.
41. Penttinen MA, Virtanen J, Laaksonen M, Erkkola M, Vepsäläinen H, Kautiainen H, et al. The association between healthy diet and burnout symptoms among finnish municipal employees. Nutrients. 2021 Jul 1;13(7).
42. Errisuriz VL, Pasch KE, Perry CL. Perceived stress and dietary choices: The moderating role of stress management. Eat Behav [Internet]. 2016;22:211-6.
43. Nevanperä NJ, Hopsu L, Kuosma E, Ukkola O, Uitti J, Laitinen JH. Occupational burnout, eating behavior, and weight among working women. Am J Clin Nutr. 2012;95(4):934-43.
44. Richardson AS, Arsenault JE, Cates SC, Muth MK. Perceived stress, unhealthy eating behaviors, and severe obesity in low-income women. Nutr J [Internet]. 2015;14(1):1-10.
45. Rodriguez S, Unger J, Spruijt-Metz D. Psychological Determinants of Emotional Eating in Adolescence. Bone [Internet]. 2008;23(1):1-7.
46. Murimi MW, Kanyi M, Mupfudze T, Amin MR, Mbogori T, Aldubayan K. Factors Influencing Efficacy of Nutrition Education Interventions: A Systematic Review. J Nutr Educ Behav. 2017 Feb 1;49(2):142-65.e1.
47. O'Reilly GA, Cook L, Spruijt-Metz D, Black DS. Mindfulness-based interventions for obesity-related eating behaviours: A literature review. Obes Rev. 2014;15(6):453-61.
48. Kristeller JL, Wolever RQ. Mindfulness-based eating awareness training for treating binge eating disorder: the conceptual foundation. Eat Disord. 2011 Jan-Feb;19(1):49-61.

15

Capital psicológico positivo como estratégia para manejo do *burnout*

Nilo Torturella
Paula Guimarães
Igor Torturella

As demandas de alta complexidade do trabalho contemporâneo são diferentes daquelas que ocorreram em outros momentos mais estáveis. Hoje, o trabalhador, além das competências básicas inerentes às suas atividades, precisa estar fortalecido emocionalmente, saber utilizar suas forças e competências específicas para o enfrentamento de crises, como resiliência, autoconfiança e visão realista das limitações impostas na atualidade. Além disso, há o presente desafio do indivíduo, de ter a capacidade de adaptar-se rapidamente às constantes mudanças das organizações, como as decorrentes da era da tecnologia, da globalização, das crises econômicas e das pandemias e, apesar delas, manter sua produção e motivação, a todo custo, em um período que ansiedades, medos, inseguranças, incertezas e desesperanças são relevantes.

Considera-se, historicamente, que as organizações se estruturavam com diferentes tipos de capital: capital econômico (financeiro), capital estrutural (tangível), capital humano (experiência, educação, talentos e conhecimentos), capital social, (relacionamentos sociais), entre outros. Nos últimos anos, os recursos psicológicos e emocionais positivos são enfatizados como essenciais ao trabalhador, tendo em vista a forte relação com baixo absenteísmo, resultados positivos, avaliação positiva das circunstâncias, probabilidade de sucesso, tendo como forças motivadoras o esforço e a perseverança. O capital psicológico positivo vem na atualidade acrescer como um dos principais recursos para a sobrevivência das organizações e dos trabalhadores e na prevenção e superação das doenças físicas e mentais.

Por mais de séculos, os âmbitos profissionais valorizavam e focavam apenas no desenvolvimento do capital humano de seus trabalhadores, no qual se refere ao conhecimento técnico e as competências executivas do indivíduo, que se expressam através do que e como ele desempenha seu ofício. Socialmente, o capital financeiro também sempre foi enaltecido, visto que um dos maiores motivadores da crescente demanda de carga horária e exigência ocupacional se manifesta através da necessidade de maior poder aquisitivo presente na maior parte da população de uma comunidade capitalista.

Posteriormente, com o surgimento e crescimento de setores dedicados aos recursos humanos, visando melhor qualidade de seleção e desenvolvimento pessoal, foram implementadas medidas que consideram o capital social extremamente importante, aliado ao capital humano, dado que as relações sociais, ou seja, com quem se é possível contatar, influencia diretamente no alcance de oportunidades e resultados exitosos em uma trajetória profissional.

Nas últimas décadas, os estudos com foco nos ambientes organizacionais adicionaram o capital psicológico como agente indispensável para obtenção de um profissional de alta performance, efetivamente. Uma vez que, independentemente do que o trabalhador faz e com quem se relaciona, são as suas capacidades psicológicas que irão determinar os desfechos de suas potencialidades e níveis de resistência em momentos desafiadores.

O capital psicológico positivo foi validado cientificamente[1-3] e reconhecido como um fator exponencial em variáveis que são positivamente relacionadas com o manejo do estresse e a prevenção do *burnout* e seus desencadeantes. Portanto, as organizações modernas estão investindo maciçamente nas diferentes formas de capital. Como ferramenta validada, Luthans et al.[4] desenvolveram o *Psychological Capital Questionnaire* (PCQ-24), um questionário de 24 itens, respondidos em uma escala de seis grandezas, desde 1 (discordo totalmente) até 6 (concordo totalmente). Em estudos posteriores, estruturou-se também uma versão reduzida, o PCQ-12. A ferramenta encontra-se disponível para compra ou, em casos de pesquisa científica, pode-se solicitá-la aos autores.

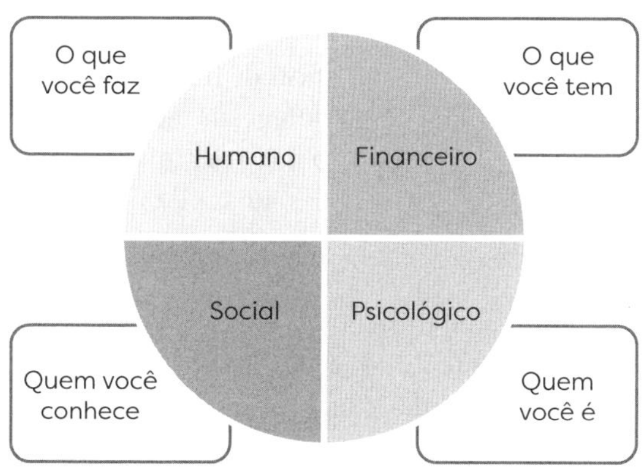

FIGURA 1 Diferentes tipos de capital.

CAPITAL PSICOLÓGICO POSITIVO (*PSYCAP*)

Atualmente, em um mundo pós-pandemia de coronavírus (Covid-19), ficou ainda mais evidente que os recursos mentais do sujeito são primordialmente responsáveis pela sua saúde geral e performance em toda e qualquer atividade realizada, em vista que associação de manejo do estresse (ISMA) apontou que, em 2020, os brasileiros sofreram um percentual de 32% de incidência de síndrome de *burnout* e 72% de esgotamento emocional provocado pelo estresse no trabalho durante os tempos de *home-office*, em que foi constatado um cenário de dificuldades na separação de vida pessoal e profissional, o que de fato impactou na produtividade e na qualidade de vida da maior parte dos colaboradores[5].

Desde os primórdios que o homem busca a tão sonhada fórmula para ser feliz, a fim de alcançar uma vida satisfatória e plena, e alguns filósofos até mesmo acreditam ser algo hipotético. Contudo, estudos científicos já demonstraram que pessoas consideravelmente felizes são mais sociáveis, intensas, cooperativas, admiradas e produtivas, fatores que, consequentemente, propiciam que elas ganhem mais dinheiro, ocupem mais cargos de chefia, possuam maior facilidade diante de negociações e dificuldades, apresentam sistemas imunológicos mais resistentes e sejam fisicamente mais saudáveis[6], manifestando maior habilidade no controle de estímulos estressores.

O capital psicológico positivo, originalmente denominado como *positive psychological capital (PsyCap)*, é um estado de desenvolvimento psicológico positivo do indivíduo, ou seja, é um fator psicológico de positividade constituído por quatro capacidades psicológicas positivas que são únicas, mensuráveis, suscetíveis a desenvolvimento e com efeito na evolução individual do sujeito[7]. Em resumo, o *PsyCap* refere-se a quem as pessoas são e em quem podem se tornar; em outras palavras, a ênfase é no potencial presente e futuro de cada um de forma singular.

O *PsyCap* compreende as características de resiliência, autoeficácia, otimismo e esperança, que se revelam como potenciais facilitadores para a gestão do estresse provocado pelas vicissitudes do meio organizacional (Figura 2).

Essas quatro capacidades psicológicas atuam de modo dinâmico e isocrônico, de maneira que uma coexiste e se aperfeiçoa com a outra. Desse modo, a pessoa otimista percebe os eventos de modo mais adaptativo, o que gera maior eficácia. Ao aumentar a autoeficácia, ela eleva as capacidades de esperança, otimismo e resiliência diante de situações desfavoráveis. Na mesma direção, a capacidade de esperança proporciona recursos mais resilientes para vencer inúmeros desafios e, consequentemente, com mais resiliência, a pessoa se torna cada vez mais adaptável, o que possibilita o aumento do otimismo nas diversas adversidades ao longo da vida.

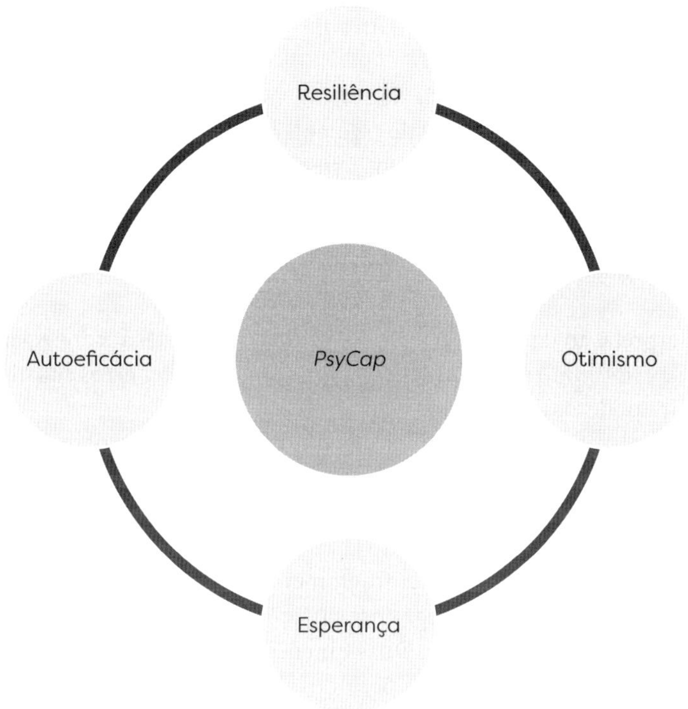

FIGURA 2 Capacidades do capital psicológico positivo.

Resiliência

A palavra resiliência é um termo proveniente da física que consiste na capacidade de um material voltar à sua forma original após ter sido submetido a tensão ou pressão[8] O termo é empregado, na psicologia, para referir a capacidade das pessoas, grupos e comunidades de resistir e lidar bem com as adversidades sem serem afetados por elas de forma permanente. Com isso, pode-se afirmar que sofrimentos intensos, riscos ou traumas vivenciados podem levar a uma mudança positiva significativa em diversos aspectos na vida de um indivíduo ou de grupos e comunidades, dependendo de quão resilientes são.

É importante ressaltar que, depois de passar por experiências de superação, as pessoas se tornam mais resistentes ao sofrimento e eventos danosos, entretanto, resiliência e invulnerabilidade não são termos equivalentes. Resiliência significa a competência para superar adversidades, porém, não quer dizer que o indivíduo tenha suportado a crise sem ser atingido por ela, como implica o termo invulnerabilidade. Portanto, resiliência compete à capacidade de uma pessoa em enfrentar e se recuperar de uma situação adversa em que foi exposta.

Quanto maior for a resiliência do sujeito, menor será a chance de sofrer um estado de *burnout*, pois o quadro de esgotamento é propagado pela ausência de recursos de enfrentamento a estímulos opressores externos e de autocuidado, no que tange à dificuldade em identificar suas necessidades básicas de bem-estar.

Em geral, pessoas resilientes adotam três tipos de estratégias para lidar com situações traumáticas:[9]

- Reinterpretação da situação adversa: pessoas resilientes reconhecem situações de crise como oportunidades, assim como cometer erros constitui uma maneira poderosa de acelerar o aprendizado.
- Pensamento otimista: foi evidenciado que pessoas com perfil mais resiliente tendem a atribuir fatores externos como causadores de eventos desagradáveis do dia a dia e interpretá-los como específicos e temporários, sendo conscientes da realidade que as cerca e agindo com flexibilidade[1].
- Aceitação e mecanismos de enfrentamento que incluem encarar os problemas em vez evitar ou negá-los: situações difíceis se transformam em catalizadores de criatividade. Duas funções cognitivas são imprescindíveis para sustentar a resiliência em períodos de revés: flexibilidade cognitiva e capacidade de adiar a gratificação imediata em prol de alguma conquista posterior. Os momentos críticos revelam dois tipos de liderança: os que paralisam diante dos obstáculos, deixam passar grandes oportunidades, prejudicam aos demais funcionários e causam prejuízo nos resultados da organização; e os líderes que enxergam os obstáculos como oportunidades, sendo mais criativos, agindo como facilitadores para que seus pares e subordinados superem os problemas.

A pesquisadora Walsh[9] propôs alguns processos-chave de resiliência para uma abordagem denominada "funcionamento familiar efetivo", definindo um panorama conceitual dentro de três domínios: (a) sistema de crenças da família, (b) padrões de organização e (c) processos de comunicação. Os subitens apresentados em cada um desses domínios são os potenciais critérios ou indicadores de resiliência que a pesquisadora estabeleceu para definir resiliência em família. Tais critérios foram adaptados para servir como embasamento e orientação para equipes de trabalho, organizações e comunidades com membros que compartilham de um único propósito ou serviço, com o objetivo de prevenir desgaste emocional decorrente de excesso de estressores e relacionamentos intrapessoais no âmbito profissional.

Processos-chave da resiliência[9] (adaptado pelos autores para organizações)

Sistema de crenças (o coração e a alma da resiliência)

1. Atribuir sentido à adversidade:
   - Valorização das relações interpessoais (senso de pertencimento).
   - Contextualização dos estressores como parte do ciclo de cada projeto; erros e imprevistos são esperados.
   - Sentido de coerência das crises: problemas solúveis.
   - Percepção da situação de crise: crenças facilitadoras ou constrangedoras.
2. Olhar positivo:
   - Iniciativa (ação) e perseverança.
   - Coragem e encorajamento (foco no potencial).
   - Esperança e otimismo: confiança na superação das adversidades.
   - Confrontar o que é possível: aceitar o que não pode ser mudado e se adaptar.
3. Transcendência e espiritualidade:
   - Valores, propostas e objetivos de vida.
   - Espiritualidade: fé, comunhão e rituais (respeitando as diferenças e crenças de cada um).
   - Inspiração: criatividade e visualização de novas possibilidades.
   - Transformação: aprender e crescer através das adversidades.

Padrões de organização

4. Flexibilidade
   - Capacidade para mudanças: reformulação, reorganização e adaptação.
   - Estabilidade: sentido de continuidade e rotinas.

Responda as perguntas abaixo. Não existem respostas certas ou erradas:

1. Quem eu sou ?
2. Qual a minha principal essência?
3. Quais são os meus papéis?
4. Vivo nesse mundo para quê?
5. Qual é a minha missão de vida?

Refletir a congruência com propósitos organizacionais e registrar.

FIGURA 3 Exercício para mapear propósito de vida.

5. Coesão:
   - Apoio mútuo, colaboração e compromisso.
   - Respeito às diferenças, necessidades e limites individuais.
   - Forte liderança: prover, proteger e guiar membros vulneráveis.
   - Busca de reconciliação e reunião em casos de relacionamentos problemáticos.
6. Recursos sociais e econômicos:
   - Mobilização da rede de apoio social.
   - Construção de uma rede de trabalho comunitário.
   - Construção de segurança financeira: equilíbrio entre trabalho e exigências familiares e pessoais.

Processos de comunicação

7. Clareza:
   - Mensagens claras e consistentes (palavras e ações).
   - Esclarecimentos de informações ambíguas.
8. Expressões emocionais "abertas":
   - Sentimentos variados são compartilhados (felicidade e dor; esperança e medo).
   - Empatia nas relações: tolerância das diferenças.
   - Responsabilidade pelos próprios sentimentos e comportamentos, sem busca do "culpado".
   - Interações prazerosas e bem-humoradas.
9. Colaboração na solução de problemas:
   - Identificação de problemas, estressores, opções possíveis.
   - "Explosão de ideias" com criatividade.
   - Tomada de decisões compartilhada: negociação, reciprocidade e justiça.
   - Foco nos objetivos: dar passos concretos; aprender através dos erros.
   - Postura proativa: prevenção de problemas, resolução de crises e preparação para futuros desafios.

Exercício para desenvolver a capacidade de resiliência

Vamos descobrir como você reage diante de um problema ou situação adversa? Escreva nas linhas pontilhadas uma situação adversa que você passou. Em seguida, registre sua interpretação a respeito do mesmo e, depois, siga os passos listados a fim de reestruturar possíveis crenças negativas. Refletindo o que aprendeu com a experiência desfavorável, você poderá ressignificar a situação como algo que contribuiu para seu crescimento pessoal, desenvolvendo maior resiliência para enfrentar futuras adversidades ao longo da sua vida. Mãos à obra!

1. Situação adversa que viveu em que poderia ter desenvolvido ou desenvolveu um quadro de *burnout:*

   ____

   ____

2. Por que e/ou como isso aconteceu?

   ____

   ____

3. Quais as suas características ou condições de vida (virtudes, habilidades, recursos externos, pessoas, entre outros) que te ajudaram a vivenciar esse período de esgotamento?

   ____

   ____

4. O que você aprendeu com a adversidade? Em quais aspectos você cresceu?

   ____

   ____

5. Qual o sentido para esse evento ter ocorrido? Atualmente, como você usa essa experiência para favorecer você e/ou outros?

   ____

   ____

Autoeficácia/autoconfiança

Ter autoeficácia requer se sentir confiante para assumir desafios e empregar o esforço necessário para realizar determinadas tarefas com sucesso. Bandura[10] explicou o conceito de autoeficácia como a capacidade para "executar os cursos das ações exigidas para administrar situações prospectivas". Também pode ser definida como a crença na própria capacidade de iniciar e sustentar um comportamento desejado, sendo, portanto, a chave para o automanejo sustentável do indivíduo.

A crença de autoeficácia possibilita a sensação de controle que leva a produção de neuroendócrinos e catecolaminas (neurotransmissores de administração do estresse), reduz a atividade cardíaca, rebaixa a pressão sanguínea, auxilia na resposta a desafios e facilita o desenvolvimento de domínio de experiências, ou seja, o modo como a pessoa interpreta suas ações. Portanto, é evidente que os estados emocionais interferem na competência de se sentir eficaz; já sentir-se entusiasmado diante de um desafio aumenta a crença em si mesmo, da mesma forma que se sentir ansioso diante de um desafio reduz a crença em si mesmo, o que influencia na performance ao reagir em tais momentos.

Há três principais meios para obter a capacidade de autoeficácia[10] (Figura 4).

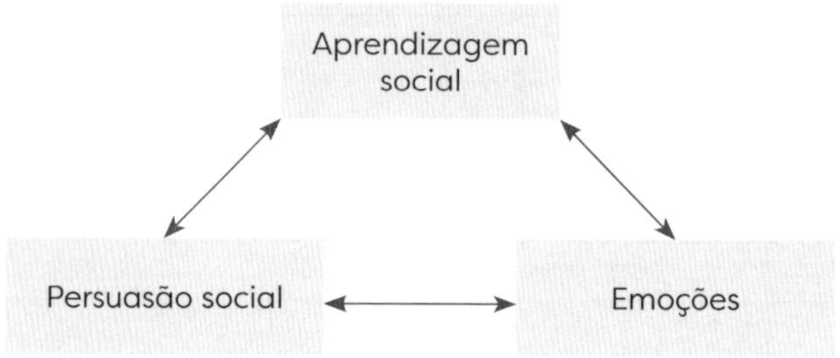

FIGURA 4 Principais meios para obter autoeficácia.

O aprendizado social acontece através do aprender com o meio, observando como as pessoas atuam, sem necessariamente vivenciar na prática uma situação, ou seja, adquirir conhecimento de algo pelo exemplo.

A persuasão social é um considerável motivador para estimular a autoconfiança através do *feedback* e encorajamento das pessoas, pois o ser humano é fortemente influenciado pela opinião os outros. Diante de um reconhecimento autêntico, o prestígio pode ser um potencializador da autoeficácia.

Em relação aos estados emocionais como elementos facilitadores da autoconfiança, estão aquelas emoções e sensações que a pessoa experimenta quando alcança determinada meta pré-estabelecida, reforçando para si mesmo sua capacidade de realização.

Na prática clínica, buscar no passado experiências positivas também auxilia no desenvolvimento da autoeficácia, uma vez que traz de volta à memória situações em que o indivíduo já tenha utilizado determinadas forças e capacidades e tenha logrado êxito. De forma semelhante, pode-se escalonar a confiança de forma numérica, por exemplo, de 0 (zero) a 10 (dez). O objetivo, além de traçar metas alcançáveis, é também valorizar as forças pessoais. Após dada a nota, pergunta-se "por que não menos?", de modo que a pessoa levante os pontos fortes e positivos.

Nesse contexto, vale ressaltar a importância da formulação de metas SMART, de modo que as pequenas conquistas alimentem a autoeficácia e proporcionem alavancagem no processo de mudança. De forma resumida, as metas SMART[11] devem ser: específicas (*Specific*), mensuráveis (*Mensurable*), alcançáveis (*Achievable*), relevantes (*Relevant*) e com tempo determinado (*Time-lined*). Por exemplo, "ter menos estresse" é uma meta difícil de ser colocada na prática, além de permitir ampla gama de interpretações subjetivas. Um modo de reformulá-la, dentro da lógica das metas SMART, seria: "Irei pausar 5 minutos, de segunda à sexta-feira, após minha primeira reunião da tarde para praticar exercícios de respiração pelos próximos 3 meses". Desse modo, introduz-se uma técnica simples (e factível) de manejo ao estresse dentro de uma rotina, podendo, em um segundo momento, evoluir para uma prática de meditação, por exemplo.

Exercício para desenvolver a capacidade de autoeficácia

Faça uma lista das suas principais conquistas nos últimos 10 anos e ao lado de cada uma escreva a maior dificuldade que superou ou habilidade que desenvolveu para alcançá-las:

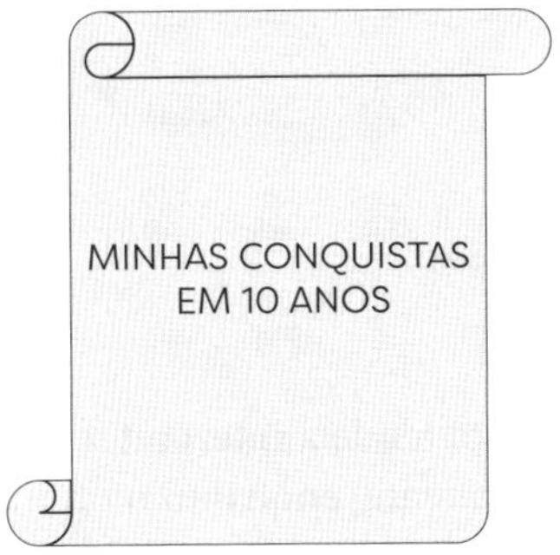

FIGURA 5 Lista das conquistas.

Otimismo

O otimismo é definido como um estilo explicativo de como a pessoa interpreta os eventos que lhe acontecem, de maneira que um indivíduo com mente otimista atribui as adversidades que ocorrem a causas específicas, externas e com prazo de duração temporário.[1]

Pensar de forma positiva leva o indivíduo a persistir na busca de seus objetivos e a não esmorecer diante dos mais variados obstáculos. Nessa mesma direção, a pessoa acredita que vai conquistar bons resultados por suas características de personalidade, como garra, persistência, flexibilidade e adaptabilidade, forças que o impulsionam a ser bem-sucedido em diversas ocasiões.

Na Teoria da atribuição, Martin Seligman[1] apresenta três estilos atributivos para os perfis de mente otimista e pessimista diante de eventos negativos (Figura 6).

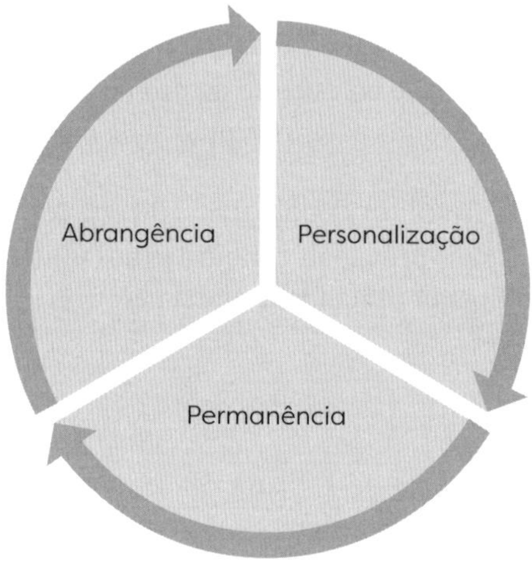

FIGURA 6 Teoria da atribuição.

- Permanência: o pessimista tende a interpretar uma adversidade ou evento negativo de forma permanente, enquanto o otimista perceberá como algo temporário.
- Abrangência: o pessimista entenderá que um aspecto ruim pode influenciar todas as outras áreas da sua vida, enquanto o otimista verá tal fato como algo específico daquela ocasião em uma área determinada da sua vida.
- Personalização: o pessimista interioriza a adversidade como algo pessoal, por outro lado, o pensamento otimista entende o mesmo fato como algo externo.

Exercício para desenvolver a capacidade de otimismo

Identificar alguns pensamentos pessimistas durante a última semana, a emoção provocada devido à forma de interpretar certa situação, e avaliar se pensar de forma negativa ajudou ou atrapalhou durante o ocorrido. Após reflexão sobre os pensamentos, deve-se registrar os pensamentos positivos que poderiam substituir os negativos em cada situação registrada.

Dia/hora	O que aconteceu?	O que eu pensei	O que eu senti	Pensamento otimista	O que eu senti
	Evento estressor	Pensamento pessimista	Emoção desagradável	Pensar como temporário, de causa externa e algo específico que não interfere em todas as áreas da minha vida	Emoção agradável

FIGURA 7 Exercício para desenvolver a mente otimista.

Esperança

A capacidade de esperança consiste em perseverar no alcance de objetivos e, se necessário, mudar a forma de perseguir suas metas para chegar ao êxito[12]; em outras palavras, compreende a habilidade de traçar objetivos e manter-se motivado durante o processo até alcançar o resultado esperado, confiando em um futuro melhor.

Pessoas com alto nível de esperança interpretam os empecilhos como estímulos para traçar e almejar metas, apresentando um sistema de crenças otimistas e emoções positivas que se relacionam e reforçam seu comportamento a entrar em ação por acreditar na sua capacidade de obter êxitos no que planeja. Sendo assim, os sentimentos provocados pela realização fortalecem ainda mais o senso de esperança para metas futuras, ou seja, uma emoção retroalimenta a outra a cada obstáculo vencido.

Exercício para desenvolver a capacidade de esperança

Lembre-se de uma situação em que você não acreditava que teria um desfecho favorável e teve; ou ainda, que teria um desfecho desfavorável, mas não foi tão catastrófico como você pensou, e registre:

1. Quais pensamentos você teve antes da situação que parecia ser mais estressante do que foi?

   ____

   ____

2. Como foi, de fato, o ocorrido?

   ____

   ____

3. O que você pensou depois de ter acontecido um desfecho mais favorável?

____

____

4. Escreva uma preocupação que você tem hoje e os pensamentos em relação a ela:

____

____

____

5. Você percebeu que pode estar cometendo o mesmo erro pensando na pior das hipóteses? Então, agora escreva o cenário ideal dessa situação e desenvolva esperança de que vai acontecer o melhor possível.

____

____

____

CONSIDERAÇÕES FINAIS

Concluindo, pode-se compreender que os elementos do *PsyCap* são inerentes e se desenvolvem por meio de situações que exigem adaptabilidade, flexibilidade cognitiva e regulação emocional, como principais fontes para viabilizar vivências que poderiam adoecer o sujeito. O *PsyCap* pode ser considerado uma potente congruência para estratégias de enfrentamento ao estresse ou, até mesmo, de prevenção ao adoecimento psíquico. Em quadros de síndrome de *burnout*, nos quais a psicopatologia já se encontra estabelecida, o capital psicológico positivo poderá ser nutrido como aliado no tratamento psiquiátrico e psicoterapêutico, assim como providenciará que o próprio diagnóstico seja ressignificado como uma adversidade que poderá capacitar e aperfeiçoar suas próprias competências de resiliência, autoeficácia, otimismo e esperança.

Filmes e séries
Extraordinário (2017)
Ferrugem e Osso (2012)
À Procura da Felicidade (2006)
Anne with an E (2017)
Self Made (2020)

Livros
O jeito Harvard de ser feliz (Shawn Achor)
Bem-vinda, dor (Pilar Sordo)
Mais forte do que nunca. Caia. Levante-se. Tente outra vez. (Brené Brown)
O princípio esperança (Ernst Bloch)
Cem dias entre o céu e o mar (Amyr Klink)

REFERÊNCIAS BIBLIOGRÁFICAS

1. Seligman MEP. Learned optimism. New York: Knopf; 1991.
2. Csikszentmihaly M. A Descoberta do Fluxo: A Psicologia do Envolvimento com a Vida Cotidiana. Rio de Janeiro: Rocco; 1999.
3. Snyder CR, López SJ. Handbook of Positive Psychology. New York: Oxford University; 2002.
4. Luthans F, Avolio J, Avey JB, Norman SM. Positive psychological capital: Measurement and relationship with performance and satisfaction. Personnel Psychology. 2007;60(3):541-72.
5. Associação de Manejo do Estresse (ISMA). 2020. Disponível em: http://www.ismabrasil.com.br/.
6. Lyubomirsky S. The how of happiness: A scientific approach to getting the life you want. New York: Penguin Press; 2008.
7. Luthans F. Positive Organizational Behavior: Developing and Managing Psychological Strengths. Academy of Management Executive; 2002.
8. Yunes MAM, Szymanski H. Resiliência: noção, conceitos afins e considerações críticas. In: Tavares J (Org.). Resiliência e Educação. São Paulo: Cortez; 2001. p.13-42.
9. Walsh F. Strengthening family resilience. New York; London: The Guilford Press; 1998.
10. Bandura A. Self-efficacy: The exercise of control. New York: Freeman; 1997.
11. Dorant GT. There`s a S.M.A.R.T. way to write management`s goals and objectives. Management Review. 1981;70(11):35-6.
12. Snyder CR. The Past and Possible Futures of Hope. Journal of Social and Clinical Psychology. 2000;19:11-28.
13. Kelly J, Shull J. Foundations of Lifestyle Medicine: The Lifestyle Medicine Board Review Manual. 2.ed. American College of Lifestyle Medicine, 2019.

16

Considerações de orientação psicanalítica à síndrome do *burnout*

José Carlos Zeppellini Junior

A proposta de apresentar uma leitura psicanalítica a respeito da síndrome de *burnout* obriga-nos a delimitar um ponto de partida em comum e que sirva de intersecção entre as várias especialidades que compõem a área da saúde como um todo. Tendo em vista esse objetivo inicial, há na descrição dos sintomas apresentada pela Classificação Internacional de Doenças (CID-11), desenvolvida pela Organização Mundial da Saúde, uma fonte padronizada de informações que se apresenta como referência geral.

A CID-11 apresenta o *burnout* (QD85) como resultante, fundamentalmente, de agentes estressores de longa duração, oriundos da vida profissional e/ou do ambiente de trabalho, que não são manejados de maneira adequada, levando o indivíduo a apresentar um conjunto de sintomas, como: diminuição de energia, exaustão/colapso, apatia em relação ao trabalho realizado, podendo apresentar sentimentos de ineficiência ou incapacidade de performar de acordo com o esperado. A descrição acrescenta, por fim, que a síndrome do *burnout* se refere, especificamente, ao campo das atividades profissionais, não podendo ser utilizada para descrever estados físicos e mentais associados às outras áreas da vida cotidiana.

Assim, apresentados os parâmetros diagnósticos gerais referentes ao quadro patológico citado, tratemos de ampliar a discussão caminhando para uma leitura pertinente ao campo epistemológico da psicanálise. De imediato, surge uma questão determinante, que conflita com os parâmetros descritos pela CID-11, ao condicionar o estado geral do paciente à esfera trabalhista. O sujeito psicanalítico é, fundamentalmente, concebido como um ser constantemente atravessado por associações psíquicas, que podem aproximar ou reprimir representações, pensamentos e ideias de campos diversos, dando forma a complexos simbólicos que se articulam e influenciam o sujeito em todas as esferas do seu dia a dia. Seria, portanto, inadequado analisar o estado clínico do paciente como oriundo dos conflitos trabalhistas, posto que por deslocamento e condensação, a atividade trabalhista pode, em alguns casos, apresentar-se como a esfera para a qual os conflitos por ele vividos são projetados. Ainda que esse não seja o caso e o contexto laboral se mostre como patogênico, as consequências de tal situação tendem a se espalhar para a vida como um todo, gerando outros pontos estressores que se engendram em uma dinâmica de agravamento em que os sofrimentos dos diferentes campos do viver passam a se alimentar uns dos outros.

Alguns fragmentos clínicos serão apresentados, no decorrer deste capítulo, com o intuito de ilustrar os fenômenos psíquicos discutidos no texto e as suas interações com a prática psicanalítica em consultório. A respeito da interação entre o sofrimento mental oriundo da esfera trabalhista e sua possível correlação com outras fontes cabe citar uma pequena passagem.

Um homem de 28 anos, com um cargo de gestão de pessoas em uma instituição do mercado financeiro, chegou até o consultório por encaminhamento para avaliação psicológica como parte do processo de investigação diagnóstica. O paciente relata que teve uma crise "nervosa" (*sic*) em que tinha certeza de que estava morrendo. Conta que o ambiente de trabalho piorou muito nos últimos anos e a que a nova função é extremamente estressante. Diz não conseguir relaxar fora do escritório e que se preocupa demasiadamente com a opinião dos funcionários a respeito de sua competência, dedicação e qualidade de gestão. Não consegue ter um sono tranquilo e percebe um crescente estado de constipação que está sendo acompanhado por um clínico geral que o atende no ambulatório da empresa. Acrescenta que a situação econômica é preocupante e que, apesar de ter bom salário, casou-se recentemente e está reformando o apartamento para deixá-lo pronto para a chegada do bebê nos próximos meses. Afirma que sua fonte de sofrimento é, fundamentalmente, sua preocupação com as pessoas e as constantes cobranças por parte de seu chefe em relação a metas e prazos. Em momento algum o paciente, em seu relato, correlaciona a recente união conjugal, nem tampouco a gestação, como coparticipantes do estado mental que o aflige. Entretanto, ao descrever o exato momento em que a crise "nervosa" teve início, comenta que estava em jejum em virtude de uma reunião extremamente tensa que havia se estendido por horas, mas que, apesar disso, precisava utilizar o horário de almoço para pesquisar em sites da internet uma mesa, que a esposa dizia querer muito, e que estava, segundo a sua visão, para além das condições financeiras do casal. Sentia um mal-estar profundo ao imaginar sua esposa arrependendo-se do casamento por reconhecê-lo como incapaz de realizar os seus desejos.

A psicanálise sustenta o seu saber não em uma teoria unicausal, mas em uma interpretação multicausal – que adentrou a prática médica com mais relevância a partir da década de 1960[1] – e que leva em conta tanto a materialidade dos agentes patógenos quanto os fatores hereditários e biológicos, o desenvolvimento psíquico da personalidade e o ambiente (como um todo) no qual esse indivíduo está inserido. Dessa forma, o psicanalista que se propõe a cuidar de pacientes que sofrem de *burnout* deverá empreender uma investigação cuidadosa para realizar um diagnóstico diferencial através do qual possa ficar claro que as questões apresentadas não se referem a conflitos relativos ao inconsciente reprimido, mas, sim, a fatores estressores consolidados no tempo presente.

Ao partir desse pressuposto, torna-se plausível contextualizar que os sintomas descritos como constituintes da síndrome do *burnout* deverão impactar, de maneira importante, outras esferas da vida do paciente. Diminuição da energia, exaustão e apatia caracterizam-se como estados, tanto físicos quanto psíquicos, que tendem a permanecer presentes mesmo após a jornada de trabalho e que contribuirão para degenerar gradualmente a qualidade dos vínculos sociais e dos cuidados com a saúde de maneira geral. Na prática psicanalítica a presença desses estados, frequentemente, pode vir acompanhada de alterações na qualidade do sono, declínio das atividades físicas, dificuldades na manutenção ou na constituição de momentos de lazer e, em alguns casos, pode servir de gatilhos para comportamentos compulsivos (de cunho defensivo, com o objetivo de servirem de descarga de tensão) dos mais variados tipos. Nessas condições, o corpo do paciente se apresenta como o palco principal de suas queixas, no qual se articula um vasto leque de somatizações que se mostram desacompanhadas de elaborações psíquicas e/ou conflitos inconscientes de natureza sexual.

É nesse cenário multicausal que o olhar psicanalítico encontra o paciente que apresenta sintomatologia compatível com o descrito na síndrome de *burnout*. Essa multiplicidade de agentes estressores correlacionadas com a temática do trabalho, sendo essa primariamente descrita pelo paciente como o ponto central do seu sofrimento, irá representar para o psicanalista uma jornada particular para dentro de seu campo epistemológico, com as singularidades que os constructos teóricos de diversos autores oferecem e que irão determinar um modelo de compreensão psicopatológico, bem como as estratégias relativas ao manejo clínico.

O CORPO: SINTOMAS, SOMATIZAÇÕES E NARRATIVAS

Ao se adentrar o âmbito das somatizações, torna-se de suma importância esclarecer sobre que espécie de corpo se está tecendo a trama conceitual apresentada aqui. Originalmente, o corpo como objeto de interesse da psicanálise freudiana é fundamentalmente sexual, sendo psiquicamente representado e representável. Isso significa dizer que, por ser regido por uma energia chamada libido, não será apenas material biológico, posto que está visceralmente atrelado a um psiquismo que o simboliza. Será, constantemente, marcado por uma história pulsional, conflitiva e determinante no curso das formações dos sintomas das chamadas neuroses de transferência. Nelas, o soma não é apenas material biológico, mas parte de um palco no qual se constrói uma narrativa a respeito dos conteúdos inconscientes reprimidos e que comunicam a sua existência e sua luta para acessar a consciência em busca de satisfação.

Os sintomas físicos que sustentam o corpo na nosografia da psicanálise freudiana são aqueles que se originam dos mecanismos de conversão ou que se farão presentes através de singularidades compulsivas. O corpo é a sede do psiquismo, ao mesmo tempo que passa a ser parte dele. Seus sintomas são veículos que contêm em si mesmos um potencial comunicativo a respeito de algo que escapa ao discurso consciente e que solicitam a presença e o reconhecimento da existência do psicanalista para ganharem expressão fora das garras das neuroses de transferência.

O corpo que se encerra na relação do sujeito com ele próprio e que não veicula uma narrativa destinada a outrem escapa do campo de intervenção da psicanálise freudiana. O corpo nas psicoses ou nas neuroses atuais não carrega um material inconsciente reprimido passível de interpretação e, portanto, solicita novos constructos teóricos/clínicos para ganhar outras possibilidades identitárias na metapsicologia psicanalítica.

A síndrome de *burnout* nos coloca diante de uma qualidade de sofrimento que atravessa a psique e o soma e que circunscreve um tipo de adoecimento que escapa da dinâmica repressora dos conflitos pertinentes à esfera da sexualidade. Ela solicita um novo corpo teórico, passível de ser cuidado, escutado, acolhido, e demanda uma nova posição clínica diante do sofrimento apresentado.

Diversos autores trabalham, entre outras questões, o lugar do corpo na teoria e na prática psicanalítica. Groddeck, Ferenczi, Reich, Winnicott, entre outros, desenvolvem suas contribuições de modo a manterem maior ou menor proximidade (chegando, em alguns casos, a romper por completo) com os paradigmas que compõem o eixo psicanalítico freudiano.

Prosseguiremos, a partir daqui, com a concepção de corpo proposta por Winnicott. Cabe, portanto, apresentá-la em seus aspectos essenciais para que se possa avançar na construção de uma posição analítica diante da síndrome de *burnout*.

O corpo é a sede da vida e requer condições básicas para que a sua vitalidade se expresse e se desenvolva de maneira saudável. Para Winnicott[2], o indivíduo chega ao mundo completamente dependente do ambiente e é através dos cuidados maternos (ou de um substituto que assuma essa função de maneira integral) que o processo maturacional se desdobra. Esse corpo usufrui ou padece das consequências do material genético do qual é constituído, mas é na relação com o ambiente que esse encontro ganha elementos singulares e pessoais à medida em que os cuidados recebidos forem suficientemente bons.

No início da vida o bebê experimenta sua vida instintiva através das demandas viscerais que se expressam através de excitações e relaxamentos. O encontro com a mãe através da amamentação e dos manejos necessários ao exercício do cuidar se constituem como oportunidades de experimentar o mundo externo que, na medida certa, vai gradualmente sendo incorporado como parte da sua existência pessoal. É através dessas experiências iniciais – em que o bebê está protegido, pelos cuidados maternos, dos excessos e das invasões oriundas do mundo externo – que o bebê desenvolve uma elaboração imaginativa das experiências corporais e, com isso, forma um psiquismo que repousa sobre a visceralidade do corpo e de seus encontros. Dessa forma, nenhuma conquista está previamente garantida – em termos de formação do aparelho psíquico – e é de suma importância ressaltar o valor dos processos que o par mãe/bebê experimentam. Se o ambiente no qual o bebê está inserido for suficientemente bem-sucedido em graduar as interferências do mundo externo, a vida poderá ser experimentada como uma continuidade na experiência de ser. Isso significa dizer que as angústias vividas pela criança são proporcionais às suas condições de defesa e assimilação gradual, gerando oportunidade para que a maturidade física e emocional se estabeleça sem solavancos traumáticos e sem prejuízos para a estrutura psicossomática que começa a se consolidar.

A saúde física (hereditária e congênita) do bebê é absolutamente relevante nesse processo de gerenciamento das angústias. Condições desfavoráveis de saúde trazem para a relação mãe/bebê elementos que podem ultrapassar a capacidade de enfrentamento e gestão de ambos, produzindo, assim, interferências traumáticas no desenvolvimento emocional da criança e prejudicando a integração psicossomática.

Os cuidados ambientais e a saúde física sendo suficientemente bons, oferecem condições para que a integração psicossomática se estabeleça e o indivíduo se torne apto a sentir-se pertencente ao seu corpo, sendo capaz de desenvolver uma identidade pessoal singular e em condições tanto de contribuir com o mundo externo como de absorver novos elementos no transcorrer da vida.

Entretanto, se houver uma sequência de falhas ambientais (tanto oriundas de cuidados insuficientes, quanto por um comprometimento grave das condições físicas da criança), a experiência de "continuar a ser" de maneira gradual e de encontrar-se com o mundo em proporções não patogênicas poderá fracassar. As conquistas, em termos de integração psicossomática e de personalização, podem não resistir e o bebê é invadido por aquilo que Winnicott[2] descreve como agonias impensáveis. Esse acontecimento ocorre para além das condições de manejo da criança e ultrapassa toda e qualquer possibilidade de contenção por parte dos ainda primitivos mecanismos de defesa. O bebê é, portanto, atravessado por uma quantidade de afeto que não tem condição de ser simbolizada e não é absorvível pela elaboração imaginativa do corpo, acarretando uma vivência de desintegração psicossomática.

O par mãe/bebê pode, diante da interrupção do acontecimento traumático, reinvestir na integração psique-soma, mas algo permanecerá engendrado nesse corpo como um traço mnêmico não representado psiquicamente e que solicitará, futuramente, ser elaborado de maneira apropriada.

Winnicott[2], nessa perspectiva tempo/desenvolvimento emocional, aponta dois destinos para o adoecimento da psique: as neuroses de transferência (presentes nos casos em que os distúrbios tiveram origem na etapa das relações interpessoais) e as psicoses (quando as falhas ambientais surgiram antes da constituição do eu-sou ter se consolidado).

Há, portanto, um corpo que se faz marcado pelas experiências primitivas, inicialmente dependente em absoluto dos cuidados ambientais e que, no decorrer do desenvolvimento emocional, se torna mais ou menos apto a administrar, proteger-se e usufruir das possibilidades que o mundo e as relações interpessoais comportam.

O ambiente, entretanto, permanece sendo sempre um fator de suma relevância no que diz respeito a preservação ou ameaça à integração psicossomática e à saúde mental de maneira geral. Ele se faz presente nos alicerces simbólicos que dão especificidade às formações sintomáticas presentes tanto nos quadros neuróticos como nos sofrimentos de qualidade psicóticas.

A síndrome de *burnout* se consolida como um adoecimento que se estabelece exatamente nessa intersecção entre as imposições do mundo externo (no caso, através do universo trabalhista) e as organizações defensivas que emergem, no paciente, em relação a essas interferências/demandas. Colocamo-nos diante de um cenário em que é fundamental reconhecer que cada tempo histórico traz, através da cultura, complexidades e facilidades para a experiência de viver. Dessa forma, as características determinantes do nosso tempo passam a fazer parte da cadeia de fatores que interferem na construção de uma epistemologia a respeito da saúde mental e na elaboração de condutas terapêuticas adequadas. Nesse sentido, cabe citar o que aponta Maletta[1]: "Diferentes épocas, locais, ou mesmo camadas sociais, de instrução, ocupação, renda, religião etc., mostram diferenças no binômio saúde-doença".

ASPECTOS CULTURAIS, SUBJETIVIDADE E IDENTIDADE

Ao se incorporar a cultura como um elemento-chave para a elaboração de uma nosografia em constante desenvolvimento e discussão, assume-se uma responsabilidade que ultrapassa a relação clínica direta com o paciente. Tornamo-nos responsáveis, em certa medida, por avaliar se os estresses do qual o paciente se queixa não são, de fato, reveladores de um ambiente trabalhista patógeno. Em outro cenário, há elementos que podem apontar para uma psicopatologia do indivíduo (de caráter mais neurótico ou psicótico), em que o ambiente de trabalho aparece como o palco por meio do qual o paciente comunica e dá representação psíquica para o seu sofrimento mental. A cada caso que se apresenta, de modo a privilegiar um diagnóstico qualificado, deve-se perguntar: a história que o indivíduo revela nos coloca defronte a uma cultura doente ou de um doente na cultura?

Um profissional que atua na área de saúde mental deve, portanto, carregar consigo responsabilidades singulares: tem o dever de integrar o seu tempo e fazer parte da cultura, de manter uma postura interdisciplinar, respeitosa e investigativa, deve consumir arte em todas as suas formas. Deve estar a par do que compõe o mundo, posto que este sempre faz parte da realidade psíquica do paciente que se apresenta e que vem solicitar compreensão, cuidado e orientação. Há que se ressaltar, entretanto, que o mundo que nos circunda e com o qual temos o dever de nos relacionar (visto que para acolher o outro, deve-se transitar, também, pelos elementos que compõem a sua realidade) nunca é apresentado em sua materialidade. A escuta psicanalítica reitera e sustenta a todo momento o lugar da subjetividade, o reconhecimento de que todo e qualquer discurso contém elementos absolutamente únicos e pertencentes à personalidade e à individualidade de quem o narra. A riqueza de transitar pela cultura permite que esse encontro ocorra de modo mais empático e nos permita com mais clareza escutar e reconhecer o que há de singular e pessoal naquilo que o paciente revela.

Um outro fator importante no que tange ao diagnóstico de *burnout* diz respeito às características do trabalho nos tempos atuais. Na estrutura da vida cotidiana, torna-se extremamente difícil distinguir onde começa e onde termina a esfera de influência trabalhista. *E-mails*, mensagens via aplicativos e redes sociais atravessam os horários e permeiam momentos da vida nos quais outros papéis deveriam ser exercidos. Essas fronteiras mal delimitadas, por vezes, dificultam a demarcação necessária para que os critérios estabelecidos para o diagnóstico diferencial sejam alcançados.

Fronteiras mal demarcadas podem comprometer e poluir experiências interpessoais que precisam de qualidade para se instalar e amadurecer. A tecnologia *mobile* permite que, por um toque no celular, por exemplo, o indivíduo transite por espaços sociais absolutamente distintos e carregue consigo repercussões afetivas de um ambiente para outro sem que as fronteiras do tempo e do espaço contribuam no processo de conscientização e elaboração dos conteúdos emergentes. Nesse cenário, dificuldades pertinentes ao campo relacional (conjugais, parentais etc.) podem ser camufladas por meio de deslocamentos inconscientes para a esfera do trabalho e vice-versa. Além dessa complexidade, há o fato de que o trabalho como fonte de remuneração impacta enormemente nos papéis e responsabilidades sociais que o indivíduo carrega. O temor de perder o emprego, de ser mal avaliado, de não atingir as metas ou de não receber determinado montante da divisão de lucros de uma empresa pode estar associado ao temor de perder o acesso a outros papéis sociais que dependem dos aspectos econômicos que a atividade laboral representa. O trabalho pode vir a assumir um lugar proeminente no discurso do paciente, mas ele é secundário ao temor primário de ver ruir outros aspectos da vida a ele associados.

Sintomas como apatia, exaustão, perda de energia e baixa autoestima – que fazem parte dos critérios sintomatológicos do *burnout*, mas não se resumem a ele – podem, também, comprometer a investigação diagnóstica. O paciente, em geral, traz consigo queixas concomitantes que podem revelar comorbidades que ampliam a complexidade do caso e solicitam atenção interdisciplinar. Dores físicas, alterações que afetam a frequência cardíaca e/ou a pressão arterial, insônia etc. surgem como agentes que tendem a solicitar espaço na narrativa e podem ganhar uma prevalência tal que afaste o profissional de saúde mental do seu lugar de escuta. Além disso, pacientes apáticos tendem a produzir discursos muito pobres em termos afetivos e o temor de colapsar, diante de uma exaustão que se avoluma, pode contribuir para o desenvolvimento de pensamentos operatórios[3] (caracterizado por ausência de libido e concretude extrema) que ampliam os desafios tanto do processo de investigação quanto na introdução de uma estratégia terapêutica.

Para ilustrar esse cenário de pensamentos operatórios e concretos, cabe apresentar um pequeno fragmento clínico a respeito de uma paciente, 48 anos, que chegou ao consultório após ser afastada do trabalho por "estresse" (*sic*). Contou que estava fazendo exames com um médico cardiologista e que nos últimos meses havia começado a sentir desconforto na nuca, dores nas costas e zumbido nos ouvidos. Relata que havia trabalhado os últimos oito meses sem intervalo nem nos finais de semana, em virtude de um projeto que estava sendo implantado e que teria um grande impacto na empresa como um todo. Alimentava-se "quando dava" (*sic*) e "dormia pelos cantos da casa" (*sic*), mas entendia que precisava realizar as suas entregas, pois era paga para trabalhar. Sobre sua vida fora do trabalho, não era capaz de dizer praticamente nada além do fato de ser casada há muitos anos e ter dois filhos pré-adolescentes. Ao ser questionada sobre o convívio com o marido e os filhos dizia apenas: "está tudo bem".

Não havia em seu tom de voz nenhuma variação e seu discurso era extremamente descritivo e pragmático. Dizia estar ali para tratar da dor na nuca, nas costas e os zumbidos que atrapalhavam a sua capacidade de trabalhar. A única via de expressão afetiva visível era corporal; colocava as mãos sobre o coração de tempos em tempos, sempre que os assuntos se desviavam do ambiente de trabalho. Em seguida, dizia querer retomar o foco nas questões da empresa, pois precisava retomar suas atividades a tempo de concluir a implantação e ser recompensada com uma promoção. Ao ser questionada sobre o desejo de ser reconhecida e promovida, respondia, apenas, que era uma simples consequência de um trabalho bem realizado.

INTEGRAÇÃO PSICOSSOMÁTICA E SEUS LIMITES

Condição socioeconômica, autorrealização e senso de relevância, propósito, perspectiva maior ou menor de concretizar sonhos e alcançar metas pessoais se entrecruzam e potencializam conflitos que podem passar a orbitar a esfera trabalhista. Em contrapartida, experiências de não reconhecimento, excesso de trabalho, cobranças desmedidas que não levam em conta as singularidades do trabalhador, assédios etc. podem produzir o caminho inverso e levar tensões oriundas do ambiente profissional para orbitarem outras esferas da vida objetiva e subjetiva. Em ambos os cenários – respeitando os critérios de inclusão e exclusão para o diagnóstico de *burnout* – se está diante de um indivíduo que comunica um sofrimento psíquico diante daquilo que excede as suas capacidades de manejo e defesa.

Berlinck[5] propõe o conceito de "insuficiência imunológica psíquica", o qual aponta para os limites do aparelho psíquico frente a invasões traumáticas tanto internas quanto externas. O limiar de resposta psíquica saudável opera, portanto, dentro dos limites de subjetivação e internalização daquilo que está sendo vivenciado. É fundamental para a saúde mental que o indivíduo sustente uma capacidade de integrar as experiências, de dar a elas significados, subjetivá-las e personalizá-las de modo a reconhecer-se como integrante do evento e como possível agente de influência no todo. A partir do momento em que essa fronteira é rompida, por sofrer uma pressão de caráter crônico ou extremamente agudo e virulento, os mecanismos de defesa se desorganizam e o aparelho psíquico, ou o psicossoma como um todo, pode colapsar.

Faz parte do âmbito da saúde sempre que o indivíduo apresentar condições de compor uma narrativa a partir de sua posição pessoal e subjetiva frente a um evento atordoante. O sofrimento é parte da experiência que compõe a jornada biográfica do animal humano e contribui para a maturação de suas ferramentas de interação com o mundo interno e externo. A perda dessa capacidade, entretanto, representará o colapso do sistema imunológico do aparelho psíquico e trará consequências graves consigo.

Ao se analisar a síndrome do *burnout* levando-se em conta a função imunológica do aparelho psíquico, pode-se fazer uma análise mais pormenorizada dos mecanismos de defesa primitivos que passam a operar, à medida em que a ameaça de um colapso se instala. Circunscreve-se o *burnout*, portanto, como um tipo de sofrimento que comunica uma aproximação do colapso, mas não o seu acontecimento. As formações sintomáticas que o paciente apresenta ainda conservam uma qualidade subjetiva ou, pelo menos, se mantêm como capazes de subjetivação desde que o indivíduo passe a ser cuidado por um profissional de saúde mental que o ajude nesse sentido.

A ameaça de colapso é um alerta e configura um risco que exige enorme responsabilidade por parte da equipe de saúde. Se este vier a acontecer, a estrutura do aparelho se desorganiza e, com isso, pode haver uma sobrecarga da tensão psíquica sobre o corpo, contribuindo para o surgimento de somatizações graves. Outro fator de risco, relativo ao enfraquecimento da organização neurótica até então apresentada pelo paciente, é a potencialização de núcleos psicóticos que estavam sob gerenciamento da estrutura não colapsada e que passam a conduzir a vida mental durante a crise.

Pacientes que apresentam embotamento, tanto de energia quanto de percepção das emoções, encontram-se vulneráveis a uma sobrecarga física. A tensão que "escapa" do processo de subjetivação – estafado em virtude da cronicidade ou virulência dos eventos traumáticos – recai de maneira crua e direta sobre o soma. Qualquer material mental que demande certo esforço elaborativo tende a ser recusado pelo aparelho psíquico, que entra em modo de conservação para preservar o restante de sua energia, voltada para manter operacional apenas o vínculo com a realidade (que é o último recurso operacional em funcionamento antes do colapso). Assim, torna-se de suma importância afastar o paciente das fontes primárias de tensão o mais rapidamente possível. Com isso, visa-se instalar um ambiente mais livre de estímulos negativos, o que tende a contribuir para a reordenação das funções do aparelho psíquico, visando a retomada da capacidade de subjetivação e da qualidade da integração psique-soma.

Freud[5], ao se debruçar sobre os enigmas advindos da conversão somática, apresenta a descoberta de que os sintomas histéricos continham uma história. De que esses sintomas físicos estavam carregados de representações reprimidas e expulsas da consciência em virtude do sofrimento psíquico que despertavam. A psicanálise freudiana instala, então, um modelo de investigação e de intervenção que tem por objetivo aliviar o paciente dos seus sintomas na proporção em que este amplie o grau de consciência sobre os conflitos inconscientes que se expressam em forma de sintomas conversivos, fóbicos ou obsessivo-compulsivos. A sexualidade configura o elemento central a partir do qual o desenvolvimento da vida psíquica orbita, bem como está na base dos conflitos inconscientes que se apresentam como sintomas.

Na síndrome de *burnout* ocorre algo de outra ordem. Os sintomas apresentados pelos pacientes não são metáforas que representam conflitos inconscientes de natureza sexual. São sintomas que se apresentam naquilo que são, de fato. O paciente consegue descrevê-los (a partir de pensamentos mais ou menos operatórios e/ou alexitímicos) e correlacioná-los, com um grau eficiente de clareza, aos eventos estressores do seu dia a dia. Ocorre, entretanto, que a exaustão apresentada implica consequentemente empobrecimento da vida afetiva como um todo e os impactos e consequências desse estado não são observados com a mesma clareza que as suas causas. É possível que essa inibição perceptiva seja consequência da estratégia de reduzir estímulos estressores com o intuito de evitar o colapso do aparelho psíquico e deixar em plena evidência apenas os agentes patógenos por excelência.

Para o psiquismo garantir esse modelo de funcionamento, precisa lançar mão de alguns mecanismos de defesa, que tenham baixo custo mental e que contribuam o máximo possível para um não aumento da sobrecarga que já se abate sobre o indivíduo. Encontra-se, na esfera dos comportamentos, tendência ao isolamento e aumento nos níveis de ansiedade sempre que houver a ameaça de ter que se aproximar do epicentro estressor. Em termos psíquicos, pode-se observar com bastante clareza a utilização de um mecanismo de defesa chamado "forclusão".

A forclusão, essencialmente diferente da repressão, é um mecanismo de defesa que visa a expulsar do campo da consciência as ideias provenientes das experiências de desprazer e tensão. O objetivo seria o de isolar no corpo a tensão proveniente da experiência estressora, jogando para o campo da ação/reação somática a responsabilidade de transformar-se em uma via de descarga do acúmulo de energia. A redução da atividade subjetiva referente à experiência traumática reduz as possibilidades criativas e estratégicas condizentes com o processo de maturação e representa um retorno para um estado em que as descargas motoras e as gratificações, de caráter mais puramente somáticas, se tornam uma alternativa mais simples para gerenciar um excesso que se substancializa como ameaça do colapso. Para que a forclusão opere de maneira eficiente é preciso que a articulação psique-soma tenha sido alvo de uma reconfiguração e reorganização que restabelece uma espécie de afastamento que visa a proteger o aparelho psíquico e isolá-lo do aumento de tensão que se abate sobre o corpo. Ocorre, portanto, uma operação de clivagem – separação entre psique e soma – que permite que os estímulos possam ser "apagados" assim que chegam à consciência e resguardam o aparelho psíquico. A não subjetivação da tensão e a sua descarga direta para o corpo faz com que essa energia deslocada diretamente para o soma se expresse de maneira crua, fundamentalmente como aumento de tensão corporal e, como tal, é de caráter pré-verbal. Essa tensão não irá surgir na narrativa do paciente como um gancho que permita o reconhecimento de seu caráter comunicativo e representacional, mas se fará presente como uma tendência ao excesso de sofrimento físico (que pode se expressar, também, como apatia e dessensibilização) e a ampliação da cadeia de sintomas somáticos que não apresentam alteração anatomopatológica que os justifiquem.

McDougall[3] aponta que pacientes que se encontram em estados de clivagem funcionam de maneira compatível com os padrões apresentados pelo bebê na relação com sua mãe. Em virtude de os pensamentos associados ao aumento de estresse não permanecerem na consciência por consequência da forclusão, o soma passa a ser preponderantemente o sinalizador das tensões não verbalizáveis e não representáveis. Tem-se, assim, um cenário no qual o próprio sofrimento físico passa a funcionar como limitador para a permanência do indivíduo no ambiente primariamente estressor, exigindo um recolhimento que, muitas vezes, é adequadamente validado por afastamento por recomendação médica. O profissional de saúde mental, através do diagnóstico clínico e do manejo terapêutico, assume o papel temporário de metaforizador e porta-voz das emoções que não podem ser expressas em palavras. Passa a oferecer o seu campo representacional e simbólico, preservados por seu estado de saúde, para dar início a um processo de significação e verbalização daquilo que opera no soma do paciente e inaugurar uma reaproximação psique-soma à medida em que um grau suficiente de saúde for restabelecido.

É nesse ambiente povoado de queixas de caráter operatório e/ou de baixa percepção emocional que o pré-verbal solicita *status* de verdade, acolhimento e proteção. Laurentiis[6] escreve que: "Toda a pré-história e o começo da história, por seu caráter pré-representacional, operam tramas na fisiologia viva que, num desenrolar saudável, fundamentam e estilizam as relações futuras: os prazeres, o amor, as fantasias, as frustrações, as ambivalências, as lutas internas, a sexualidade e a potência." O intuito da estratégia terapêutica passa a ser, em grande parte, construir condições para que o paciente resgate a sua capacidade de elaborar imaginativamente o corpo e, com isso, reintegrar em uma estrutura psicossomática coesa uma identidade particular e personalizada para o seu sofrimento.

É fundamental lembrar-se de que, para que existam condições de desenvolvimento em direção ao estabelecimento de um funcionamento psicossomático saudável, algumas condições se mostram fundamentais, dentre elas: relação mãe/bebê suficientemente boa. Essa dinâmica representa uma oportunidade de apropriação gradual e imaginativa, por parte do bebê, de cada parte do seu corpo e do funcionamento deste. Representa, também, uma graduação delicada e cuidadosa no que diz respeito à apresentação do mundo externo ao bebê. O real deve chegar mediado pela mãe e respeitando as capacidades de elaboração do bebê e, com isso, encontrará condições para a construção de um sistema imunológico psíquico que lhe permitirá condições de sobrevivência e manejo diante das adversidades e tensões inerentes aos estímulos, tanto do mundo interno quanto externo. A recapitulação a respeito dos elementos que compõem um ambiente facilitador para o desenvolvimento emocional do bebê ilustra a importância da dinâmica estabelecida para a composição desse espaço de saúde e maturação. Assim, passa a ser possível ao psicanalista construir um lugar psicoterapêutico que lhe permita acolher e tratar pacientes que trazem consigo, momentaneamente ou não, um tipo de sofrimento mental que não é da ordem do reprimido, mas, sim, de uma qualidade pré-verbal e somática que surge como consequência de um conjunto de defesas que visam impedir o colapso total do indivíduo. A relação psicoterapêutica assume para si a responsabilidade de operar as mediações e as graduações necessárias para que a reaproximação do paciente com os aspectos da vida, que estão sob a influência patógena do trabalho, possam ser ressignificados, restabelecidos e remanejados de maneira menos limitante.

Chamou-se atenção, no início do capítulo, para a importância de uma investigação criteriosa e para algumas das dificuldades inerentes ao processo de confirmação dos critérios necessários para o diagnóstico da síndrome de *burnout*. Ressalta-se, agora, a importância de um processo investigativo – que se dá no decorrer do processo analítico – que possa evidenciar a qualidade da integração psicossomática pré-crise e, com isso, contribuir para a estruturação de uma estratégia psicoterapêutica adequada às características particulares de cada paciente.

A singularidade de cada caso irá determinar a conduta clínica dentro de um ambiente psicoterapêutico que resgate e simule as condições necessárias para que o paciente se restabeleça o suficiente para perceber-se razoavelmente protegido da iminência do colapso. Essa singularidade orienta algumas especificidades do manejo e contribui para possíveis ressalvas no que diz respeito às conjecturas prognósticas que podem ser solicitadas pelos profissionais que compõe a rede interdisciplinar na qual um paciente com síndrome de *burnout* em geral está inserido.

Muitas vezes o paciente em questão é encaminhado para o psicólogo e/ou psicanalista por algum profissional da rede interdisciplinar. A chegada ao consultório, em geral, ocorre durante o início da crise ou durante o tempo de licença médica que foi estabelecido no âmbito do tratamento psiquiátrico. Não há, em um primeiro momento, condições adequadas para reconhecer o grau de qualidade da integração psicossomática prévia à crise, bem como o universo de defesas psíquicas habitualmente utilizadas como recursos organizadores da vida interna e externa apresentados até então. Cabe, como um primeiro recurso investigativo e, no caso do *burnout*, como uma intervenção primordial para o estabelecimento do processo psicanalítico, resguardar o direito e a necessidade à convalescência.

A esse respeito, Corbin, Courtine e Vigarello[7] escrevem: "Hoje, a prática da antibioticoterapia sistemática, justificada pela necessidade da pronta volta ao trabalho, abrevia a convalescença. Os antibióticos cansam, esta é a crença popular, que não quer mais admitir que a doença desafie as forças do organismo. Embora preocupados com o estresse permanente que denunciam na sociedade, os médicos propõem tratamentos mais enérgicos para abreviar o sofrimento e mandar o quanto antes o enfermo de volta para o *front*, para a escola, para a fábrica ou para o escritório".

A RELEVÂNCIA DO TEMPO E SUA RELAÇÃO COM A ELABORAÇÃO PSÍQUICA

A síndrome de *burnout* é um dos adoecimentos que solicitam o resgate da convalescência como condição fundamental para o tratamento e para o restabelecimento. É no modelo de tempo que a ideia de convalescência representa, que se descortina um espaço potencial no qual o paciente pode singularizar o seu sofrimento. Afastado dos agentes estressores e tendo a sua imunidade psíquica suficientemente restabelecida, o indivíduo passa a ter a oportunidade de enfrentar o seu sofrimento e particularizar a sua jornada diante dos desafios que engendraram condições para a ameaça de colapso. Em uma temporalidade que lhe é assegurada, pode usufruir da relação psicanalítica e dar novos destinos aos pensamentos que estavam sendo forcluídos até então. É nessa mesma temporalidade que um estado de quietude pode ser atingido e, a partir dele, olha-se para os momentos de excitação e tensão de forma a tecer uma narrativa a respeito do que fora experienciado até ali. Tem-se, por consequência, uma suavização dos pensamentos operatórios e das confusões associadas ao estado alexitímico.

O conceito de alexitimia (a = sem; *lexis* = palavra; *thymos* = coração ou afetividade) origina-se do grego e refere-se a uma dificuldade apresentada por alguns indivíduos de nomear os seus estados afetivos e de eventualmente até mesmo percebê-los e/ou diferenciá-los[3]. McDougall (2013) exemplifica que pacientes alexitímicos seriam incapazes de perceber a diferença entre estados como "angústia e depressão, entre medo e irritação, excitação e cansaço, cólera e fome etc.".

Diante do distanciamento dos estímulos patógenos é de se esperar que o estado de exaustão e apatia percam força e contribuam para o restabelecimento da capacidade de reintegrar as tensões e o soma aos elos psíquicos que lhes dão identidade e configuram a retomada do potencial subjetivo inerente aos estados de saúde. O *setting* psicanalítico se organiza, diante desse cenário de possibilidades e perspectivas prognósticas, de modo a oferecer condições para que o processo associativo por parte do paciente floresça. As intervenções e/ou interpretações são eventuais e surgem apenas como facilitadoras para o processo de simbolização e para o fluxo narrativo. Com a recuperação do "tônus" psíquico e da fluência metafórica que a vida subjetiva sustenta, os conflitos e as questões que tendem a aparecer passam a ter caráter mais amplo e a transcender o universo trabalhista, costurando outros aspectos da vida e ampliando o campo de consciência. Nessas situações, as experiências que foram vividas durante a crise são incorporadas e passam a compor parte viva do material subjetivo do indivíduo. Tornam-se, como diz Fèdida[8], sintomas que passam a portar em si mesmos a possibilidade de um ensinamento interno e que precisam ser escutados por um terceiro para apresentarem suas riquezas inconscientes.

SÍNDROME DE *BURNOUT* EM PACIENTES FRONTEIRIÇOS E/OU COM VULNERABILIDADES PSICÓTICAS

Ocorre, em contrapartida, que alguns pacientes podem chegar com comprometimentos estruturais mais graves, que podem alterar não apenas o prognóstico, mas a dinâmica do tratamento como um todo. Por exemplo, falhas estruturais que afetam a qualidade e a preservação da integração psicossomática. Nessas situações, fenômenos como o do pensamento operatório, de somatizações frequentes e de embotamento afetivo, por exemplo, são bastante comuns e potencializados pela síndrome de *burnout*, mas não são inerentes a ela. Essas características, eventualmente, podem ser trabalhadas, o que exige um processo psicoterapêutico longo e complexo que, muitas vezes, não é o desejo do paciente encaminhado em virtude do sofrimento atrelado ao estado de crise. Pacientes fronteiriços com falhas graves na integração psique-soma podem apresentar, em virtude da eminência do colapso, uma desorganização psíquica que enfraquece a eficiência dos mecanismos de defesa, criando janelas de oportunidades para surtos de qualidade psicótica.

Uma jovem paciente, 16 anos, conta que estava há alguns dias com crises de "enjoos e ânsia de vômito" (*sic*). Não era capaz de associar os incômodos com nenhum evento e dizia que era normal passar por períodos assim. Conta que estava bem emocionalmente e que uma prova disso era não se lembrar da última vez que havia chorado.

Os pais, em contrapartida, relataram estar muito preocupados com a vida reclusa da filha. Segundo eles, ela não tinha amigos e, fora dos horários de aula, pouco saía do quarto. Diziam que a filha não era de falar muito e passava grande parte de seus horários livres deitada, escutando música. No decorrer da sessão, fizeram uma associação entre o início da crise atual e o falecimento de uma cantora, que a filha costumava escutar com bastante frequência, em um acidente de avião.

Durante um período relativamente longo do tratamento, discutíamos a possibilidade de ela ter ficado triste com o falecimento de uma artista que apreciava e de que esse sentimento poderia ser uma das causas de seu mal-estar. A paciente se "diagnosticou" como alguém que tinha o hábito de "chorar pela barriga" (*sic*) e, com isso, deu-se início a um processo de integração entre os afetos e o corpo.

O manejo psicoterapêutico nessas circunstâncias passa a ter por objetivo reforçar e reassegurar as condições necessárias para a sustentação do princípio de realidade. O *setting* se estrutura de forma a privilegiar a investigação e a descoberta dos mecanismos de organização e defesa utilizados previamente pelo paciente e que se mostraram efetivos, até então, na contenção dos aspectos psicóticos da personalidade. Assim, ao distanciamento temporário do ambiente de trabalho deve somar-se o estabelecimento de um acompanhamento psicoterapêutico que vise oferecer uma escuta que contribua para o reposicionamento das defesas frente as falhas estruturais – de potencial psicótico – da personalidade do paciente. O eixo central não é garantir um alargamento do campo da consciência, com uma gradual ampliação do senso de responsabilidade e de capacidade de enfrentamento frente aos gatilhos patogênicos pertencentes à relação com o trabalho, mas facilitar a construção de interpretações pessoais que tenham compromisso com a preservação de um sistema de organização no qual opere, fundamentalmente, uma ligação eficiente com a realidade compartilhada. As intervenções e/ou interpretações ocorrem na direção de validar e fortalecer a construção narrativa de uma trama representacional que evite o colapso, ainda que a sustentação dessa organização dependa da ruptura com o vínculo trabalhista (ponto focal da queixa) e represente uma eventual jornada em busca de novas experiências laborais.

Por fim, cabe salientar que, caso o colapso ultrapasse a fronteira de ameaça e venha efetivamente a se instaurar, o paciente migrará para outros estados patológicos. A síndrome de *burnout* se posiciona no limite entre o sofrimento do psique-soma e a iminência de sua desarticulação. O estado posterior apresenta-se através da proeminência de sintomas tanto físicos quanto psíquicos de configuração e gravidade distintas, configurando compatibilidades com outras classificações diagnósticas e com diferentes estratégias de tratamento.

REFERÊNCIAS BIBLIOGRÁFICAS

1. Maletta CHM. Epidemiologia e saúde pública. Rio de Janeiro: Atheneu; 1988. p.1-3.
2. Winnicott DW. O psicossoma e a mente. Natureza Humana. Rio de Janeiro: Imago; 1990. p.29-36.
3. McDougall J. Teatros do corpo. São Paulo: Martins Fontes; 2013. p.25.
4. Berlinck MT. Insuficiência imunológica psíquica. Psicopatologia Fundamental. São Paulo: Escuta; 2000. p.179-91.

5. Freud S. Algumas considerações para um estudo comparativo das paralisias motoras orgânicas e histéricas (1893 [1888 - 1893]). Edição Standard Brasileira das Obras Psicológicas Completas de Sigmund Freud. Vol 1. Rio de Janeiro: Imago; 1996. p.203-16.
6. Laurentiis VRF. Corpo e psicossomática em Winnicott. São Paulo: DWW Editorial; 2016.
7. Corbin A, Courtine J, Vigarello G. História do corpo: As mutações do olhar: O Século XX. 4.ed. Rio de Janeiro: Vozes; 2011.
8. Fèdida P. A clínica psicanalítica: estudos. São Paulo: Escuta; 1988.

17

Burnout: uma história de muitas histórias

Thatiana Cappellano

INTRODUÇÃO

Era somente mais uma reunião entre tantas daquele projeto. Eu estava à mesa com meu entrevistado, um homem branco perto dos 60 anos que ocupava o cargo de Diretor de Estratégia de uma gigante do mercado de saúde suplementar. Ele era médico infectologista, e conversávamos sobre a cultura organizacional* da empresa em que ele trabalhava. Então, ele falou: *"Quer saber como é trabalhar em uma empresa gerida somente por médicos?"*, e eu respondi que sim, balançando a cabeça num sinal positivo. *"Pois bem, diga-me um assunto de que você goste muito"*, pediu ele. De pronto, respondi que era História da Arte, e ele prosseguiu, sorrindo de forma levemente irônica: *"Entenda, eu sempre vou saber mais do que você sobre História da Arte e sobre qualquer outro assunto, afinal eu sou médico!"*. Por um instante não compreendi. Permaneci olhando-o nos olhos, com o lápis parado sobre a folha de papel. Então, ele concluiu: *"Nós, médicos, sempre temos de saber mais do que todo mundo, sobre todos os assuntos. Somos ensinados assim, e é isso que as pessoas esperam de nós... somos treinados para tomar decisões de vida ou morte sozinhos, então, não importa a opinião dos outros, importa somente a minha"*.

---

* Cultura Organizacional é uma disciplina que atravessa as áreas de administração e comunicação organizacional, em princípio. Grosso modo, trata de compreender (e quando possível atuar sobre) o jeito de ser de uma dada organização, buscando interpretar e aperfeiçoar a maneira como as coisas se dão naquele determinado grupo de pessoas, que juntas compõem o corpo de trabalhadores (formais ou terceirizados).

Quando me lembro dessa conversa e me pego, aqui, redigindo essas linhas para você, profissional da área médica!, questiono-me se deveria ter aceitado o convite tão carinhoso feito a mim pela Dra. Ana Paula Lopes Carvalho. Se você sabe tanto de tantas coisas, como meu entrevistado jocosamente me confidenciou, o que eu – que sou formada em Relações Públicas, especialista em Psicanálise e mestre em Ciências Sociais – tenho para te dizer?

Bem, como já é tarde para declinar o convite e como não sou de me intimidar facilmente, vou tentar dar minha melhor cartada agora. Eis o meu *royal flush*: a despeito de todo o seu saber (acumulado por anos e anos de estudo e de prática) e de todo o caráter simbólico dessa sua profissão em nossa sociedade (afinal, há uma aura imaginária que circunda o ser médico, o que muitas vezes torna sua ocupação exaustiva demais), antes de você ser médico, você é um sujeito do trabalho! Você – assim como eu, como seus pacientes e como a imensa maioria das pessoas – se define e é definido por aqueles que te cercam de acordo com sua ocupação (eu disse "ocupação", não "profissão ou carreira", já que estas são dimensões, digamos, mais elaboradas). Seu trabalho diz sobre você para você mesmo e para os outros – e isso é algo tremendamente poderoso para a sua subjetividade.

Trocando em miúdos: tanto para você quanto para qualquer pessoa, o trabalho (ou sua ausência) indica duplamente quem você é. Numa via, é parte indispensável na produção e na reprodução de nossas identidades, constituindo nosso entendimento sobre nós mesmo no mundo, o lugar que ocupamos e o que merecemos por isso. Noutra, simultaneamente, é aquilo que fala mais alto ao outro sobre quem somos, localizando-nos socialmente em nossas relações. Neste duplo 'dizer sobre', o trabalho atribui a cada sujeito um significado imaginário e simbólico de primeira ordem.

▶ VOCÊ DUVIDA?

Então, atire a primeira pedra se você nunca se interessou mais por fulano do que por beltrano a depender da ocupação da pessoa, se não priorizou responder a um telefonema ou e-mail conforme o lugar de referência ou se nunca deu um sorriso mais receptivo a depender da patente simbólica do seu interlocutor. Nós fazemos isso o tempo todo.

E não é por menos. Ouvimos desde pequenininhos *"você precisa estudar para ser alguém na vida"*, e é claro que esse 'ser alguém' não se refere a ser uma DJ ou um gesseiro; escutamos também que *"o trabalho enobrece o homem"*, que *"Deus ajuda a quem cedo madruga"*. Talvez, mais recentemente, para ficar num exemplo mais próximo ao tema deste livro, arrisco dizer que você já ouviu *"vá trabalhar! Se trabalhasse, não estaria aí deprimido!"*. Crescemos sob esses ensinamentos e repassamos tudo isso para as crianças de nosso convívio. Em maior ou menor grau, somos todos afetados por esta ideologia do trabalho, que foi discursivamente disseminada ao longo do período histórico que chamamos de modernidade.

E segue sendo assim até hoje. Afinal, é disso que se trata a noção de cultura (ou uma parte dela): um aprendizado que se dá ao longo do tempo por meio do discurso, de práticas coletivamente vivenciadas e do convívio com referenciais simbólicos do nosso tempo.

Observar esses pontos nos permite capturar algo relativo ao momento em que vivemos: estamos, todas e todos, imersos numa lógica de desempenho e, assim, o sofrimento psíquico oriundo do trabalho também atinge a você em cheio! *Pow!*

Por isso, o que posso fazer agora é te convidar para despir-se do jaleco. Gostaria de te contar estórias e falar da nossa História, para compreendermos a história desse adoecimento. Então, pendure por uns minutos esse estetoscópio que você carrega com tanto orgulho em volta do pescoço e permita-se ler as próximas páginas não somente como um profissional médico que atende pacientes com desafios de saúde mental, mas, principalmente, como o trabalhador que você é.

Essa possibilidade de um duplo olhar sobre as questões que abordaremos aqui me parece algo de extrema riqueza. Primeiro, pois, acredito!, dará a você a oportunidade de compreender melhor aqueles que chegam ao seu consultório transbordando de angústia, como um atalho pela via da empatia para acolher esse sofrimento que emerge relacionado ao trabalho. Segundo, porque a precarização está avançando sobre todas as ocupações, até mesmo naquelas que historicamente são tidas por mais nobres e dignas. É o caso dos advogados, dos engenheiros e... bingo!, dos médicos.

Quando se fala sobre precarização, está se falando acima de tudo de insegurança. Sabe aquela sensação de incerteza constante que te deixa em dúvida sobre a possibilidade de manutenção do seu trabalho em condições dignas e com remuneração adequada? É mais ou menos isso. A precarização é um fenômeno que se relaciona a dimensões como o avanço dos modelos de negócios baseados em plataformas (a tal "uberização"), a substituição de mão de obra pela tecnologia, a intensificação da jornada de trabalho, o decréscimo do valor das remunerações ao longo dos anos e a flexibilização dos vínculos empregatícios. A precarização diz sobre tudo o que já vem atravessando, de forma contundente, o mundo do trabalho e todas as ocupações atualmente existentes, causando transformações que – em princípio – parecem piorar o quadro de sofrimento psíquico.

Acredite, não é algo do futuro. Ela já está entre nós.

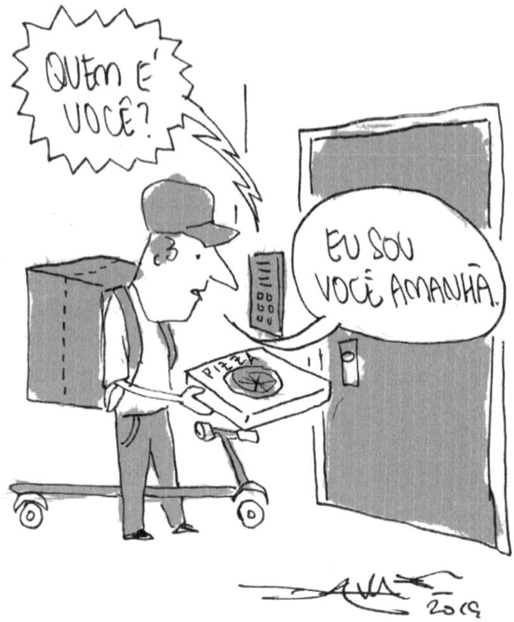

DIGA-ME O QUE FAZES E TE DIREI QUEM ÉS

Nossas ocupações foram elevadas ao patamar da mais importante esfera de toda a nossa singular existência. Essa dimensão da atividade do trabalho extrapola a necessidade de renda para a manutenção da vida, interferindo bem menos do que podemos supor em nossa noção subjetiva de felicidade (vou te contar algo assustador: para a maior parte dos trabalhadores, uma renda mais alta não interfere substancialmente no aumento da felicidade subjetiva, que é o entendimento que cada um de nós tem sobre o que é ser feliz. Essas duas variáveis são diretamente proporcionais apenas nas extremidades, ou seja, entre os muito ricos ou os muito pobres*). Também não se encerra na profissão ou numa carreira, seja de sucesso ou de fracasso. Muito menos é aquilo que se posta no perfil *hypado* do LinkedIn®, aquela terra idílica e cor-de-rosa que exalta felicidade pura em relação ao trabalho!

O trabalho de que tratamos aqui é algo bem mais complexo do que isso. Nesse sentido, o *burnout*, tema desta publicação, é apenas a ponta de um enorme *iceberg*. Se queremos compreendê-lo, de fato teremos de mergulhar profundamente

* Diener E, Biswas R. Will money increase subjective well-being? Social Indicators Research. 2020;57:119-69.

em dimensões que estão muito além das características dessa síndrome e de seu entendimento enquanto uma doença em decorrência do trabalho, conforme definição da Organização Mundial da Saúde (OMS), de janeiro de 2022. Não tenho nenhuma pretensão de falar dessa síndrome com esse viés neste texto. Não sou médica, não sei diagnosticá-la, nem a tratar numa perspectiva orgânica ou biológica. Isso é com você e seus colegas.

O que minhas duas décadas de atuação profissional como consultora de grandes empresas e o meu percurso como pesquisadora do tema da significação do trabalho contemporâneo me mostram é que ninguém, nem mesmo aqueles que não trabalham ou que ainda não trabalham, escapam à essa cultura da ideologia do trabalho.

Se consegui manter sua atenção por aqui, até esta linha, vale um esclarecimento. Creio que você já percebeu que esse espaço não será pautado por uma escrita acadêmica e científica. Isso ficou circunscrito aos capítulos anteriores desta obra. Quando a Dra. Ana Paula Carvalho me chamou para essa empreitada de ser uma forasteira entre escritores-médicos, ela me disse: "*Thati, quero que você fale sobre o outro lado da mesa, sobre sua experiência como consultora de empresas e o que você escuta e observa em seu dia a dia de pesquisa com trabalhadores*".

Apesar da liberdade poética de que disponho neste texto, sei que não conseguirei abrir mão por completo da teoria (das múltiplas teorias de que me valho em meu percurso acadêmico). Por isso, antes de seguirmos, acho que vale a pena delimitar o que devemos entender por trabalho – ou, ao menos, o que é esta atividade tão transformadora de nossa subjetividade.

Há incontáveis definições a respeito, já que se trata de um objeto complexo e dinâmico. Pede-se, então, uma escolha teórica – o que não significa que esta é a definição perfeita. Mas, nesse ponto da nossa conversa, quem melhor nos apoia é Christophe Dejours, psiquiatra e psicanalista francês, pai da disciplina Psicodinâmica do Trabalho (que tem por objetivo estudar de que maneira os trabalhadores defendem-se psiquicamente do sofrimento que a administração científica do trabalho causa). Para ele, o ato de trabalhar convoca o sujeito duplamente: há uma dimensão física (relacionada às habilidades, aos gestos, ao ritmo e a tudo mais atrelado ao corpo que se molda às dinâmicas de produção – seja nas linhas fabris ou você aí com a coluna toda torta nesta cadeira); e outra psíquica (que implica a inteligência, o raciocínio, as habilidades emocionais e de relacionamento, além de competências e comportamentos que demandam esforços e atenção).

Disto depreende-se o entendimento que trabalhar requer do sujeito o emprego de si mesmo em uma atividade delimitada por pressões sociais, econômicas, imaginárias, materiais etc. Trabalhar "*não é somente produzir; é, também, transformar-se a si mesmo e, no melhor dos casos, é uma ocasião oferecida à subjetividade* *para se testar, e até mesmo se realizar**". Trabalhar vai muito além do produzir. É bem mais do que aquilo que se materializa, seja em produto ou em serviço. Então, até que ponto o trabalho é uma atividade – com começo, meio e fim – ou é a própria dinâmica de existência do sujeito, logo da vida?

A HISTÓRIA POR TRÁS DA HISTÓRIA DESTE CAPÍTULO

Chego até este livro em virtude de outra publicação: *Trabalho e sofrimento psíquico: histórias que contam essa história*, de 2019, é resultante de uma pesquisa que coordenei sobre o tema. Quero falar um pouco sobre ela, pois é um pano de fundo importantíssimo para nossa conversa aqui. Ela teve início em janeiro daquele ano e foi concluída em outubro. É importante fazer esse marco temporal, pois a coleta se deu num período em que não se tinha a menor perspectiva da pandemia do Covid-19, que teve início na China em dezembro do mesmo ano. Posso dizer, portanto, que o quadro de sofrimento que a pesquisa apontou é prévio ao *boom* que esse assunto teve entre os anos de 2020 e 2022 (falarei especificamente sobre esse momento do Covid-19 em breve neste texto. Também, já adianto, que no final trarei os resultados da reedição dessa pesquisa que estou consolidando juntamente com a escrita deste texto).

Voltando ao estudo: foram 80 trabalhadores entrevistados, sendo 75 em 12 grupos focais, cada um representativo de um tipo de vínculo empregatício, e 5 trabalhadores em posição de *C-level*** entrevistados individualmente. Nós nos reunimos com cada grupo ou entrevistado duas vezes; na primeira, a exploração se enquadrou sob a perspectiva "o trabalho e você", e na segunda sob "o trabalho e suas relações sociais".

Para a análise dessas centenas de horas de conversas estruturadas, foi definida uma categorização dos participantes de acordo com a posição dos diversos tipos de vínculo empregatício em relação a maior ou menor estabilidade de trabalho de que dispõem (Tabela 1).

Com base nisso, foi possível interpretar o conteúdo coletado e organizá-lo em cinco achados, o quais comento brevemente a seguir (eu recomendo que

* Dejours C. Subjetividade, trabalho e ação. [Tradução de Heliete Karam.] Prod. 2004;14(3):27-34.

** O termo *C-level* refere-se aos membros que ocupam posições executivas em uma organização e que são os responsáveis pela tomada de decisão estratégica e de risco, como CEO (*Chief Executive Officer*) ou presidente; CFO (*Chief Financial Officer*), CTI (*Chief Technology Officer*) e CHRO (*Chief Human Resources Officer*).

TABELA 1 Categorização dos trabalhadores participantes da pesquisa "Trabalho e sofrimento psíquico: histórias que contam essa história", extraída do livro homônimo

<table>
<tr><th rowspan="2">Parâmetros</th><th colspan="2">Ocupados</th><th rowspan="2">Desocupados e força de trabalho potencial</th></tr>
<tr><th>Relações empresariais</th><th>Relações não empresariais</th></tr>
<tr><td>Maior estabilidade de trabalho</td><td>Vencedores
▪ Trabalhadores formais em cargos de alta liderança (C-level)
▪ Trabalhadores formais em cargos de média liderança</td><td>Heróis
▪ Servidores públicos
▪ Autônomos
▪ Profissionais liberais</td><td>Feridos
▪ Afastados
▪ Desempregados
▪ Desalentados</td></tr>
<tr><td>Menor estabilidade de trabalho</td><td>Guerreiros
▪ Trabalhadores formais de operação
▪ Trabalhadores formais administrativos
▪ Trabalhadores formais terceirizados
▪ Jovens entrantes</td><td>Sobreviventes
▪ Informais
▪ Jovens entrantes</td><td></td></tr>
</table>

você leia a pesquisa completa, que está disponível para *download*, na íntegra e de forma gratuita, na internet*):

I. O trabalho é sempre violência: aponta para o sofrimento em relação ao trabalho que se presentifica desde a infância, passando pelo desafio da entrada no mercado profissional até chegar aos abusos sofridos, de múltiplas formas, pelos trabalhadores em suas atuações. Além disso, esse achado também diz sobre a maneira como a sociedade, em geral, encara o trabalho:

* Basta acessar https://4co.com.br/wp-content/uploads/2022/01/4co-Livro-trabalho-sofrimento.pdf.

uma bênção, a qual se deve agradecer sem nunca reclamar, por maior que seja o pesar envolvido.

> "Sobre o emprego que meu marido aceitou, ele é contratado de uma agência de empregos. E aí ele falou assim: 'A minha cabeça não responde mais ao meu corpo', porque estourou um negócio na coluna dele por causa de muito peso que ele carrega no serviço. E aí eu estava comentando isso com a minha mãe, que ele está cansado e tudo o mais, mas que não ia sair. E ela comentou: 'Mas que bom que ele está empregado!', foi o que ela disse." (Mulher, 42 anos, categoria Feridos)

II. O mercado não sabe o que quer: indica as incoerências do mercado de trabalho em diversas situações, como a não valorização da formação (ou de toda ela) no momento de uma contratação, as exigências discrepantes dos cargos mediante remunerações ofertadas e a falta de clareza quanto a promoções e demissões.

> "Tem já dois anos e meio que estou procurando emprego e, toda vez que vou na entrevista, eu acho isso e aquilo, mas não é nada do que eu acho. Cada entrevista nova que eu vou, é sempre a pior entrevista de todos os tempos. E aí, no final das contas, o entrevistador olha pra você e fala: 'beleza, a gente liga'. E estou esperando há dois anos essa ligação." (Homem, 19 anos, categoria Sobreviventes)

III. O sofrimento vem de cima: diz sobre a percepção de que o sofrimento relacionado ao trabalho é sempre imputado por um outro que está acima – seja este o chefe imediato ou o próprio sistema econômico e as diretrizes político-econômicas quando o entrevistado ocupa posições de *C-level*.

> "Meu pelotão, se um erra, comete um crime, todos pagam. O regulamento interno da polícia é muito rigoroso. Então eu posso ser mandado embora ou pra outra localidade pelo erro daquela pessoa, um erro que eu não cometi. É muito rigoroso. [...] Esse 'a bem da administração pública' é o que deixa o servidor na mão do gestor. É o argumento que eles usam para fazer o que quiser com a sua vida. Posso dar um exemplo? Uma colega teve alguns episódios de depressão. Só que o chefe não levava muito em conta, aí um dia ele ligou pra ela e falou 'A partir de amanhã você tá lá na agência da Capela do Socorro, a bem da administração pública'. O fato de ela não abaixar a cabeça pro chefe dela influenciou muito. É pra punir mesmo o servidor." (Homem, 38 anos, categoria Heróis)

IV. Renda importa, o acesso à saúde escraviza, e o ócio liberta: é o achado que relata de que maneira questões orbitais ao trabalho influenciam na formação do sofrimento. Especificamente, indica três dimensões, que são (i) o alargamento dos limites a que o trabalhador se submete na busca pela manutenção de sua renda, (ii) o medo de depender do sistema público de saúde, um sentimento que aprisiona muitos trabalhadores que recebem o benefício do seguro saúde e (iii) a compreensão a respeito de uma outra possibilidade de vida para os que gozam – momentaneamente ou não – de uma experiência de ócio.

> "Hoje a gente não tem certeza de nada, nem se vai ter um emprego amanhã. Então é muito difícil a gente dar passos maiores, a gente acaba fazendo coisas pequenas. E às vezes deixa de fazer um monte de coisa e guarda lá um dinheiro, e alguém pega, ou você usa com remédio, com hospital, porque tá doente, por tudo. Porque a gente fica com muita incerteza, existem pessoas dependendo da gente, se eu gastar tudo, amanhã não vou ter nada." (Mulher, 39 anos, categoria Guerreiros)

V. O (não) futuro do (não) trabalho: encerra a análise qualitativa, indicando a ausência hegemônica em todos os grupos das transformações futuras que se avizinham ao mundo do trabalho.

> "É viver dia após dia, sem olhar para a frente. Eu não quero olhar para a frente, sério! Tirando todos os problemas, coisas internas, eu não quero ver nada do que vai acontecer. A coisa tá muito séria. Eu tava pensando um dia desses, lembrando uma cena do Kurosawa, tem uma hora lá que o Toshiro acorda, pega um pedaço de pau e vai andando, e uma hora tem um caminho pra lá e um caminho pra cá, aí ele pega o pedaço de pau e joga. Caiu para uma ponta, ele vai pra lá. É mais ou menos o que eu tô fazendo hoje." (Homem, 43 anos, categoria Feridos)

Além da pesquisa qualitativa, coletamos a percepção de outros 754 trabalhadores por meio de um questionário *online* durante o mês de setembro daquele ano. O método quantitativo nos permitiu compreender que para 78% da amostra o trabalho, ou a falta dele, é fonte de sofrimento*.

---

* Matéria publicada sobre a pesquisa no jornal *Folha de S. Paulo*: https://www1.folha.uol.com.br/cotidiano/2019/11/para-78-trabalho-ou-a-falta-dele-sao-responsaveis-por-doen-

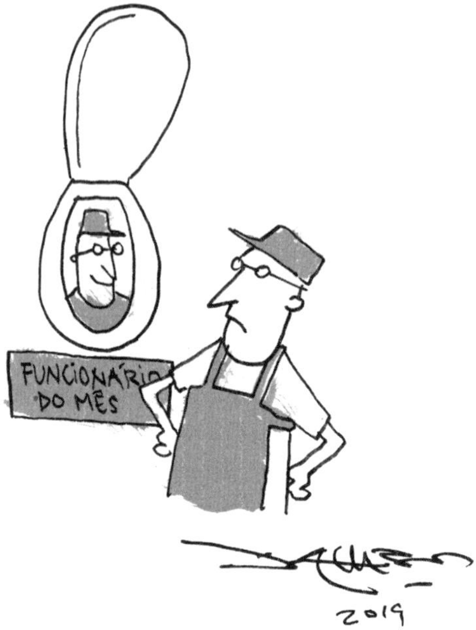

Bastante, não? Lembrando que estamos aqui falando de dados coletados antes da pandemia do novo coronavírus. É sobre ela que falarei a seguir.

BODE EXPIATÓRIO

Conhece esta expressão popular do nosso país? Ela diz sobre um indivíduo que recebe a culpa pelos pecados alheios e paga sozinho por crimes que não cometeu. É isso que temos feito em relação à pandemia da Covid-19 quando o assunto é o sofrimento psíquico oriundo do trabalho. Temos usado-a como bode expiatório quando, na verdade, deveríamos apenas considerá-la a cereja (podre!) do bolo.

Tudo bem que, ao longo desses aproximados trinta meses de pandemia, tivemos ex-príncipe herdeiro, surfista, atletas olímpicos, apresentador de TV, presidentes de empresa, *influencer* e até médico infectologista renomado aparecendo na mídia para relatar seus quadros de estafa, de exaustão ou coisa que o valha*.

---

ca-e-sofrimento.shtml#:~:text=Para%2078%25%2C%20trabalho%2C%20ou,%22A%20Loucura%20do%20Trabalho%22. (Acesso: 19 de agosto de 2022.)

* Aqui, estou me referindo às seguintes pessoas: Príncipe Harry, Gabriel Medina, Simone Bailes e Douglas Souza, Tiago Leifert, Laércio Albuquerque (CEO da Cisco para América Latina) e Cláudio Hermolin (CEO da Brasil Brokers), o humorista Esse Menino e, por fim, David Uip.

Os impactos da pandemia foram muitos e foram trágicos, é inegável. Inúmeras esferas da vida foram drasticamente transformadas, e isso não foi diferente em relação às questões psíquicas. Parece que uma exaustão generalizada se instalou em todas as pessoas, nas mais diversas ocupações (e, talvez, de maneira mais intensa em algumas categorias, entre elas, a sua, dos profissionais de saúde).

Acontece que tal quadro já vinha sendo pintado há tempos.

Data de novembro de 1990 uma edição da revista norte-americana *Newsweek* que traz estampada em sua capa uma chamada para a *Chronic fatigue syndrome*, 'uma doença debilitante que tem atingido milhões e cujas causas são desconhecidas'. Cinco anos depois, em março de 1995, outra capa, agora com a palavra "exaustos" (*exhausted*)*. Desta vez, a reportagem alerta para os sinais perigosos da onda de exaustão que assolava estudantes, presidentes de empresas, treinadores e mães – ou seja, pessoas em diversas ocupações, de trabalho remunerado ou não.

Academicamente, o tema já é estudado ao menos uma década antes. Foi em 1980 que Christophe Dejours, novamente ele!, publicou sua principal obra, intitulada *A loucura do trabalho*. Traduzido para o Brasil em 1987, este livro aponta o quadro de adoecimento psíquico que o trabalho imputa aos empregados. O autor demonstra claramente que, para se defender de tal sobrecarga psíquica, os trabalhadores precisam se valer daquilo que ele nomeia por estratégias defensivas: são mecanismos coercíveis, coletivos, produzidos e reproduzidos pelos trabalhadores a fim de driblar – tolerar, suportar, mascarar, suavizar, perverter – as angústias e os conflitos psíquicos provenientes das ameaças reais relativas ao trabalho.

A pesquisa "Trabalho e sofrimento psíquico" conseguiu capturar algumas estratégias defensivas interessantes, nomeadas por semblantes:

- O da "procura ininterrupta", adotada pelos trabalhadores em situação de desemprego uma vez que, em nossa sociedade, estar desocupado é considerado uma deficiência moral e individual (não uma consequência direta do sistema econômico e suas políticas). Por isso, aquela ou aquele que se encontram desocupados têm de demonstrar constantemente que estão num eterno movimento de busca por recolocação. Não basta fazer isso algumas horas do dia, por alguns dias. Tem-se de estar à procura o tempo todo, em todos os lugares (até na festinha de aniversário da priminha, se é que a pessoa desocupada foi convidada!). Muitas vezes, é preciso deixar isso evidente

* Disponíveis em https://paradigmchange.me/wp/pitfalls/ e https://www.wolfgangs.com/vintage-magazines/newsweek/vintage-magazine/OMS10854.html. (Acesso: 19 de agosto de 2022.)

aos outros: chega-se ao ponto de ter de mostrar para parentes e amigos os *e-mails* enviados ou as ligações feitas, registradas no celular, por exemplo.

- O do "super-herói", invencível em sua capacidade de resolver problemas, suportar o estresse, manter o comprometimento e tomar decisões difíceis que é adotado pelas pessoas que ocupam cargos de liderança. Elas não podem demonstrar fraqueza, nem entre seus pares de trabalho, nem entre familiares e amigos. Todos os sinais de fragilidade ou conflito psíquico são pervertidos em prazer diante das pequenas recompensas – simbólicas ou não – recebidas: o carro da 'firma', o bônus anual, as viagens a trabalho tidas como indicativo máximo de sucesso, o nome pomposo do cargo que ocupam (sério, há cargos cujo título é *Head* – cabeça – de *Innovation & Transformation,* ou qualquer combinação esdrúxula do tipo), entre outros.
- O do "bem-sucedido", que caracteriza os trabalhadores autônomos ou profissionais liberais, mesmo quando há perdas claramente em jogo. Esses trabalhadores precisam gozar de boa imagem, ostentar símbolos que indiquem seu sucesso tanto para corresponder às expectativas de seus familiares e amigos quanto para manutenção de seus clientes. Afinal, se eles tiveram a 'ousadia' de caminhar por suas próprias pernas, se eles 'não recebem ordens de ninguém' e 'tomam suas próprias decisões', então eles 'são obrigados' a dar certo.

Tais estratégias, por serem coletivas, criam o que Dejours denomina por normalidade sofrente, um pacto coletivo que opera de modo subjacente às relações de trabalho e que insensibiliza o sujeito contra tudo o que poderia fazê-lo sofrer, tornando aceitável o inaceitável. É esse pacto que reforça o compromisso com o trabalho a qualquer custo. Somente assim, pactuando com essas narrativas coletivas, é que o sujeito do trabalho se esquiva da consciência de seu sofrimento (mas não do sofrimento em si, que vai se manifestando sorrateiramente por meio de inúmeros sintomas físicos e comportamentais). Quem nunca ouviu algo como *"você só precisa de férias"*, ao estar realmente exausto e cambaleante, e, pior, acabou se convencendo de que era somente isso?

Nada disso mudou durante a pandemia. A lógica segue a mesma. A única diferença é que, nesse período, o sofrimento psíquico relacionado ao trabalho explodiu entre uma categoria de trabalhadores, digamos, que se pretendia intocável por essa mazela historicamente associada às ocupações operacionais. Foi sobre os chamados *white collars* (os profissionais que atuam em ocupações administrativas) que a estafa mental e a exaustão do trabalho jogaram sua mortalha neste momento. Junto com o fim do ar-condicionado dos escritórios, das cadeiras confortáveis e do cafezinho da máquina de expresso *macchiato* foi-se também a pretensa imunidade que esses trabalhadores tinham contra o adoecimento proveniente do trabalho.

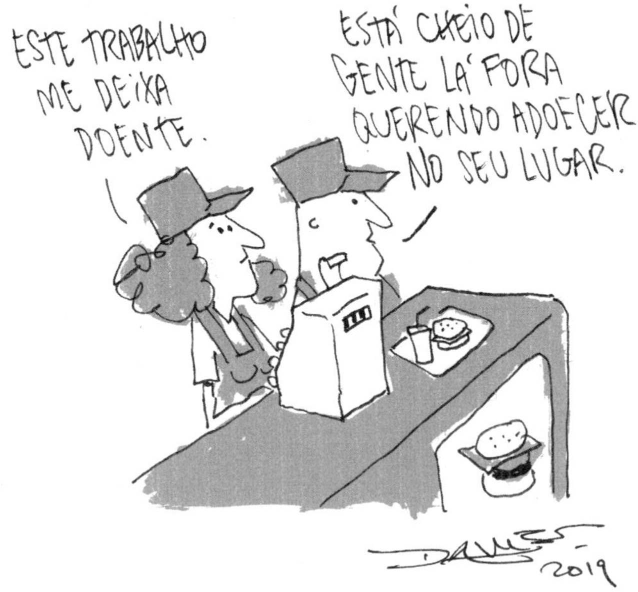
ESTE TRABALHO
ME DEIXA
DOENTE.
ESTÁ CHEIO DE
GENTE LÁ FORA
QUERENDO ADOECER
NO SEU LUGAR.
2019

É somente por esse motivo que o assunto subiu à tona com tamanha rapidez. Se permanecesse circunscrito aos trabalhadores *blue collars* (operacionais), eu não sei se os noticiários estariam dando tamanha ênfase ao tema.

O CONTO DA CAROCHINHA

Acredito que neste ponto em que estamos tenha ficado claro que se realmente objetivamos debater e entender o sofrimento psíquico oriundo do trabalho não podemos ser levianos e optar pela simplificação. Como já indicado anteriormente, vivemos em uma cultura que se baseia numa ideologia do trabalho. Afirmo ser cultural, pois trata-se de uma forma de pensar e agir em relação ao trabalho que se produz e reproduz ao longo do tempo por meio de aprendizados simbólicos; e é ideológica pois discursiva e, sendo assim, totalizante (no sentido de pretender-se uma lógica cabal que elimina a todos que a ela se opõem).

Por que se fez necessário moldar e disseminar tal cultura ao longo da história?

A questão é estrutural e relaciona-se ao que chamamos por mundo do trabalho, que compreende desde a administração científica do trabalho bem como suas questões sociológicas e econômicas. São dimensões históricas, que atravessam nossa sociedade há séculos. Na perspectiva de um entendimento sobre o sofrimento psíquico que advém do trabalho, podem ser circunscritas em dois pontos principais de observação. Ambos estão intimamente imbricados e juntos definem algo como um *ethos* e um *lócus* do trabalho.

Grosso modo, desde o começo da modernidade, a atividade do trabalho teve de ser discursivamente glorificada. Para compreender isso, é preciso voltar a esse período histórico, ali no começo do século XVIII, quando o capitalismo entra em sua segunda fase, a industrial. Era preciso fortalecer na sociedade a ideia de que trabalhar era bom, era digno e fundamentalmente enobrecedor das virtudes humanas.

"Como assim 'foi preciso' convencer as pessoas de que trabalhar era bom?", imagino você se perguntando nesse momento. Pois é, foi. Eu sei que tal afirmação pode soar muito estranha para você, que vive esses primeiros anos do século XXI. Calma, respira! Vou tentar explicar objetivamente, mas para isso vamos dar mais um passo para trás no tempo.

Na antiguidade clássica, eram considerados livres aqueles que não trabalhavam. Gozam deste direito os homens, filhos de pais atenienses e que possuíam propriedade privada. Logo, eram seus escravos (o que incluía as mulheres) que trabalhavam na manutenção da propriedade e, assim, garantiam os meios de subsistência (comida, roupa, itens para troca, manutenção das moradias etc.) que sanavam as necessidades do corpo. Nesse contexto, trabalhar era degradante – pior que a própria morte, pois indicava o lugar daqueles que precisavam se subjugar para permanecerem vivos. Trabalhar era algo animalesco – atribuído ao *animal laborans*, aquele bicho que labora para viver; assim como um tatu, uma hiena, o boi ou a formiga.

Caminhando de volta para o começo da modernidade, era preciso convencer um contingente enorme de pessoas – homens, mulheres e crianças – de que trabalhar não era mais algo assim, tão terrível. Afinal, com o advento da primeira revolução industrial (a da máquina a vapor), a classe burguesa que emergiu na transição da antiguidade para a modernidade precisava de mão de obra para operar as máquinas em suas fábricas. Esse era o novo lugar em que o trabalho se realizava.

O problema era: aquilo que sempre foi degradante não poderia mais ser, mesmo sendo. As fábricas eram espaços de condições insalubres, de jornadas extenuantes, de exercício de poder e punições, sem direitos e sem remuneração digna. Mas isso não podia ser dito, digamos. Para resolver tal dilema, nada melhor do que dar ao trabalho uma nova roupagem, uma ideia que pudesse compensar esse esforço aqui e agora, em vida.

Essa chancela se deu, prioritariamente, por vias religiosas ao atrelar o ofício à vocação do homem cristão – seu papel sagrado, um chamado direto do Pai, designando a cada um seu lugar em Sua Obra de restauração do Reino de Deus na Terra. É aqui que a ética do trabalho começa a ser forjada. Foram as noções protestantes que fortemente pavimentaram o imaginário do homem moderno a respeito do trabalho. Mas é necessário esclarecer que muito do pensamento radical do protestantismo também foi, de certa forma, deturpado ao longo do tempo. Apesar de já aparecer em Calvino essa ética do trabalho, foi somente décadas depois, no Puritanismo, que efetivamente os contornos mais econômicos e individualistas apareceram. Até então, o enriquecimento em vida não era um pecado, mas ele só tinha real valor – e correspondia à vontade de Deus – na medida em que fosse benéfico para toda a comunidade, permitindo que até mesmo aqueles que não trabalhavam pudessem viver em comunhão com o Evangelho.

> Quando o sentido social do trabalho é ignorado e quando os homens pensam apenas em seus próprios direitos e interesses, estão violando suas próprias naturezas (...). Do ponto de vista da fé cristã, o propósito primário da ordem industrial é a produção de bens para benefício da comunidade, e o propósito primário do trabalho é o atendimento das necessidades reais (...). É procurando atender às necessidades dos outros que o Eu se realiza. A realização do Eu é apenas o propósito secundário e não primário do trabalho. (Gardner EC. *Fé bíblica e ética social.* 1965. p.346-7).

O que Gardner nos ajuda a compreender é que, uma vez que a vida econômica também é primordial para a manutenção da vida humana de forma digna e, assim, em harmonia com a Criação, é inconcebível vivê-la apartada de uma genuína responsabilidade ética. Entretanto, com o avanço da modernidade e o aprimoramento dos mecanismos de geração de riqueza do sistema econômico, ao longo do período industrial moderno, a doutrina do *laissez-faire* (que tem como premissa uma espécie de 'harmonia natural' entre os interesses privados e o bem-estar social) acreditou-se capaz, por si, de regular o pensamento econômico, dispensando a preocupação com a ética.

DEU NO QUE DEU

Todo o aparato discursivo que ao longo dos séculos forjou nosso imaginário social sobre o que é trabalho (e, mais ainda, sobre o que é o verdadeiro trabalho que tem valor) foi urdido por narrativas que têm por base essas duas questões: de um lado, uma ética que indica que trabalhar tem uma função que vai além da subsistência, pois é algo nobre e enobrecedor daquele que trabalha, algo a que temos de agradecer; do outro, o espaço em que o trabalho deve acontecer, que é no seio de uma organização capitalista, mas nunca, jamais, fora desta estrutura formal, de suas hierarquia e regras, das políticas e processos, dos cargos e dos objetivos (preferencialmente muito nobres!) que devem ser alcançados por essa 'família' de empregados-colaboradores.

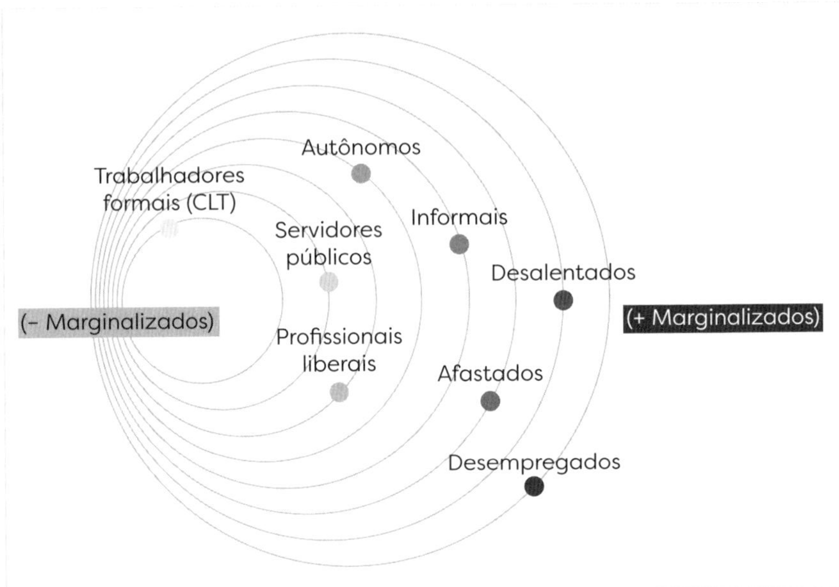

FIGURA 1 De acordo com a autopercepção dos entrevistados para a pesquisa "Trabalho e sofrimento psíquico", é possível dizer que há uma posição no imaginário da sociedade para cada ocupação (ou ausência dela): quanto mais distantes do vínculo formal de trabalho (CLT), maior a marginalização nos círculos sociais. (Fonte: livro homônimo.)

É em virtude dessas duas bases que se pode, hoje, propor uma possível hierarquização entre os diversos tipos de ocupação, da qual deriva um maior ou menor grau de socialização dos indivíduos.

O que podemos indicar ao fim e ao cabo de toda essa reflexão é que o trabalho nos foi, e segue sendo, discursivamente narrado como a nossa principal e mais valiosa fonte de liberdade. Até mesmo quando o que se deu em nome do trabalho foi a morte, esse conto da carochinha nos continua sendo contado e recontado e recontado e recontado.

▶ BURNAUTADOS DE TODO MUNDO, UNI-VOS!

A primeira vez que compreendi, de fato, o real impacto simbólico do trabalho em nossas vidas foi em 2016. Vou contar para você uma história real e trágica*

* Notícia publicada em http://g1.globo.com/rio-de-janeiro/noticia/2016/08/familia-e-encontrada-morta-em-condominio-na-barra-no-rio.html. (Acesso: 19 de agosto de 2022.)

que li em um noticiário daquele ano. No dia 28 de agosto, um consultor de 43 anos, sua esposa, de 48 anos, e os filhos do casal – dois meninos, de 7 e de 10 anos de idade – foram encontrados mortos. O crime: o executivo matou a esposa, na cama, com golpes de faca no pescoço e, em seguida, jogou os dois filhos da janela da varanda do apartamento localizado no 18º andar de um condomínio na Barra da Tijuca, Rio de Janeiro. Por fim, ele pulou, cometendo suicídio. O motivo: ele estaria enfrentando dificuldade no trabalho e, sob o constante fantasma de se ver possivelmente desempregado, não conseguiu lidar com a culpa. O rapaz não tinha nenhum diagnóstico prévio de doenças mentais e era considerado alguém sociável e tranquilo. Ele relata seu desespero em uma carta, deixada no local da tragédia: *"Sinto um desgosto profundo por ter falhado com tanta força, por deixar todos na mão, mas melhor acabar com tudo logo e evitar o sofrimento de todos"*.

Obviamente, aqui estou falando de uma situação limítrofe, mas que não é rara: a morte em consequência do trabalho é uma dura e triste realidade. Negar tal fato não resolve a questão.

Por isso, peço a você que leia a frase acima com atenção. Note a maneira como esse jovem executivo compreendia sua situação, a forma como ele encarava o fantasma do desemprego. Primeiro, para ele era uma falha exclusivamente sua, algo pessoal, cujo único responsável era ele mesmo. Segundo, esse erro brutal iria afetar a todos à sua volta, não somente a ele. Terceiro, era preciso fazer qualquer coisa para evitar um sofrimento maior.

Dá até para sentir esse desespero, afinal, por tudo o que estamos conversando até aqui, já sabemos que a perspectiva de ficar desempregado não convoca apenas o medo relativo à interrupção da renda.

QUEM DERA

Ela carrega junto consigo o temor da dessocialização, a vergonha perante membros do círculo familiar e social por uma suposta falha, a culpa e a perda do status simbólico da ocupação que se tinha (no caso dele, a de um vencedor, de acordo com as categorias da pesquisa "Trabalho e sofrimento psíquico").

Ao escrever isso, eu me pergunto: quem passamos a ser a partir do momento em que não somos mais quem imaginávamos, nem quem os outros pretendiam que fôssemos?

Repare nas atuais narrativas que temos a respeito do trabalho em nossa sociedade e tudo vai ficando mais e mais nítido:

- "*Ame o que você faz e nunca precisará trabalhar um só dia em sua vida*";
- "*Trabalhe enquanto eles dormem*";
- "*Você pode tudo, menos desistir*";

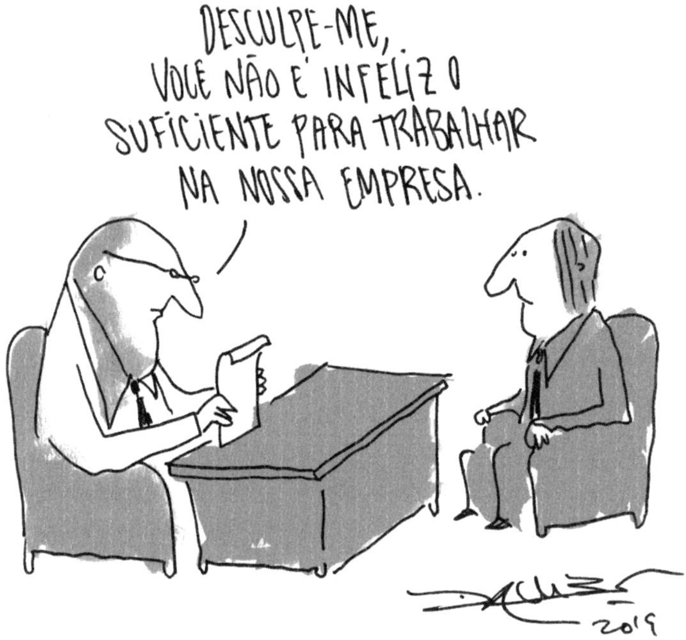
DESCULPE-ME,
VOCÊ NÃO É INFELIZ O
SUFICIENTE PARA TRABALHAR
NA NOSSA EMPRESA.

- *"Sucesso é ir de fracasso em fracasso sem perder o entusiasmo"*;
- *"Você é do tamanho do seu esforço"*;
- *"Não pare até chegar lá"*.

Quando se chega a esse 'lá', se vivemos em uma sociedade que se estrutura pelo desempenho máximo em todas as instâncias da vida? Quando essa busca tem fim?

Trago aqui, nesses momentos finais de nossa conversa, as noções centrais de um filósofo sul-coreano, notadamente reconhecido pela sagacidade e ousadia de suas reflexões. Byung-Chul Han escreveu em 2010 um livro chamado, no Brasil, de *A sociedade do cansaço* (na tradução para o inglês, chama-se *The Burnout Society*). Evoco este ensaio de mais de uma década pois ele segue perfeitamente atual, talvez mais do que nunca!

Han (2012) define a sociedade de nossos tempos como uma sociedade do desempenho. Estamos o tempo todo imersos numa lógica de tudo-poder. A cultura grita na nossa cara todos os dias máximas do tipo: '*vá, você pode! Só depende de você, basta querer*'. Esta falácia do poder, de que podemos tudo o tempo todo, não nos é posta como uma opção, uma alternativa. Ela é, tristemente, um imperativo: nós não podemos não poder, não podemos não querer; temos de, sempre. Para ele, essa crença (ou ilusão?) de que tudo é possível, só existe porque nossa sociedade acredita que nada é impossível. A consequência disso? Cansaço, cansaço e mais cansaço; mas, mesmo cansados, a gente continua, continua e continua... afinal, a gente pode.

Ele explica que esse verbo modal, poder, é infinitamente mais sedutor para nós do que o verbo modal que permeava nossa sociedade há algumas décadas. Antes, éramos atravessados pela noção do dever, já que nossa sociedade era uma sociedade disciplinar, permeada por mecanismo de controle. Ora, o dever é algo que nos é imposto, vem de fora, por isso se dirige a nós como uma ameaça. Assim, resistimos à ideia de dever, refutamos e colocamos limites a esse tipo de agressão. Diante da imposição do dever, a gente se pergunta: *'quem é você (estranho) para me dizer que eu devo fazer isso ou aquilo?'*.

Como você é da área médica, vou abrir parênteses aqui. Neste parágrafo, vou me permitir nos levar um pouquinho mais fundo no pensamento do Han, pois quero te contar a metáfora que ele usa para ilustrar esse pensamento. Ele chama a sociedade disciplinar, do dever, de uma sociedade imunológica: afinal são esses 'corpos estranhos', que estão fora de nosso organismo, que nos ameaçam e, por isso, produzimos alguma defesa ou reação a essa violência. O autor está nos falando de uma época em que o controle e a disciplina eram impostos ao sujeito por meio do regramento e da disciplina dos corpos, promovido por instituições reguladoras, como asilos, hospitais, escolas, quartéis, presídios, fábricas, governos (e, sim, se você reconheceu nesta explicação o pensamento de Foucault, acertou!). Já a sociedade de desempenho é por ele ilustrada como uma sociedade neuronal, em que não há mais instâncias externas que nos diga o que deve ser feito. Logo, se não há esse estranhamento, não há reação, não há defesa possível perante a violência já que ela, agora, vem de dentro, de nós mesmos: é algo imanente. É como se ele nos revelasse que o dever vem de algo fora, ao passo que o imperativo do poder está dentro da gente. Por isso, a proposta do autor é que o sujeito do desempenho carrega dentro de si o sujeito da disciplina, assim nos tornamos nosso próprio algoz; senhor e escravo de nós mesmos.

Daí a sobrecarga psíquica, o *burnout*, que ele lindamente chama de infarto psíquico. Tum, tum, tum, tu, piiiiiiii.

> *O homem depressivo é aquele* animal laborans *que explora a si mesmo e, quiçá, deliberadamente, sem qualquer coação estranha. É agressor e vítima ao mesmo tempo. O si-mesmo em sentido enfático é ainda uma categoria imunológica. Mas a depressão se esquiva de todo e qualquer sistema imunológico. Ela irrompe no momento em que o sujeito do desempenho não pode mais poder. Ela é de princípio um cansaço de fazer e de poder. A lamúria do indivíduo depressivo de que nada é possível só se torna possível numa*

> *sociedade que crê que nada é impossível. (Han, Byung-Chul. A sociedade do cansaço. 2012. p.28-9).*

Eu recomendo a leitura deste pequeno-grande livro. Pois, para realmente compreendermos o quadro de adoecimento psíquico de nossa sociedade, sendo o *burnout* apenas sintoma de um acometimento muito maior, é indispensável nos apropriarmos dessa dimensão cultural que vivemos: somos levados a nos entendermos como um projeto a ser realizado, a ser produzido sozinho, por nossa própria conta e risco. Por isso Han nos presenteia com mais uma pílula de indigestão, ao escrever: "*o projeto se mostra um projétil, que o sujeito do desempenho direciona contra si mesmo*". (*Ibidem*, p. 110).

UM NOVO CAPÍTULO NESSA HISTÓRIA

Lembra que te falei, lá na parte em que conto a história por trás deste capítulo, que em paralelo à essa escrita eu estava analisando a atualização da pesquisa "Trabalho e sofrimento psíquico"? Pois bem, quero dividir com você o que esses novos dados nos mostram. Importante te contar que, para que uma comparação precisa pudesse ser feita, tivemos de lançar mão exatamente do mesmo questionário utilizado em 2019, realizando a coleta pelo mesmo período de tempo.

O objetivo da pesquisa em 2019 era observar de que maneira a relação dos trabalhadores com a atividade do trabalho – ou com sua ausência – era, ou não, fator de sofrimento psíquico; e, se sim, em que medida. Para isso, foi feito um recorte temporal, que considerava a autopercepção dos participantes ao longo dos últimos 10 anos. Já em 2022, o objetivo era capturar essa mesma autopercepção, no mesmo intervalo de tempo, para que fosse possível identificar exatamente a intensificação do sofrimento, ou não, em virtude da pandemia do novo coronavírus. Nossa hipótese era, obviamente, que o quadro havia piorado.

E ELE PIOROU

Afirmo isso, pois a pesquisa possui três perguntas-chave, apresentadas de forma sequencial, para esse mapeamento. Explico a seguir quais são elas para que você possa entender.

- Pergunta 1: *Marque os sintomas, os comportamentos e/ou as doenças que você tem hoje ou já teve no passado.*

  Nesta questão, oferecemos uma lista de possíveis questões de saúde, física e mental, e pedimos que o participante respondesse se ele apresentava tal quadro no presente, se apresentou nos últimos 10 anos ou em ambas. Essas são as dimensões avaliadas:

▪ Abuso de bebida alcoólica/ alcoolismo ▪ Ansiedade ▪ *Burnout* ▪ Desânimo ▪ Depressão ▪ Dor nas costas/tensão ▪ Dor de estômago/gastrite ▪ Estresse ▪ Enxaqueca ▪ Hipertensão	▪ Insônia ▪ Labirintite ▪ Problemas de libido (desejo sexual) ▪ Síndrome do "Fantástico" (desânimo no domingo à noite) ▪ Síndrome do pânico ▪ Transtornos alimentares: obesidade, anorexia etc. ▪ Uso de drogas ▪ Uso de remédios controlados ▪ Vício em pornografia

- Pergunta 2: *Quanto o trabalho contribuiu para essas condições? Classifique com uma nota de 1 a 10, sendo 1 para pouca contribuição e 10 para muita contribuição.*
- Pergunta 3: *Se pudesse, você largaria/mudaria o seu trabalho/emprego atual?* Nesta questão, as alternativas são sim, não e não estou empregado/trabalhando no momento.

Quais são os resultados que indicam o agravamento do sofrimento em relação ao trabalho?

Bem, em 2022, praticamente todas as condições analisadas na pergunta 1 tiveram resultados piores do que em 2019 no que se refere ao quadro atual (a exceção fica por conta da alternativa 'uso de drogas'). A Tabela 2 aponta o resultado dos temas que mais se assemelham ao assunto deste texto.

TABELA 2

Sintomas, comportamentos e/ou doenças	2019	2020
	Tenho hoje	Tenho hoje
Ansiedade	58%	71%
Burnout	12%	25%
Estresse	55%	72%
Síndrome do "Fantástico"	29%	46%

Já a média ponderada das respostas da pergunta 2 subiu de sete para oito. Ou seja, podemos dizer que há uma nota média que os trabalhadores atribuem às suas ocupações (ou a ausência desta) como fonte de seus sofrimentos, e essa nota – que já era alta! – saltou um ponto em três anos. Observando os dados na minúcia, o que temos é uma migração das notas 7, 8 e 9 para a nota máxima, que é 10, totalizando um aumento de 7 pontos percentuais (Tabela 3).

TABELA 3

	Nota 7	Nota 8	Nota 9	Nota 10
2019	17%	26%	17%	17%
2022	14% ↓	24% ↓	15% ↓	25% ↑

Por fim, há também um aumento no percentual de participantes que indicam que deixariam seus trabalhos ou ocupações atuais (bem como no número de desocupados, o que condiz com a atual situação de desemprego do país), conforme mostra a Tabela 4.

TABELA 4

	Sim	Não	Não estou trabalhando no momento
2019	55%	39%	6%
2022	64%	25%	11%

Claro, esses são os dados gerais. Trago-os aqui como um pequeno indicador do agravamento desse quadro. Os recortes de sexo, raça, renda e tipo de vínculo empregatício vão acentuar ainda mais os resultados em alguns grupos de minorias, um reflexo perfeito da vulnerabilidade a que determinadas pessoas estão sujeitas. Infelizmente, não temos espaço aqui para esse aprofundamento, mas a pesquisa será divulgada na íntegra, e quem quiser certamente conseguirá encontrá-la depois.

▶ *À CEUX QUI N'EN ONT PAS*

Esta é uma frase de uma recente música lançada pelo cantor e compositor Paul Van Haver, cujo nome artístico é Stromae. Um jovem talentosíssimo, filho de pai ruandês e de mãe belga, nascido em Bruxelas e com uma carreira meteórica. No auge, ele quebrou – não financeiramente, claro. Após uma sequência de *singles* premiados, Stromae permaneceu recluso por praticamente sete anos às voltas com um quadro de *burnout* e ideação suicida, retratada em uma canção, de 2022, chamada *L'enfer* ("O inferno"), em que diz:

Eu não estou sozinho em me sentir sozinho
Isso já é uma coisa a menos na minha cabeça
E se eu contasse todos nós, seríamos muitos.
Tudo em que estive pensando, é uma loucura quantas pessoas pensaram da mesma forma.
Mas mesmo isso não me ajuda a me sentir menos sozinho, na verdade.
Às vezes, tenho pensamentos suicidas e não me orgulho disso.
Às vezes, você sente que seria a única maneira de silenciá-los,
Todos esses pensamentos me colocando no inferno.

Mas não estou trazendo este artista para encerrar nosso papo somente por ele ser mais um exemplo do cansaço geral que vivemos. Em muitas de suas letras, ele nos convida a refletir sobre o mundo em que vivemos. Especificamente, citei no título desta parte da nossa conversa uma frase da faixa chamada *Santé*, pois nela Stromae diz:

Vamos celebrar aqueles que não podem celebrar.
Pela primeira vez, quero erguer meu copo para todos aqueles que não o têm,
Aqueles que não o têm.

No caso, ele está se referindo aos trabalhadores em atividades pouco reconhecidas e de certa forma invisibilizadas, como garçons, faxineiras, motoristas, camareiras, serventes (convido você a ver o clipe, disponível no canal do cantor na plataforma Vevo®).

Vou me despedindo por aqui mais ou menos da mesma forma ao te convidar a seguir pensando sobre o que estamos fazendo. Temos de refletir cada vez mais sobre nossa relação (pessoal e em sociedade) com o trabalho, pois algo nisso vai muito, muito mal. Não faz sentido nenhum seguirmos nesse desempenho desenfreado (para que produzimos tanto?) quando estamos todos à beira do abismo. Sim, todos – esse sujeito do desempenho não é um outro qualquer, pobre coitado!, um fraco ou alguém sem opção. Ele é você, sou eu – e todos nós. Nesse ciclo vertiginoso sem fim (que me parece pior do que o castigo dado pelos deuses gregos ao Sísifo!) parar um pouco, respirar e se permitir não fazer absolutamente nada é resistir. É abrir-se para si, para o outro e para o mundo.

Mas longe de mim achar que essa é a resposta para esse quadro. Impossível ser! Uma solução minimamente satisfatória terá de ser pensada coletivamente, desenhada e construída conjuntamente por todos nós.

Topa iniciar essa jornada?

Índice remissivo

D

E

F

G

H

I

M

N

O

P

Q

R

S

T

U

V

W

Z